Christopher Berry-Dee

Wie Psychopathen denken

Christopher Berry-Dee

Wie Psychopathen denken

Eine schockierende Reise in die tiefsten Abgründe der menschlichen Seele

riva

Bibliografische Information der Deutschen Nationalbibliothek
Die Deutsche Nationalbibliothek verzeichnet diese Publikation in der Deutschen Nationalbibliografie. Detaillierte bibliografische Daten sind im Internet über http://dnb.d-nb.de abrufbar.

Für Fragen und Anregungen
info@m-vg.de

Wichtiger Hinweis
Ausschließlich zum Zweck der besseren Lesbarkeit wurde auf eine genderspezifische Schreibweise sowie eine Mehrfachbezeichnung verzichtet. Alle personenbezogenen Bezeichnungen sind somit geschlechtsneutral zu verstehen.

5. Auflage 2025

Türkenstraße 89
80799 München
Tel.: 089 651285-0

Übersetzung: Mark Bergmann
Redaktion: Caroline Kazianka
Umschlaggestaltung: Marc-Torben Fischer in Anlehnung an das Original
Satz: Carsten Klein, Torgau
Druck: GGP Media GmbH, Pößneck
Printed in Germany

Wir produzieren nachhaltig www.m-vg.de

ISBN Print 978-3-7423-2049-0
ISBN E-Book (EPUB, Mobi) 978-3-7453-1811-1

Weitere Informationen zum Verlag finden Sie unter
www.rivaverlag.de
Beachten Sie auch unsere weiteren Verlage unter www.m-vg.de

Für Claire, die mir während der Recherche und des Schreibens an diesem Buch gefühlt ständig im Nacken saß, und für meinen Sohn Jack. Gott schütze euch beide.

Inhalt

Dank

»Ein Unverständiger glaubt noch alles; aber ein Kluger gibt acht auf seinen Gang. Ein Weiser scheut sich und meidet das Böse; ein Tor aber fährt trotzig hindurch.«

Sprüche 14: 15–16

In all den Jahren der Recherche und während des Schreibens an diesem Buch habe ich immer wieder gemerkt, dass ich in Gefahr war, selbst in einen Abgrund tiefster Finsternis zu stürzen, an einen – wie Sie als Leser bald feststellen werden – dunklen Ort, in eine Welt voll unermesslichen Leids, zerschundener Körper und Familien, die nach dem Verlust ihrer Liebsten für immer zerstört sind.

Nun mögen Sie sich zu Recht fragen, wie man eine solche Aufgabe überhaupt bewältigen kann, ohne selbst dabei in Mitleidenschaft gezogen zu werden, hatte doch der deutsche Philosoph Friedrich Nietzsche bereits warnend gemahnt:

»Wer mit Ungeheuern kämpft, mag zusehn, dass er nicht dabei zum Ungeheuer wird. Und wenn du lange in einen Abgrund blickst, blickt der Abgrund auch in dich hinein.«

Nun, die Antwort auf diese Frage ist simpel: Ich genoss während des gesamten Prozesses die Unterstützung zahlreicher Menschen, Organisationen und Institutionen, die mir klaglos ihre wertvolle Zeit zur Verfügung gestellt haben. Würde ich jeden Unterstützer hier aufzählen, alle Strafverfolgungsbehörden und deren Mitarbeiter in den unterschiedlichen Zuständigkeitsbereichen, bei FBI und FDLE, dem U.S. Marshals Service und der britischen Polizei, in Behörden aus fernen Ländern wie Singapur, Malaysia, Russland, der Ukraine und Indien, alle Strafvollzugsbeamte, Richter, Staatsanwälte und Strafverteidiger, einige Psychiater und viele Psychologen, Gerichtsbeamte und Nationalarchive und all jene, die durch die Täter in diesem Buch auf furchtbare Weise betroffen sind – Verwandte und Angehörige der Opfer und der Mörder selbst –, dann hätte ich problemlos eine ellenlange Danksagung verfassen können. Einige von ihnen werden Erwähnung finden in diesem Buch oder in einem der anderen, die ich bei John Blake (London), Virgin Books (London), WH Allen (London) und Ulysses Press (Berkeley, California) veröffentlicht habe.

Auch vonseiten der Medien wurde mir eine immense Unterstützung zuteil, von anerkannten Zeitungsreportern und geschätzten Investigativjournalisten auf beiden Seiten des »Großen Teichs«, so etwa Stephen Wright (*Daily Mail*), aber auch von TV-Produzenten wie meinem langjährigen Freund Frazer Ashford (ehemals Crystal Vision), von der TwoFour Group und ITV.

In den Ausführungen zum Monster Neville Heath verwende ich Material aus der Magazinreihe »Murder Casebook« (auf Deutsch etwa: Fallbuch Mord). Heath ist ein Paradebeispiel für eine aggressiv-narzisstische, psychopathisch mordende Persönlichkeit. Was für ihn galt, bevor er in den 1940er-Jahren schließlich gehängt wurde, gilt insofern auch heute noch.

Professor Robert Hare, den Erfinder der sogenannten PCL-R-Checkliste, habe ich zwar nie persönlich kennengelernt (vielleicht laufen wir uns ja irgendwann einmal über den Weg), dennoch empfehle ich gerne die Lektüre von Jon Ronsons aufschlussreichem und gut verständlichem Sachbuch *Die Psychopathen sind unter uns*, das einen spannenden Einblick in Hares bahnbrechende und international anerkannte Arbeit gibt. Auch Ronson stand bereits mehrmals am Rand des finsteren Abgrunds. Wie ich trat er immer wieder einen Schritt zurück und vielleicht fragt er sich ebenfalls, warum er nie hineingestürzt ist. Laut dem britischen Autor und Journalisten Will Self ist Ronsons Buch auch ziemlich unterhaltsam geschrieben und da gebe ich ihm Recht. Im Gegensatz dazu sind Themen wie aggressiver Narzissmus, Psychopathie und Bestialität ganz und gar nicht lustig, was das vorliegende Buch deutlich machen wird.

Zu meinem Glück bin ich nie in den Abgrund gestürzt, der sich in den Köpfen von Psychopathen und Bestien auftut. Ich danke deshalb insbesondere all jenen, die mich immer dann wieder zurückgezogen haben, wenn ich kurz davor stand.

Christopher Berry-Dee
Ehemaliger Chefredakteur von *The New Criminologist* und vormals Leiter des Criminology Research Institute (CRI)

Ein Brief von Professor Annabel Leigh

Lieber Christopher,
wenn du versuchen möchtest, dich in den Geist eines Serienmörders hineinzuversetzen und auch dessen gute Seiten zu sehen, dann werden diese Meister der Manipulation dies als Zeichen von Schwäche werten und dein Vorhaben wird scheitern, denn Psychopathen besitzen keinerlei Gewissen. Natürlich ist jeder Fall anders, aber die Erkenntnis ihrer Perversionen und Bedürfnisse ist meist der einzige Weg zum Erfolg, denn diese Menschen lernen niemals aus ihren Fehlern.

Verwende die »Viktimologie« gegen sie, das ist deine stärkste Waffe. Beim homosexuellen Sexualmörder John Wayne Gacy hättest du deutlich mehr Erfolg gehabt, wenn du dich in deinen Briefen an ihn als attraktiver junger Mann ausgegeben hättest – notfalls mit einem gefälschten »hübschen« Foto von dir. So hätte Gacy sich sexuell mit dir identifizieren können und du wärst in seinem Unterbewusstsein ein mögliches Opfer geworden, während er in seiner Gefängniszelle zu deinem Foto masturbiert hätte.

Wie viele Kriminologen und Psychologen übersiehst auch du manchmal das Offensichtliche. Bei allem Respekt: Ihr blickt zu selten über den Tellerrand hinaus. Wenn du eine Mörderin anschreibst, dann musst du sie auf multisensorische Weise ansprechen: Deine Worte müssen zu ihrer Denkweise passen, fotografische, visuelle Reize ihrem favorisierten Opfertyp entsprechen und das Allerwichtigste ist der Geruchssinn. Der Duft eines teuren Parfums wird noch in ihrer Zelle schweben, lange nachdem sie deine geschriebenen Worte gelesen hat. So wird dein Brief zu etwas Besonderem, der Erinnerungen an eine bessere, längst vergangene Zeit hervorruft.

Bei Männern funktioniert diese Strategie sogar noch besser. Ein sexy Foto, ein Spritzer Parfum und sie können gar nicht anders, als zurückzuschreiben, weshalb ich mich auch bei Mister John »JR« Robinson genau dieser Strategie bedient habe.

Auch wenn ich damit äußerst unprofessionell klingen mag, so glaube ich doch, dass deine vielen interessierten Leser die Deutlichkeit meiner folgenden Aussage schätzen werden: Mr. Robinsons Gedanken waren den Großteil seines Lebens von dem Bereich zwischen seinen Beinen geprägt. Ich wüsste nicht, warum sich das geändert haben sollte. Auf jeden Fall hoffe ich, dass mein Briefverkehr mit JR für dich und deine Leser von Interesse ist.

In der Zwischenzeit freue ich mich darauf, dich bei deiner eigenen Kontaktaufnahme mit Mr. Robinson zu unterstützen. Ich bin gespannt, wohin uns das führen wird.

Zu guter Letzt wünsche ich dir im Namen von allen hier in Quantico viel Erfolg!

Annabel Leigh
Leitende FBI-Sonderermittlerin und Professorin für Strafrecht (Name zum Schutz ihrer Identität geändert, d. Red.), in einem Brief an den Autor.

Wer mit Ungeheuern kämpft

DIES SIND EINIGE AUSZÜGE AUS MEINEN KONTAKTVERSUCHEN:

»Sehr geehrter Herr Dee, vielen Dank für Ihren Brief. Ich war in den vergangenen acht Monaten ziemlich beschäftigt. Die meiste Zeit über schaue ich Football im Fernsehen. Ich kann gerne einen Kontakt zu meiner Anwältin und Ehefrau Teena herstellen. Sie wurde damit beauftragt, das Auto und den Roller zu übergeben, die beim angeblichen Mord an Julie Dart und bei der Entführung von Stephanie Slater verwendet wurden. Einen Besuch im Gefängnis kann ich arrangieren, weil die Sicherheitsmaßnahmen hier [in der Justizvollzugsanstalt Full Sutton] äußerst lax sind.«

Von: Michael Benniman Sams, Insasse #HP2510 –
Brief an den Autor, Januar 1995

»Die Lügen, die über mich und die Dinge, die ich angeblich gesagt und getan habe, verbreitet werden, sind zu zahlreich, als dass ich mir darüber Gedanken machen könnte … nun machen Sie mich wirklich wütend.«

Von: Joanne Christine Dennehy, Insassin #A0616A,
britische Serienmörderin – Brief an den Autor, 8. Juni 2014

»Christopher, Sie haben bei ihr (Dennehy) ganz offensichtlich einen wunden Punkt getroffen.«

Von: Martin Brunning, Chefermittler der Sonderermittlungseinheit
für Schwerverbrechen in Cambridgeshire & Hertfordshire,
im englischen Bedfordshire – E-Mail an den Autor, 2014

»Ich weiß, wo du wohnst. Du fährst einen silbernen Mercedes. Aber ich werde dafür sorgen, dass nichts und niemand dir oder deiner Familie wehtun wird, denn ich habe Freunde in deinem Land, die mir helfen.«

Die schaurige Begrüßung des Autors durch Serienmörder Harvey Louis Carignan in der Minnesota Correctional Facility (MCF) im US-amerikanischen Stillwater, 1996

»Verdammt noch mal, ich habe zwei Stunden lang auf dich gewartet. Was glaubst du, wer ich bin? Ich habe Besseres zu tun!«

Von: Ronald »Butch« DeFeo Jr. (dessen Morde die Vorlage zum Film *The Amityville Horror* aus dem Jahr 2005 boten), Insasse #75-A-4053 in der Green Haven Correctional Facility in Stormville, im US-Bundesstaat New York – zu Autor und Filmteam, 23. September 1994

»Im Namen aller US-Polizeibehörden, denen Sie über die Jahre assistiert haben, bitte ich Sie, das beigelegte Geschenk als kleines Zeichen unserer aller Wertschätzung anzunehmen.«

Von: Lieutenant Glenn R. Miner, New York State Police – Brief an den Autor, 21. August 2013

*»Vielen Dank für Ihre Bücher (*Wie Serienmörder denken I *und* II*). Sie haben einen Platz in unserer Studienbibliothek gefunden. Beigefügt erhalten Sie ein paar kleine Aufmerksamkeiten zum Dank für Ihre Unterstützung.«*

Von: Dr. Gregory M. Vecchi, Abteilungsleiter der Verhaltensanalyseeinheit des FBI in Quantico, Virginia 22135 – Brief an den Autor, 26. Oktober 2009

»Nach Ihrem Brief an den Gerichtsmediziner von West London habe ich mich sofort auf die Suche nach den Dokumenten zu Muriel Maitland gemacht, die Sie angefordert hatten. Wie es der Zufall will, sollten diese Papiere demnächst vernichtet werden, Ihre Anfrage ging aber glücklicherweise noch rechtzeitig ein.«

Von: Louise Hall, Büro des Gerichtsmediziners von West London – Telefongespräch mit dem Autor, 2. Januar 2012

»Vielen Dank für Ihren Antrag auf Einsicht der Beweismittel (Fotokopien), nach r. 57 Regularien der Gerichtsmedizin von 1984 (Beweise von Muriel Maitland vom Mai 1957). Beigefügt sind 47 Seiten.«

Von: Louise Hall, Büro des Gerichtsmediziners von West London –
Brief an den Autor, 5. Januar 2012

»Ich habe die Dokumente der gerichtsmedizinischen Untersuchung erhalten, die Sie uns übersendet haben und von denen wir dachten, dass sie bereits vernichtet seien. Für alle weiteren Informationen, auf die Sie im Rahmen Ihrer Recherche stoßen und die uns bei unseren Ermittlungen zum unaufgeklärten Fall der 1957 in Cranford Park, London, ermordeten Muriel Maitland helfen könnten, wäre ich Ihnen sehr dankbar. Wir haben einen forensischen Wissenschaftler damit beauftragt, nach den Dokumenten und physischen Beweismitteln zu suchen, die Sie benötigen. Halten Sie mich bitte darüber auf dem Laufenden, wie Sie vorankommen … Ich werde Sie informieren, sobald wir nennenswerte Fortschritte gemacht haben, auch hinsichtlich der Wiederherstellung von Fall-Dokumenten und Beweismitteln. Vielen Dank für all Ihre Unterstützung und viel Erfolg!«

Von: MetPol SCDI, Sonderermittlungseinheit für Mord
und Schwerverbrechen von New Scotland Yard –
Briefverkehr mit dem Autor, ca. Januar 2012

»Er ist Brite (dieser Autor) und vollkommen verrückt. Ich arbeite seit 20 Jahren in der Mordkommission, aber der Kerl jagt mir eine Heidenangst ein. Er hat mich dazu gebracht, ihm die Carignan-Akten rauszugeben … wofür ich mächtig Ärger mit meinem Vorgesetzten bekommen habe. Dann hat er Harv gelesen wie ein offenes Buch und anschließend allen Seelenklempnern den Vogel gezeigt, die ihn rehabilitieren wollten. […] Harvey Carignan ist der verdammte Teufel! Den hätte man schon vor Jahren auf dem Stuhl grillen sollen, die Menschen hätten Schlange gestanden, um den Schalter umzulegen. Und nach seinem Tod hätte man ihm einen Pfahl durchs Herz bohren, ihn verbuddeln und eine Woche später wieder ausgraben sollen, um ihm einen weiteren Pfahl reinzurammen, damit er auch wirklich tot ist, verdammt noch mal!«

Von: Detective Russell J. Kruger, Chefermittler
des Minneapolis Police Department, 15. Juni 1995

Einleitung

Willkommen in »Christophers Welt«. Dies ist eine Eintrittskarte in die hochgradig verstörenden, dunklen Abgründe des Geistes von Psychopathen und Bestien. Ich darf dabei Ihr »Reiseführer« sein und nun, da Sie dieses Buch lesen, müssen Sie mir folgen, ob Sie wollen oder nicht!

Ich interviewe seit Jahrzehnten mordende Psychopathen und Bestien und habe währenddessen ganz nebenbei noch mehrere unaufgeklärte Mordfälle lösen können. Ich war daher wenig überrascht, als mein langjähriger Verleger John Blake mich eines Tages bat, das Buch *Wie Psychopathen denken* zu schreiben. Johns Bedingung lautete, Sie – den Leser – dabei mitzunehmen, und zwar ohne Wenn und Aber. Punkt! Ich mag diese lockere und doch direkte amerikanische Art: »'N schönen Tag noch, Leute!« So viel vorweg: Einen schönen Tag werden Sie beim Lesen der folgenden Seiten sicher nicht haben. Punkt!

Das Buch sollte auch vom Titel her – so Johns Idee – an meinen Bestseller *Wie Serienmörder denken* anschließen. In meinem Archiv lagerten noch Tausende unveröffentlichte Briefe, Dokumente und anderes unbenutztes Material. Daher beschloss ich, diese wertvollen und einzigartigen Quellen ordentlich zu entstauben und in dem Buch zu verarbeiten, das Sie gerade in Ihren Händen halten. Klingt einfach, war es letztlich aber ganz und gar nicht.

Denn als ich bereits 45 000 Wörter des vertraglich vereinbarten 75 000 Wörter umfassenden Manuskripts fertiggestellt hatte (am Ende wurden es ca. 80 000 Wörter), erreichte mich plötzlich eine E-Mail meines Chefredakteurs Toby Buchan. Sinngemäß schrieb er: »Ach ja, Christopher … wir dachten eher an alle Arten von Psychopathen und Bestien. Nicht nur an die Mörder, mit denen du in der Vergangenheit bereits gesprochen hast.«

Und schon stand ich wieder am Anfang, war zurück auf Seite eins.

Seit Jahren beharre ich darauf, dass die Straftäter, die ich interviewt habe und zu denen ich teils bis heute Kontakt halte, in einer Welt leben, in der Elefanten fliegen und Bleikugeln hüpfen können und Feen herrschen. Diese Umschreibung stammt eigentlich nicht von mir, sondern von einem guten Freund, dem ehemaligen Richter Stuart Namm aus Suffolk County in Long Island, der mich bei vielen meiner TV-Dokumentationen beraten hat. Er sagte das einmal, als wir im Jahr 2000 in seinem Pool schwammen und uns unterhielten. Auf jeden Fall musste ich infolge der etwas verspäteten Instruktionen von John und Toby feststellen, dass offenbar viele in einer Welt leben, in der Elefanten fliegen und Bleikugeln hüpfen können und Feen herrschen.

Wir sind umgeben von soziopathischen und korrupten Politikern, die »uns belügen und wie Idioten behandeln«, schrieb Max Hastings in der *Daily-Mail*-Ausgabe vom 9. Dezember 2015. Von geldgierigen Bonzen, die sich selbst die Taschen vollstopfen, von skrupellosen Hochstaplern wie dem inzwischen verstorbenen Verlags-Tycoon und Erzschwindler Robert Maxwell (der vermutlich vom Mossad eliminiert wurde), den man nur als aufgeblasenen, psychopathischen und größenwahnsinnigen Tyrannen bezeichnen konnte und der der wahren Bedeutung dieser Worte mehr als gerecht wurde.

Daneben gibt es religiöse Führer, verrückte Ärzte, Psychiater und Abertausende Idioten, die mit ihrer beinahe grenzenlosen Macht allen anderen das Leben schwermachen können, nur weil sie mit Schutzwesten und einer Ausrüstung ausgestattet sind, die alle Spezialeinheiten vor Neid erblassen lassen würden.

Kriminelle Psychopathen und Bestien, die andere umbringen, werden eingesperrt, manche sogar hingerichtet – und das ist aus meiner Sicht auch gut so. Der gewissenlose Direktor einer insolventen Bank, dessen strafbar fahrlässiges Handeln Zehntausende seiner Kunden in den finanziellen Ruin und teils in den Selbstmord getrieben hat, weil sie plötzlich vor dem Nichts standen, erhält als »Strafe« dagegen eine millionenschwere Abfindung in Form einer Rente, die größer ist als das Bruttoinlandsprodukt von Griechenland, plus eine Berufung ins britische Oberhaus.

Der Autor Anthony Trollope schrieb 1875 in seinem literarischen Meisterwerk *The Way We Live Now* (auf Deutsch etwa: Wie wir heute leben), die ganze Bande (Politiker) sei »falsch von Kopf bis zu den Zehen« und gehöre »ausgepeitscht«. Während psychopathische und bestialische Mörder hinter Gittern versauern, sitzen diese soziopathischen »Schlipsträger« in Nadelstreifen auf teuren Yachten und erwerben die schönsten Anwesen auf der ganzen Welt, obwohl sie die Gesellschaft betrogen und unermesslichen Schaden angerichtet haben. Dort feiern sie dann ihre Erfolge und Exzesse, vollkommen unfähig, Reue zu empfinden. Diese Menschen wissen vermutlich nicht einmal, wie das Wort Reue geschrieben wird. Doch ich schweife ab …

All jene, die sich vor allem für die Gedankenwelt von Mördern interessieren, wird dieses Buch nicht enttäuschen. Zum ersten Mal in der Kriminalgeschichte habe ich einen der brutalsten Serienmörder der Welt gebeten, zwei meiner Bücher zu rezensieren und seine »Expertenmeinung« zu den darin geschilderten Fällen abzugeben.

Keith Hunter Jesperson, der sogenannte »Happy Face Killer«, sitzt aktuell im Staatsgefängnis von Oregon eine lebenslange Haftstrafe ab. Ich schickte ihm Exemplare meiner Bücher *Wie Serienmörder denken* (die inzwischen Pflichtlektüre für Studenten der Verhaltensanalyseeinheit des FBI in Quantico, im US-Bundesstaat Virginia sind) und war gespannt darauf, wie dieser großspurige Kerl – ein Mann ohne Gewissen oder auch nur den kleinsten Funken Reue für seine abscheulichen Taten –, dieser fast zwei Meter große, abstoßende Mensch andere Psychopathen und Bestien analysieren und bewerten würde. Einige Auszüge aus Jespersons Kritik haben ihren Weg in dieses Buch gefunden. Seine Aussagen werden Sie vermutlich genauso überraschen wie meine Freunde beim FBI.

Einmal schickte er mir ein Blatt Papier mit dem Umriss seiner rechten Hand und schrieb dazu: »Um jemanden zu erwürgen, braucht man Hände, die so groß sind wie diese.« Er prahlte, dass es immer noch unzählige »Mörder-Groupies« gäbe, die ihn heiraten wollten, und legte als Beweis dafür den Brief einer Bewunderin bei, der mit einem roten Lippenabdruck versehen war, der allerdings ganz und gar nicht nach Lippenstift aussah. »Menstruationsblut«, behauptete Jesperson.

Natürlich haben die Anwälte meines Verlags mir strikt verboten, den Namen der Dame zu nennen, die Jesperson dieses Symbol ihrer Zuneigung zukommen ließ. Mit meinem Buch *Wie Psychopathen denken* möchte ich dennoch aufklären. Vor Jahren veröffentlichte ich einen viel gelobten Artikel im Fachblatt *The Justice of the Peace*, dessen Leser vor allem Rechtswissenschaftler und Richter sind. Letztere sind befugt, bei ihren Urteilen mildernde Umstände zu berücksichtigen, die durch forensische Psychiater der Verteidigung präsentiert werden, welche meist, wenn auch nicht immer, aus öffentlichen Mitteln bezahlt werden.

Sie können sich sicher vorstellen, dass Psychiater der Anklage – die ebenfalls ein kleines Vermögen aus öffentlichen Geldern beziehen – in der Regel anderer Meinung sind als ihre Kollegen auf der anderen Seite des Gerichtssaals. Sperrt man ein halbes Dutzend solcher »Seelenklempner« gemeinsam in einen Raum, dann ist die Wahrscheinlichkeit, dass sich alle auf eine Sache einigen können, genauso groß wie Ihre oder meine Chance, im Lotto zu gewinnen.

Dieses Buch dokumentiert nur einige wenige, besonders tragische Fälle, in denen Mörder wieder auf freien Fuß gesetzt wurden, nur um danach immer und immer weiter zu morden. Der Massenmörder Paul Beecham, den ich in der psychiatrischen Hochsicherheitsklinik Broadmoor interviewt habe, ist ein solcher Fall. Rita Riddlesworth, ein freundliches Mitglied des britischen Freiwilligen-Netzwerks League of Friends, verliebte sich nach einem Besuch in Beecham und engagierte sich fortan für dessen Freilassung, der 1985 tatsächlich stattgegeben wurde. Am Ende brachte Beecham sie um, bevor er sich selbst in den Kopf schoss. Aber zu Paul kommen wir später noch.

Überraschenderweise gibt es auch viele überzeugte Gläubige, die sich für die Resozialisierung von Monstern wie Kenneth Alessio Bianchi einsetzen (dem als »Hillside Strangler« berüchtigten US-Serienmörder, der Frauen und Schulmädchen vergewaltigt und erwürgt hat). So schrieb Frederick Ellsworth, ein Priester der orthodoxen »Christ the Healer«-Kirche im US-Bundesstaat Washington, doch tatsächlich folgende Bewährungsempfehlung zugunsten dieses abscheulichen Monsters:

> *»Ken ist sehr offen, er teilt seine Gedanken bereitwillig mit anderen und ist dabei äußerst zugänglich. Ich habe zwei kleine Töchter daheim und würde ihn sogar in meinem Haus willkommen heißen. Er würde gut zu meiner Familie passen, seine Briefe waren stets etwas ganz Besonderes.«*

Außerdem erklärte Bruce Zicari, ein Steuerberater aus Penfield, New York:

> *»Ich möchte noch einmal betonen, wie sehr ich Kenneth Bianchi schätze. Ich bin mir sicher, dass er erfolgreich sein kann, ganz egal welchen Karriereweg er für sich wählen mag.«*

Bianchi ist ein brutaler, sado-sexueller Serienmörder, der mindestens 15 Frauen und Kinder auf dem Gewissen hat. Trotzdem durfte er an der Priesterausbildung einer kirchlichen Hochschule teilnehmen, die er auch bestand, sodass er 1986 von der katholischen Kirche zum Priester geweiht wurde, weshalb er sich fortan als »Hochwürden K. Bianchi« bezeichnen kann. Im Fernstudium schloss er Studiengänge zu östlichen Religionen, Naturreligionen, Judentum und biblischer Archäologie ab und schrieb eine eigene Predigt mit dem Titel »Word on the Word«. Später verklagte er den US-Spielkartenhersteller Eclipse Enterprises aus Forestville, Kalifornien, auf mehrere Millionen Dollar Schadenersatz, weil die Firma ohne vorherige Genehmigung ein Foto von ihm verwendet und somit sein »Urheberrecht verletzt« habe, wie er sich 1995 in einem Brief an mich beschwerte.

»Mein Mann und ich haben uns letztlich wegen all dem Stress scheiden lassen«, erklärte mir daraufhin Katherine Yronwode, die ehemalige Besitzerin von besagter Firma, 1995 in einem Telefongespräch. »Unsere Arbeit der letzten 20 Jahre war umsonst. Ich kann Ihnen nicht sagen, was ich von Bianchi halte, weil er mich sonst vielleicht wieder verklagt. Ich bin pleite. All unsere Träume, die finanzielle Absicherung unserer Kinder, ihre College-Ausbildung, eine Zukunft ohne finanzielle Verpflichtungen – all das wurde von ihm zunichtegemacht.«

Im Gefängnis wurde der Kindermörder Kenneth Bianchi (der mich inzwischen ganz und gar nicht mehr leiden kann) Mitglied der American Bar Association, einer Vereinigung von Anwälten und anderen Juristen.

Unterstützt und finanziert durch das sogenannte »Improvement Programme« der Strafvollzugsbehörde im Bundesstaat Washington, hatte er die Klage gegen Katherine Yronwode angestrengt. Anschließend beschwerte er sich beim Staat darüber, dass man mir erlaubte, in sein Privatleben einzudringen. Als ich einmal seine Zelle betrat, ohne vorher einen Termin mit ihm vereinbart zu haben, flippte er völlig aus und versuchte sogar, mich zu verklagen. Zum Glück unterlief ihm dabei ein Fehler. Da ich in England lebe, war ich vor seinen juristischen Schritten sicher. Man kann sich das kaum vorstellen: Allein die Androhung eines Rechtsstreits, auch wenn sie – wie sich später herausstellte – jeglicher Grundlage entbehrte, sorgte in meinem Verlag für allerhand sorgenvolle Gesichter, das können Sie mir glauben!

Ich heiße Sie nun also willkommen am Rand des Abgrunds, in dieser heimtückischen Welt der Psychopathen und Bestien. Tauchen Sie mit mir ein in dieses Höllenloch und Ihr Leben wird danach nicht mehr dasselbe sein.

Psychopathie

In den vergangenen Jahrzehnten hat sich die Auffassung verbreitet, der Begriff »Psychopathie« sei politisch inkorrekt, weshalb insbesondere manche mit einer linksliberaleren Einstellung versuchten, stattdessen den Begriff »Soziopathie« zu etablieren. Tatsächlich sind beide Begriffe aber so eng miteinander verwoben, dass es eigentlich unmöglich ist, eine genaue Unterscheidung vorzunehmen. Jüngst ist man daher wieder auf Psychopathie umgeschwenkt.

Jon Ronson, Autor von *Die Psychopathen sind unter uns: Eine Reise zu den Schaltstellen der Macht*, wäre nie und nimmer auf die Idee gekommen, »Psychopath« durch »Soziopath« zu ersetzen. Ich würde außerdem behaupten, die dreiteilige US-Dokumentation *Meet the Psychopaths* (auf Deutsch etwa: Treffen mit Psychopathen) hätte Tausende Zuschauer weniger gehabt, wäre sie mit dem Titel *Meet the Sociopaths* (auf Deutsch etwa: Treffen mit Soziopathen) beworben worden. Und das aus gutem Grund: Der Begriff »Soziopath« klingt harmloser, weniger schockierend. Der Wortbestandteil »sozial« impliziert Gemeinschaft und Zusammenleben und lässt den Schluss zu, das entsprechende Individuum würde lieber in einer Gemeinschaft leben als allein. Mit dem Begriff »sozial« verbinden wir Freundlichkeit und Gemeinschaftssinn. Ich kann Ihnen jedoch versichern, dass die Charaktere in diesem Buch keinerlei soziale Eigenschaften besitzen. Wenn überhaupt, dann müssten wir das Präfix »dis-« voranstellen, sie also als »dissozial« bezeichnen, was aber wiederum kein sonderlich griffiger Buchtitel gewesen wäre.

Das Gute am Begriff Psychopath ist, dass man ihn nach Herzenslust anpassen und erweitern kann: »psychopathisch«, »psychopathologisch«,

»Psychopathie« oder schlicht »Psycho«, wobei man bei letzterer Variante sofort an den gleichnamigen Horrorfilm von Alfred Hitchcock aus den 60er-Jahren mit Anthony Perkins und Janet Leigh in den Hauptrollen denken muss. Viele von Ihnen kennen sicher die legendäre Szene, in der Leigh unter der Dusche von Perkins erstochen wird. Wenn wir bei Wortassoziationen bleiben wollen: Nehmen Sie die Begriffe »Schweigen« und »Lämmer«, dabei wird Ihnen sofort der Thriller *Das Schweigen der Lämmer* aus dem Jahr 1991 in den Sinn kommen, in dem es um den blutrünstigen Psychopathen Dr. Hannibal Lecter (Anthony Hopkins) geht.

»Psychopath« ist keine positive Bezeichnung, vielmehr läuft es einem dabei eiskalt den Rücken herunter und die Nackenhaare stellen sich auf – übrigens ein physiologischer Vorgang, der bei Menschen häufig kurz vor dem Tod oder einer Hinrichtung beobachtet wird.

Es wurden bereits Hunderte Bücher, Artikel und wissenschaftliche Fachaufsätze zum Thema Psychopathie veröffentlicht, darunter Titel wie *Are you a Psychopath?* (auf Deutsch etwa: Sind Sie ein Psychopath?) und *Psychopaths – How Can You Spot One?* (auf Deutsch etwa: Woran erkennen Sie einen Psychopathen?). Dementsprechend spannend fand ich es, als mein Verleger mich fragte, was ich denn vom Arbeitstitel *Wie Psychopathen denken* halten würde. Anfangs war ich noch der Meinung, dass dieses Thema eigentlich ausreichend behandelt worden ist, erkannte aber schnell, dass es durchaus noch Bedarf für ein weiteres Buch gab. Ich fragte mich allerdings, warum man nun mich damit beauftragte, jenes Buch zu schreiben?

Falls Sie noch kein Buch von mir gelesen haben: Ich habe bisher mit mehr als 30 Serienmördern Interviews von Angesicht zu Angesicht geführt, dazu mit einigen Massenmördern, Amokläufern und dem einen oder anderen Einmaltäter. Der Großteil der Mörder, mit denen ich gesprochen habe, verspürt den psychopathischen Drang, sich unschuldige Opfer zu suchen, um sie auf ganz schreckliche und unmenschliche Weise zu töten.

Ich habe den größten Respekt vor all jenen, die das Studium der Psychopathie zu ihrem Lebenswerk erkoren haben. Dennoch sind wir uns vermutlich alle darin einig, dass unser Verständnis der Funktionsweise des menschlichen Gehirns noch immer in den Kinderschuhen steckt. Dementsprechend gibt es unterschiedliche Meinungen zu den Ursachen von Psychopathie, je nachdem, wen man fragt und auf welcher Seite des »Spielfelds« dieser Jemand sitzt. Forensische Psychiater und Psychologen geben bei ihren Einlassungen vor Gericht (oder wo sonst ihre »Expertengutachten« benötigt werden) deshalb häufig vollkommen gegenteilige Einschätzungen ab. Außerdem ist es oft so, dass – sobald jemand glaubt, den Auslöser von Psychopathie gefunden zu haben – das Kind ja längst in den Brunnen gefallen ist.

Neueste Untersuchungen zeigen, dass die Amygdala im Gehirn häufig in Konflikt mit dem Frontallappen gerät. Außerdem scheint ein Mangel an Serotonin eine Ursache für Psychopathie zu sein und Grund dafür, warum Mörder diese abscheulichen Dinge tun. Wir werden überhäuft mit Begriffen wie »Verdrängung«, »missverstandene Bedürfnisse«, »hemisphärische Asymmetrie« oder »wiederholte Störung der Affektkontrolle«. Offenbar ist die Amygdala dafür verantwortlich, wenn im frontalen Cortex die Sicherungen durchbrennen und die Nerven durchdrehen.

Ich erinnere mich noch gut daran, wie der Psychiater Dr. Dennis Philander während der Verhandlung im Fall des Serienmörders Harvey Carignan (ein Mann, zu dem ich selbst jahrelangen Kontakt pflegte und den ich persönlich interviewt habe) frustriert die Hände in die Luft streckte. Nachdem er den Gerichtssaal verlassen hatte, rief er aufgebracht: »Warum können sich nicht zwei Kollegen wenigstens einmal auf eine Diagnose einigen?« Und bevor er wütend davonstürmte, brüllte er noch: »Genau das ist unser aller Problem: Wir können uns nie auf etwas einigen. Zum Teufel mit seiner Amygdala! Sollte mein Klient das nächste Mal in einer weißen Robe und Ledersandalen im Gerichtssaal erscheinen, werde ich seinem Anwalt mitteilen, dass er von mir keine Hilfe erwarten kann, schließlich gab es von Gott auch keine.«

»Ihre (psychopathische) roboterartige Grausamkeit äußert sich in der Entmenschlichung anderer, einem verkümmerten Gewissen und in der Unfähigkeit, jegliche Form von Mitgefühl zu empfinden. Sie sind üblicherweise aalglatt, wortgewandt, sehr akkurat und gekünstelt – und verhalten sich gleichermaßen kontrolliert und kontrollierend. Hinter einer ›Maske des Wahnsinns‹ leben sie ein oberflächliches und häufig destruktives Leben.«

Dr. Richard Kraus

Was ich Ihnen nun sage, wird sie erstaunen: Wussten Sie, dass ein normaler Mensch über 100 Milliarden Gehirnzellen verfügt und dass ein zusätzliches Chromosom in jeder Zelle bei einem Mann mit XYY-Syndrom weiteren 100 Millionen Chromosomen entspricht? Forschungsergebnisse des weltweit renommierten Wissenschaftlers Dr. Arthur Robinson decken sich mit der Arbeit von Dr. Richard Kraus, der sagt: »Untersuchungen zeigen, dass Männer mit XYY-Syndrom, verglichen mit ihrer Inzidenz in der Bevölkerung, lebenslang ein zwanzigfach höheres Risiko besitzen, in einer psychiatrischen Anstalt oder im Gefängnis zu landen – das ist ein nicht unerhebliches Risiko.«

Dr. John Money scheint diese Erkenntnis zu stützen und misst der entsprechenden Debatte eine große Bedeutung zu. Er veröffentlichte einen Artikel namens »Human Behavior Cytogenetics« im Fachmagazin *Journal of Sex Research*, in dem er schreibt: »Es scheint eindeutig, dass ein zusätzliches Chromosom im Kern jeder Gehirnzelle einen Menschen auf irgendeine Weise anfälliger für die Ausbildung mentaler Verhaltensstörungen und -anomalien macht, was möglicherweise einer der Auslöser für gewaltsame Psychopathie ist.«

Während meiner Recherchen zum Fall des amerikanischen Serienmörders Arthur John Shawcross (inzwischen verstorben) bin ich auf Erstaunliches gestoßen. Neben dem eben beschriebenen XYY-Syndrom litt Shawcross außerdem an einer Anomalie im Stoffwechsel. Viele von uns kennen Stoffwechselprobleme nach durchzechten Nächten mit einem extra-scharfen Döner als Betthupferl. Shawcross aber hatte Probleme mit dem kaum bekannten Stoff Kryptopyrrol, der eine äußerst unangenehme Stoffwechselstörung auslösen kann. Kryptopyrrol war damals derart unbekannt, dass die Hälfte der Experten, die Dr. Kraus konsultierte, noch nie davon gehört hatten und die Mitarbeiter im Biochemielabor der Universität von Rochester nicht einmal wussten, wie man das Wort schreibt. Ihre Reaktion: »Klingt wie aus einem *Superman*-Film.« Das alles mag sehr weit hergeholt erscheinen, doch ob Sie es glauben oder nicht: Wenn jemand zu viel Kryptopyrrol in sich trägt, dann ist das ein sehr ernsthaftes Problem.

Im Fall von Arthur Shawcross analysierte Dr. Kraus Blut und Urin des Mörders im Labor. Während die Werte von Kupfer, Zink, Eisen und

Histamin im Normbereich eines gesunden Menschen lagen, brachte die Urinanalyse ein unerwartetes Ergebnis: Der Kryptopyrrol-Wert lag bei »H 200,66 µg/100 ml«, obwohl der Normalwert zwischen 0 und 20 liegen sollte. (Das »H« war Labor-Kurzschrift für »hoch«.)

Der Begriff Kryptopyrrol ist vom griechischen Wort *kryptos* abgeleitet, das so viel wie »verborgen« bedeutet, und *pyre* stammt vom griechischen Wort für »Feuer«. Sowohl im Griechischen als auch im Lateinischen wurde daraus die Wortkombination *pyrrole* gebildet, was so viel heißt wie »feuriges Öl«. Kryptopyrrol besagt wörtlich übersetzt also »verborgenes, feuriges Öl«. Es besitzt eine ähnliche chemische Struktur wie andere bekannte Wirkstoffe, die der Hirnfunktion schaden, etwa LSD (die »psychedelische« Droge Lysergsäurediäthylamid). Ein erhöhter Kryptopyrrol-Wert ist zwar kein Anzeichen einer spezifischen Krankheit, gilt bei extremen Werten aber als biochemischer Marker für eine psychiatrische Störung, genau wie eine auf einem handelsüblichen Fieberthermometer angezeigte erhöhte Temperatur ein Indikator für eine körperliche Erkrankung ist. Dieses biochemische Abbauprodukt (5 Hydroxyl [l]-Kryptopyrrole Lactam) kommt beim Menschen normalerweise gar nicht oder nur in äußerst geringen Mengen vor und kann an einer malvenfarbigen Schattierung des Urins erkannt werden.

Dr. Klaus ahnte, dass er hier eine wichtige Entdeckung gemacht hatte, und setzte seine Forschungen bis spät in die Nacht hinein unermüdlich fort. Dabei fand er heraus, dass bereits ein Kryptopyrrol-Wert von mehr als 20 µg/100 ml ein Grund zur Besorgnis darstellt. Noch mal: Der Wert von Shawcross lag bei unglaublichen 200 µg/100 ml!

Kryptopyrrol beeinflusst auch die Produktion von Gallenflüssigkeit. In extremen Mengen vorhanden, kann es gemeinsam mit Vitamin B6 und Zink eine Stoffwechselstörung namens Pyrrolurie hervorrufen. Diese Tatsache stellte sich als weiteres wichtiges Puzzlestück zum Verständnis der Ursachen von Shawcrosses Psychopathie heraus, denn Menschen, die an Pyrrolurie leiden, funktionieren in einem kontrollierten Umfeld mit wenig Stress, einer ausgewogenen Ernährung und einer gewissen Struktur sehr gut. Von der anfänglichen Eingewöhnungsphase einmal abgesehen, die alle Insassen einer Haftanstalt durchmachen, fühlte sich Shawcross in den festen Strukturen des

Strafvollzugs, mit durchgetakteten Tagen und einer ausgewogenen Ernährung, ziemlich wohl – wie übrigens die meisten Serientäter, die ich interviewt habe.

Gleichwohl scheinen solchermaßen Betroffene in einem weniger kontrollierten Umfeld, wie wir es außerhalb der Gefängnismauern vorfinden, zu leiden. Sie sind dann bei Provokationen nicht in der Lage, ihre Wut zu kontrollieren, leiden unter Stimmungsschwankungen, vertragen keinen Lärm, reagieren empfindlich auf helles Licht und sind eher »Nachtmenschen«. Sie lassen das Frühstück meist ausfallen, können sich selten an Träume erinnern und besitzen ein schlechtes Kurzzeitgedächtnis, weshalb sie vermutlich schlechte Lügner sind. Manchen fehlen Pigmente in der Haut, wodurch sie unnatürlich blass wirken, zudem wird ihr Haar häufig schon frühzeitig grau und sie sind nur bedingt in der Lage, mit Stress umzugehen. Solche Menschen sind äußerst gefährliche Individuen und stellen eine ernste Gefahr für die Allgemeinheit dar.

Da ich Shawcross selbst viele Jahre lang studiert und ihn mehrfach interviewt habe, hatte ich einen guten Einblick in seine Persönlichkeit. Es scheint – und da stimmt Dr. Kaus mir zu –, als entsprächen Arthur Shawcrosses Symptome in jeder Hinsicht denen eines Menschen mit abnormal hohen Werten dieser toxischen »chemischen Invasion«. Während ich Shawcrosses Lebensgeschichte buchstäblich von der Wiege bis zur Bahre eingehend untersucht habe – einschließlich der elterlichen Situation, der abnormalen EKGs, seiner allgemeinen Nervosität, des stetig abnehmenden Ehrgeizes, der schlechten schulischen Leistungen und verminderten sexueller Potenz –, fand ich heraus, dass der Ursprung all dieser Probleme in seiner Vergangenheit lag.

Auch wenn sie keine Entschuldigung für seine furchtbaren Verbrechen sein dürfen, waren die Anomalien Auslöser für eine ausgeprägte Reizbarkeit, die Wutausbrüche, die Unfähigkeit, bei Provokation seinen Zorn zu kontrollieren und Stress zu bewältigen, die Stimmungsschwankungen, die Gewaltausbrüche und sein psychopathisches Verhalten. Und all diese Auffälligkeiten, die auf ein erhöhtes Risiko rückschließen lassen, extrem gewalttätig zu werden, waren evident im Verhalten dieses Mannes. Er war gewissermaßen eine »menschliche Zeitbombe«. In meinem Bestseller *Wie Serienmörder denken* habe ich Shawcross ein ganzes Kapitel gewidmet.

Ein weiteres Kapitel widmete ich Kenneth Alessio Bianchi, den ich als durchweg böse bezeichnen würde, weil ihm jegliches Mitgefühl für andere fehlt. Wenn Sie eine Begriffserklärung für »böse« suchen, dann würden Sie sie finden, wenn Bianchi Sie mit seinen kalten pechschwarzen Augen anstarren würde. Er ist einer der kaltblütigsten Menschen, die ich je interviewt habe – und glauben Sie mir, das will was heißen! Er ist allerdings kein Psychopath, denn der Begriff ist medizinisch und juristisch fest definiert.

Während der Verhandlung im Fall dieses abscheulichen sado-sexuellen Serienmörders, 1979 im US-Bundesstaat Washington, konnte sich eine Gruppe der angesehensten Psychiater Nordamerikas nicht auf eine Diagnose zu dessen Geisteszustand einigen – sie kann es bis heute nicht. Ein erfahrener Ermittler verriet mir damals seine ganz persönliche und – zugegebenermaßen – äußert direkte Einschätzung: »Als der Teufel persönlich mal in ein Scheißhaus gewichst hat, kam wenig später Bianchi rausgekrochen.«

> *»Offenbar ist Ken immer dann losgezogen, um jemanden umzubringen, wenn er Streit mit einer Freundin oder irgendein anderes Problem hatte. Deshalb bin ich davon überzeugt, dass er damals, zwischen 1971 und 1973, diese drei Schulmädchen getötet hat. Das habe ich auch der Polizei gesagt.«*
>
> Frances Bianchi, Kenneth Bianchis Adoptivmutter, in einem Interview mit dem Autor, 1996

Bianchi log, um sich cleverer erscheinen zu lassen, als er tatsächlich war. Er wollte auf keinen Fall unterlegen wirken in den Augen von Gleichaltrigen, die alle erfolgreich waren, während er immer wieder scheiterte. Er wollte für etwas bewundert werden, das er gar nicht war. Auf der Universität versagte er in allen Kursen kläglich und seine Bewerbung bei der Polizei wurde abgelehnt. Stattdessen bot man ihm den Job eines Gefängniswärters an, den er ablehnte. Er wollte in allem, was er tat, brillieren.

Wenn man sich Bianchis Geschichte ansieht, merkt man, dass er sich stets viel zu hohe Ziele setzte, weil er sich selbst als »einzigartig« betrachtete.

Frauen, die auf den gut aussehenden und überzeugenden Lügner hereinfielen, blickten schnell hinter seine falsche, großspurige Fassade – sobald er sie nämlich betrog – und verließen ihn. Er war nicht in der Lage, die Bedürfnisse anderer zu erkennen oder sich in ihre Gefühle hineinzuversetzen, auch nicht bei seiner Mutter Frances oder später seiner (inzwischen verstorbenen) Lebensgefährtin Kellie Kay Boyd. Er sah sich als etwas Besonderes. Hochnäsig und egozentrisch glaubte er fest daran, besser zu sein als alle anderen Menschen. Daher fühlte er sich ihnen überlegen und behandelte sie entsprechend herablassend. Trotzdem scheiterte Bianchi immer wieder und man kann erkennen, dass seine oberflächlichen zwischenmenschlichen Beziehungen und sein Streben nach Erfolg – im Grunde sein gesamtes Ego – die ganze Zeit über an einem seidenen Faden hingen, wie ein Luftballon, der kurz vor dem Platzen steht. Mit seiner Selbstsucht, Großspurigkeit und Arroganz und durch das ständige Ausnutzen von anderen richtete er sich selbst zugrunde. Wie feuchter Zement, der langsam zerfällt, bröckelte auch sein Ego.

Nachdem dieses barbarische Monster im Oktober 1979 lebenslang ins Gefängnis kam, schaltete sich die Kirche ein und kam zu dem Schluss, Bianchi sei »ein guter Mann, der zu Gott gefunden« habe. Wie bereits erwähnt, erklärte ein Priester sich sogar bereit dazu, jeden von Bianchis Bewährungsanträgen zu unterstützen, und versicherte: »Sollte Ken entlassen werden, würden wir ihn bei uns zu Hause willkommen heißen. Ich würde ihm mit meiner Frau und meinen beiden Töchtern unter einem Dach definitiv vertrauen.«

Bianchi machte später erst seinen Bachelor und dann seinen Doktor in Rechtswissenschaft und wurde Mitglied des Juristenbundes National Bar Association. 1988 behauptete er in einem Brief an mich, einen weiteren Studienabschluss erlangt zu haben.

Bianchi zeigte Anzeichen einer dissoziativen Identitätsstörung und nannte sich selbst auch »Steve« und »Billy«. Psychiater untersuchten ihn nach seiner Inhaftierung diesbezüglich gründlich. Zuletzt wurde sein Hang zu wechselnden Identitäten immer stärker. In kürzester Zeit legte er sich eine Reihe neuer, blitzsauberer Alter Egos mit elegant klingenden italienischen Namen zu, die er auch offiziell äußerte: »Anthony D'Amato« (was so viel bedeutet wie »des geliebten«) und »Nicholas Fontana«. Obwohl schwer von Aknenarben gezeichnet, hatte diese Bestie eine ganze Horde weiblicher Verehrerinnen, die es gar nicht abwarten konnten, ihn zu heiraten.

Kein guter Plan! Einmal hat er in drei Jahren drei Frauen geheiratet, nur um sich anschließend sofort wieder von ihnen scheiden zu lassen.

Auch als er noch auf freiem Fuß war und Morde beging, entwickelte Bianchi eine Reihe falscher Identitäten. In Los Angeles gab er sich als Psychiater mit Namen »Dr. Bianchi« aus, hatte aber keinerlei Patienten.

Also wurde er kurzerhand zum Pseudo-Polizisten »Captain Bianchi«, während er als Wachmann in der kleinen Hafenstadt Bellingham, Washington, arbeitete, wo er zwei Studentinnen umbrachte. Am Ende hatte er mindestens elf Morde an Frauen plus zwei an Schulmädchen auf dem Kerbholz. Nebenbei gilt er nach wie vor als Hauptverdächtiger für die Vergewaltigung und den Mord an drei jungen Mädchen in Rochester, New York, in den frühen 1970er-Jahren. True-Crime-Fans kennen diese Mordfälle unter dem Namen »Die Alphabet-Morde« oder »Doppelinitial-Morde«, weil die Vornamen aller drei Opfer mit denselben Buchstaben begannen wie ihre Nachnamen: Carmen Colon (10), Wanda Walkowitz (11) und Michelle Maenza (11).

»Chris, ich habe die sieben Seiten, die du benötigst, wirklich verloren.«
Bianchi 1996 in einem Brief an den Autor. Es ging um seine Aufenthaltsorte und seine Blutgruppe, im Zusammenhang mit den Morden an Karen Mandic und Diana Wilder am 11. Januar 1979 in Bellingham. (Die Dokumente wurden später in seiner Zelle versteckt gefunden, nachdem der Autor eine entsprechende Suche veranlasst hatte.)

Detective Terry Wight, einer der Polizisten, die Bianchi in Bellingham verhaftet hatten, meinte: »Uns ist scheißegal, ob er ein Psycho ist oder nicht. So viel ist sicher: Bianchi ist entweder ein verdammt guter Schauspieler oder ein Meister im Lügen. Schauen Sie sich diese Tatortfotos an und dann sagen sie mir, ob es die Eltern dieser toten Mädchen interessiert, was in seinem Gehirn los ist.«

Detective Wight hatte recht. Er war ein Polizist ganz nach meinem Geschmack.

Als ich später mit dem Forensiker Robert Knudsen bei Steak und Pommes in einer Bar in Bellingham zusammensaß, ging der noch weiter und sagte: »Bianchi ist genauso ehrlich wie ein Politiker. Ich habe ihm ganz klar gesagt: ›Wir haben deinen Wagen und wissen, dass du bei dem Haus warst, wo die beiden Mädchen getötet wurden. Wir haben Zeugen, Fingerabdrücke und sogar DNA auf deiner verdammten Hose. Die Laboranalyse wird zeigen, dass du Mistkerl ein Mörder bist. Mein Vorgesetzter will dich hängen sehen. Also: Wollen wir uns nun ernsthaft unterhalten oder willst du lieber gleich Selbstmord begehen, indem du uns hier verarschst?‹ Hey Chris, willst du noch ein Bierchen, Kumpel?«

Das Bier habe ich gern angenommen, denn ich mochte auch Bob Knudsen.

Detective Richard Crotsley von der Mordkommission des LAPD lieferte folgende Einschätzung: »Hätte Bianchi seine Klappe gehalten, wäre selbst der unfähigste Pflichtverteidiger in der Lage gewesen, so viele Nebelkerzen zu werfen, dass er innerhalb weniger Stunden wieder draußen gewesen wäre. Und hätten sich zu allem Überfluss auch noch die Seelenklempner beschwert, man dürfe Bianchis durchgeknalltes Hirn nicht vergessen, dann wäre eine Handvoll Psychiater mindestens ein Jahrzehnt lang damit beschäftigt gewesen, sich auf seinen Geisteszustand zu einigen. Die Folgen wären eine Endlosschleife aus Berufung und anderen Rechtsmittelverfahren und ein Trip in die bundesstaatliche Nervenheilanstalt für weitere Untersuchungen gewesen, sodass Bianchi jahrelang zwischen Knast und Klapsmühle hin- und hergependelt wäre. Und da unser Justizsystem ohnehin auf der Felge fährt, würde die Menschheit zum Zeitpunkt seiner Verurteilung wahrscheinlich längst auf dem Mars spazieren gehen. Der Schweinehund soll hängen!« Auch diese Meinung gefiel mir sehr, weil ich sie teilte.

Für Sie als Leser ist es wichtig zu verstehen, dass ich dieses Buch aus meiner persönlichen Erfahrung heraus schreibe, mit den Informationen, die ich aus Briefen und Interviews mit diesen Mördern und anderen Verbrechern gesammelt habe. Wie die Polizisten, die den Horror und das Leid aufklären müssen, die diese Monster verursacht haben, sage ich nur, was ich denke, und schreibe es nieder. Dabei ist mir nicht wichtig, mich der Meinung all der Fachleute anzupassen, die Vorträge über kriminelle Psychopathie halten und große Reden schwingen, obwohl sie noch nie eine dieser Bestien zu Gesicht bekommen haben. Kurz gesagt: Ich bin genau wie Sie. Vergessen Sie alle Fachbegriffe und die wohlklingenden Bezeichnungen, die Ärzte diesen furchtbaren Bestien verpassen. Manche Menschen sind eben gut und andere ganz abscheulich böse – das müssen wir einfach so akzeptieren.

Hier ein weiteres passendes Beispiel: Dr. Harold Shipmans Patienten, seine Frau sowie seine engsten Freunde und Kollegen (viele von ihnen Psychiater), mit denen er teils jahrzehntelang zusammengearbeitet hat, hielten den Hausarzt für nichts anderes als einen fürsorglichen Doktor. Entsprechend groß war der Schock, als herauskam, dass Shipman einer der gewissenlosesten Serienmörder war, den die Welt je gesehen hat. Über 200 Patienten waren nach seinen Hausbesuchen nie wieder aufgewacht, weil er ihnen eine tödliche Injektion verabreicht hatte. Hätten Sie so etwas für möglich gehalten? Stellen Sie sich vor, es ginge um Ihre Mutter, die sich, von ihren schmerzenden Füßen einmal abgesehen, bester Gesundheit erfreut und ihnen am Telefon freudig erklärt, Dr. Shipman komme diesen Nachmittag vorbei. »Er ist so ein netter Kerl«, schmachtet sie. »Er hat einen Vollbart, weißt du. Und er kleidet sich wie dein Vater, Gott habe ihn selig: Tweed-Sakko, Cordhose, karierte Baumwollhemden und lederne Halbschuhe. Dein Vater war auch Patient bei ihm.«

Am selben Abend erreicht Sie ein weiterer Anruf, bei dem Sie erfahren, dass Ihre Mutter in der Leichenhalle liegt, gestorben eines »natürlichen Todes«. Und kurz nach der Einäscherung bemerken Sie, dass sie ihren gesamten Besitz von 400 000 Euro – eigentlich Ihr Erbe – Dr. Shipman vermacht hat, der gerade dabei ist, sich klammheimlich nach Spanien abzusetzen.

Man darf gar nicht daran denken!

Wenn also irgendwer behaupten sollte, dass Sie nach der Lektüre eines Buchs, dem Lesen eines Zeitungsartikels, dem Studieren einer wissenschaftlichen Schrift oder gar nach einer TV-Sendung in der Lage wären, im Fall der Fälle einen gemeingefährlichen Psychopathen zu erkennen, dann rate ich Ihnen, dies entschieden zu hinterfragen. In den meisten Fällen, die ich in diesem Buch schildere, haben die Opfer die tödliche Gefahr, in der sie schwebten, erst erkannt, als es viel zu spät war. Shipmans Opfer verloren ihr Leben ohne den leisesten Verdacht, dass ihnen ein durchgeknallter Mörder gegenübersaß.

Ich möchte den Fall von Syed Farook und Tashfeen Malik als weiteres Beispiel anführen, das meinen Standpunkt noch einmal unterstreicht. Die beiden – ein Ehepaar aus Redlands, Kalifornien – haben den schlimmsten islamistischen Anschlag in den USA seit dem 11. September 2001 geplant und ausgeführt. 14 Menschen starben, 21 wurden schwer verletzt.

Das Paar hatte ein sechs Monate altes Baby, beide trugen während des Anschlags kugelsichere Westen und Kampfanzüge und waren rechtmäßige US-Bürger mit Green Card. Am 2. Dezember 2015 wählten Farook (28) und Malik (27) das Inland Regional Centre im kalifornischen San Bernardino als Schauplatz für ihr Massaker, eine gemeinnützige Einrichtung für Menschen mit Entwicklungsstörung. Die Attentäter starben bei einer Schießerei mit den Einsatzkräften im Kugelhagel. Das FBI stellte anschließend, neben einem Gebetsteppich, 5000 Schuss Munition, 12 Rohrbomben und verschiedene Gegenstände zur Herstellung von Waffen in der Garage des Paares sicher.

Die Psychopathen Farook und Malik haben diesen Anschlag lange geplant und schließlich ausgeführt, obwohl sie alle Vorteile des Lebens in einer freien Gesellschaft genossen. Sie lagen dem Staat auf der Tasche und entschieden dennoch, ohne jegliche Skrupel einen derart grauenvollen und kaltblütigen Massenmord zu begehen – so gefühllos, dass sie dabei nicht einmal an die Zukunft ihres eigenen Babys dachten.

Ahnten Freunde und Familie nichts davon, dass Farook und Malik in Wahrheit unheilbare Psychopathen waren? Einer der Anwälte von Farooks Familie, Mohammad Abuershaid, meinte dazu: »Sie [Malik] war äußerst konservativ. Sie blieb als Mutter stets zu Hause (in den USA werden solche Frauen als ›Homemaker‹ bezeichnet) und die Familie war völlig geschockt, als sie von dem Anschlag erfuhr. Niemand hat so etwas kommen sehen.« Farooks Schwester Saira sagte ebenfalls aus, sie sei von den blutrünstigen Taten ihrer Familienmitglieder geschockt gewesen: »Ich kann mir einfach nicht vorstellen, dass mein Bruder oder meine Schwägerin zu so etwas fähig sind.« Statt Homemaker wäre die Bezeichnung »Bombmaker« in diesem Fall wohl zutreffender gewesen.

Wir leben in keiner Utopie, wie sie sich Kriminalautor Joel Norris gewünscht hat. Er träumte von einer Welt, in der wir Psychopathen erkennen können und den Behörden melden, wenn jemand die entsprechenden Merkmale erfüllt. Natürlich gibt es Anzeichen im Verhalten eines Menschen, die wir von außen wahrnehmen können. Allerdings sind nicht alle Menschen mit diesen Eigenschaften auch kaltblütige Mörder, die es nicht kümmert, ob sie leben oder sterben. Mindestens 1 Prozent der Bevölkerung besitzt irgendwie geartete psychopathische Wesenszüge. Es könnte also auch Ihr Partner, Ihre Frau, Ihr Zahnarzt oder ein bis an die Zähne bewaffneter machtbesessener Polizist sein. Dennoch müssten Sie schon eine Menge Pech haben, um tatsächlich auf einen psychopathischen Mörder zu treffen.

> *»In einer Gesellschaft gibt es Regeln, an die wir uns alle halten müssen. Die meisten von uns kennen diese Regeln und befolgen sie auch, weil die Strafe für Missachtung dieser Regeln äußerst empfindlich ausfallen kann. Leider gibt es aber auch Menschen, die diese Regeln verletzen und dafür in einigen US-Bundesstaaten mit dem Tod bestraft werden können. Diese Menschen haben ihre Wahl bewusst getroffen und sind für ihr Schicksal selbst verantwortlich.«*
>
> Stuart Namm, Richter am Amtsgericht von Suffolk County, Long Island (USA), in einem Gespräch mit dem Autor, 1994

Auf beiden Seiten des Atlantiks (und auch überall sonst auf der Welt) versuchen psychopathische Mörder immer wieder, durch Plädieren auf Unzurechnungsfähigkeit schweren Strafen zu entgehen, haben damit im Allgemeinen aber nur selten Erfolg. Das liegt daran, dass Psychopathen im Alltag anderen Menschen gegenüber derart normal auftreten, dass selbst jene, die ihnen nahestehen – Familie, Freunde und Kollegen – nichts von ihren geheimen und abartigen Exzessen ahnen.

Der amerikanische Gerichtspsychiater Dr. Martin Blinder hat es 1973 in seinem Buch *Psychiatry in the everyday practice of Law* (auf Deutsch etwa: Psychiatrie in der täglichen Praxis des Rechts) treffend formuliert: »Auf den ersten Blick scheint ein Psychopath ganz normal zu sein.« Im Weiteren beschreibt Blinder Persönlichkeitsmerkmale, die einen Psychopathen häufig auszeichnen: »Er leidet weder an Wahnvorstellungen oder Halluzinationen noch an Gedächtnisverlust, sondern erfasst die Realität sehr gut. Seine Störung äußert sich vielmehr in unberechenbarem Verhalten, der chronischen Unfähigkeit, einen Belohnungsaufschub abzuwarten, sich gesellschaftlichen

Normen anzupassen und Beziehungen zu formen, sowie in fehlender Impulskontrolle und niedriger Frustrationstoleranz.«

Was einen Psychopathen motiviert, ist der Drang danach, sich das zu nehmen, was er will, völlig egal, welche Konsequenzen damit verbunden sind. Er ist vollkommen gefühllos, außer wenn es um seine eigenen Bedürfnisse geht. Seine Unfähigkeit, die Bedürfnisse oder Rechte anderer zu erkennen, hat zur Folge, dass er sie entweder lapidar beiseitewischt oder einfach für seine eigenen Zwecke missbraucht. Natürlich werden nicht alle Menschen mit psychopathischen Tendenzen zu Mördern, sie können aber mitunter gewalttätiges oder extremes Verhalten zeigen, das als Ventil für aufgestaute Emotionen und innere Spannungen dient.

Die meisten psychopathischen Persönlichkeiten haben einen im Wesentlichen dissozialen Charakter, der meist während ihrer Kindheit entstanden und gewachsen ist. Ein Psychopath steht morgens nicht einfach auf und hat sich plötzlich in etwas vollkommen Böses verwandelt. Es gibt eine Entwicklung, in der aus einem normalen Menschen ein mordhungriger Psychopath wird. Bei den sexuell motivierten Serienmördern, die ich beobachtet habe, gibt es diese Entwicklung auf jeden Fall. Das Ganze nimmt quasi sukzessive zu. Es beginnt zunächst mit noch verhältnismäßig harmlosen Vergehen wie kleineren Diebstählen oder der Beobachtung anderer zur sexuellen Befriedigung und mit der Zeit werden die Verbrechen immer schwerwiegender – von Stalking über körperliche, sexuelle Übergriffe bis hin zu Vergewaltigung, Serienvergewaltigung und schließlich der absoluten Grenzüberschreitung: Mord und später Serienmord. Die meisten Vertreter dieses Tätertyps werden durch Pornografie in ihrer eigenen Fantasie weitergetrieben und geraten so in eine Spirale der Gewalt, der sie nicht mehr entkommen können.

Deshalb kann es wirklich gefährlich sein, im Internet nach der großen Liebe Ausschau zu halten. Denn in Chatrooms und auf Partnervermittlungsplattformen suchen Tausende Männer nach ahnungslosen Opfern, so als wären sie der Neville Heath von heute.* Und falls Sie mir nicht glauben: Es vergeht kein Monat, in dem nicht ein herzloser Betrüger eine Frau um ihre Ersparnisse bringt, ein Pädophiler ein Kind entführt oder ein

* Neville Heath (1917–1946) war ein britischer Mörder, der zwei junge Frauen getötet hat.

psychopathischer Wolf im Schafspelz jemanden vergewaltigt oder sogar ermordet. Diese Monster spinnen sorgsam ihre Netze, in denen sich dann ein oder mehrere unschuldige Opfer verfangen.

Es ist wissenschaftlich belegt, dass Psychopathen unter einer Art Entzug leiden, weshalb sie sich oft vom Rest der Gesellschaft entfremden und zu Menschen ohne sozialem Gewissen heranwachsen. Ein Sachverständiger hat Psychopathen einmal als »herausragende Hochstapler« definiert, die ausschließlich aus Eigeninteresse heraus handeln. Mordende Psychopathen charakterisiert ein völliges Fehlen von Schuldbewusstsein oder Reue. Sie besitzen keinerlei Hemmungen und töten mit hoher Wahrscheinlichkeit wieder und wieder. Hauptantrieb dieses Mordens ist keine geistige Störung, sondern sexuelle Befriedigung, die Tat gibt ihnen den speziellen Kick.

Doch trotz des fehlenden sozialen Gewissens, der Gleichgültigkeit in Bezug auf die Gefühle anderer, der Unfähigkeit, Schuld zu empfinden, und des hohen Gewaltpotenzials ist sich ein Psychopath der Tatsache bewusst, dass er etwas Verbotenes tut. Er kennt die Regeln, nach denen eine Gesellschaft funktioniert, ignoriert sie aber bewusst, um seine persönlichen Bedürfnisse zu befriedigen – koste es, was es wolle. Psychopathen sind abartig und pervers, aber voll zurechnungsfähig. Ihre Überzeugung lautet: »Mir ist alles egal – ich nehme mir, was ich will und wann ich will. Also leckt mich am Arsch!«

Von Bestien und Wilden

Beim Schreiben dieses Buchs hatte ich einige Mühe, zwischen echten Psychopathen – für die feste Definitionen von Fachleuten existieren – und den von mir sogenannten Bestien zu unterscheiden. Dementsprechend vernünftig wäre daher zunächst ein Definitionsversuch des Bestien-Begriffs. Zwar findet der Begriff »Psychopath« im Strafjustizsystem häufig Anwendung und ist durch klinische Termini klar definiert, doch die Bezeichnung »Bestie« besitzt eine ebenso große Bedeutung für Fälle, in denen Psychopathie eben nicht medizinisch diagnostiziert werden kann.

Das englische Wort *savage*, das hier mit »Bestie« übersetzt wird, ist ein komplizierter Begriff, der historisch auf verschiedene Weise konnotiert war. Seine Ursprünge liegen im lateinischen *silvaticus*, das so viel wie »aus den Wäldern« bedeutet und aus dem das altfranzösische *sauvage*, für »wild«, entstanden ist. Diese ursprüngliche Wortbedeutung, der unzivilisierte Wilde, ist auch die erste Definition im renommierten englischen Wörterbuch *Oxford English Dictionary*. Demnach ist ein *savage*: »1) ein Angehöriger eines primitiven und unzivilisierten Volkes«. Diese Definition entstammt dem kolonialzeitlichen Kontext. Die Menschen aus der westlichen Welt verwendeten sie lange Zeit für Völker, die sie als weniger weit entwickelt betrachteten. Sie impliziert, die Menschen aus dem Westen seien jenen, die sie kolonialisierten, überlegen. Heute sprechen wir in Bezug auf andere Völker (zum Glück) nicht mehr von »Wilden« und diese kolonialistische Wortbedeutung hat auch nichts mit jenen Subjekten zu tun, die ich in diesem Buch behandele. Die ursprüngliche Definition des *savage*-Begriffs hat sich über die Jahre verändert, heute meint man damit eher einen unbeherrschten Menschen, der zu hemmungsloser Brutalität neigt.

Dementsprechend passt die zweite, etwas allgemeinere Definition des *Oxford Dictionary* deutlich besser zu Mördern und anderen Bestien: »2) ein brutaler oder gewalttätiger Mensch«. Diese Beschreibung kann man bei den Mördern, die ich in diesem Buch vorstelle, keinesfalls wegdiskutieren, wenn man bedenkt, für welche Taten sie verurteilt wurden. Allein auf Basis dieser Definition könnten wir sie also bereits als *savages* – Bestien – bezeichnen. Es gibt allerdings noch eine weitere passende Definition im Wörterbuch: »3) ein grausamer oder wilder Mensch. Auch jemand, der unerzogen ist oder die Regeln eines guten Benehmens ablehnt«. Dieser letzte Punkt ist äußerst wichtig, um den Begriff der Bestie in einen Kontext mit Mördern zu setzen.

Das Konzept der Bestialiät im Zusammenhang mit fehlendem »guten Benehmen« wurde in der Erzählliteratur umfassend behandelt. William Goldings Romanklassiker *Herr der Fliegen* etwa, aus dem Jahr 1954, begleitet eine Gruppe Schuljungen, die nach einem Flugzeugabsturz auf einer Insel gestrandet sind. Das Leben auf der Insel führt dazu, dass selbst normale Interaktionen zwischen den sonst »zivilisierten« jungen Burschen in Brutalität und Gewalt enden. Zwei Jungs werden dabei ermordet. Der erste (Simon) stirbt in einer Art unkontrolliertem Blutrausch der Gruppe, der andere (Piggy) wird kaltblütig und vorsätzlich umgebracht, als ein anderer Junge ihm von einer Klippe aus einen Stein auf den Kopf wirft. Dieser Piggy fragt die anderen der Gruppe kurz vor seinem Tod noch: »Was sind wir eigentlich? Menschen? Oder Tiere? Oder Wilde?«

Hier ist eine Bestie also offenbar als jemand Wildes definiert, als Wesen zwischen Mensch und Tier. In *Herr der Fliegen* wird dieses bestialische Verhalten in der Figur des »Monsters« personifiziert, einem gemeinschaftlichen Mythos, der letztlich nur die grausamen und gewalttätigen Impulse repräsentiert, die jeder der Jungs selbst in sich trägt. Ein aktuelleres Beispiel aus der Popkultur ist Disneys Oscar-prämierter Animationsfilm *Zootopia*, der das Thema auf interessante Weise ergründet. Er dreht sich um Raubtiere, die aufrechte Bürger einer blühenden utopischen Gesellschaft sind und plötzlich »wilde Bestien« werden, nachdem die Schurken der Geschichte sie vergiftet haben. Auf einmal sind sie gewalttätig, brutal und mordlüstern und werden von ihren Mitbürgern – Tiere, die in einer weniger idealistischen Welt ihre Beute gewesen wären – ausgegrenzt. Die Raubtiere besinnen sich zurück auf ihre animalischen Instinkte von Kampf oder Flucht, und Chaos bricht aus, als in der auf gegenseitigem Respekt basierenden Gemeinschaft Rechtsstaatlichkeit und soziales Gefüge auseinanderzubrechen beginnen. Die Protagonisten des Films lösen das Problem schließlich und die Räuber erhalten ihre »menschlichen« Eigenschaften zurück: Sie entwickeln wieder ihr kontrolliertes, rationales und gesetzeskonformes Verhalten im Rahmen ihres sozialen Gefüges. Die Missachtung geschriebener und ungeschriebener Verhaltensregeln definierte sie als wilde Bestien.

Das Verhalten von bestialischen Menschen als animalisch zu deuten impliziert etwas Ähnliches wie die ursprüngliche, kolonialistische Konnotation des *savage*-Begriffs: nämlich, dass Tiere weniger zivilisiert sind als Menschen. Klar: Wenn wir einen Weißen Hai nach seiner Fähigkeit beurteilen, bei Kaffee und Kuchen über das Wetter zu plaudern, dann wird er mit einem Paukenschlag durchfallen. Der Unterschied zwischen einem wilden Tier und einem bestialischen Menschen, auf die im Englischen beide der *savage*-Begriff zutrifft, ist, dass ein bestialischer Mensch im Kontext menschlicher Interaktion existiert und – ob gewollt oder ungewollt – gegen dieses soziale Gefüge handelt. Ein Tier dagegen würde sein wildes Verhalten – rohe, zügellose Gewalt – nur auf Nahrungssuche oder zur Selbstverteidigung zeigen. Die oberste Absicht eines Tiers ist es nicht, ein anderes Lebewesen zu verletzen, sondern selbst zu überleben. Und wenn das bedeutet, dass dafür ein anderes Lebewesen verletzt oder getötet werden muss, dann ist das eben so.

In diesem Punkt unterscheiden sich bestialische Mörder von wilden Tieren. Die Bestien, die ich in diesem Buch behandle, befanden sich bei der Ausführung ihrer Verbrechen nicht in lebensbedrohlichen Situationen. Sie mussten niemanden verletzen oder töten, um selbst zu überleben. Ein Tier handelt aus purem Instinkt und hat keine Vorstellung davon, dass sein Handeln soziale Konsequenzen hat, denn es existiert kein soziales Gefüge, aus dem diese Konsequenzen erwachsen könnten. Eine Bestie hat sich dagegen – bewusst oder unbewusst – dazu entschieden, die Regeln und sozialen Konstrukte unserer modernen Gesellschaft abzulehnen.

Der wohl bekannteste Autor, der sich mit dem *savage*-Begriff im kolonialistischen Kontext auseinandersetzte, war Joseph Conrad, der 1904 in seinem Roman *Herz der Finsternis* das Bild eines »wilden« Kongos zeichnete, in dem der *savage*-Begriff noch im ursprünglichen Sinne verwendet wird. Der Roman berücksichtigt auch die verschiedenen Implikationen des Wortes, wie etwa den Bezug zur Gewalt oder das Zusammenbrechen der sozialen Ordnung. Letzteres geschah oftmals ganz unterschwellig, wie in folgendem Absatz, in dem *savage* mit »grob« übersetzt wurde und eine gewisse Unzivilisiertheit ausdrückt: »Wieder unterbrach ich ihn. Ich war hungrig, wisst ihr, und die ganze Zeit auf den Beinen. Ich wurde grob.« Die einfache Tatsache, dass Marlow (der Erzähler) hungrig ist, reicht für ihn aus, um eine soziale Regel zu brechen: dass es nämlich grob unhöflich ist, jemanden beim Reden zu unterbrechen. Das ist unzivilisiert, zeigt aber auch eine gewisse Bestialität, denn es ist der animalische Impuls des Hungers, der ihn die Regeln der modernen Gesellschaft brechen lässt.

Die größte Ironie in Conrads Roman ist, dass sein unzivilisiertester Charakter, ein Mann namens Kurtz, früher der Inbegriff westlicher Zivilisation war – ein ehemaliger Schriftsteller, Unternehmer, angehender Politiker und renommierter Künstler, der als Elfenbeinhändler in den Kongo reist und dort zu derart hemmungsloser Gewalt greift, dass Marlow, der Protagonist des Buchs, ausgesandt wird, um nach dem Rechten zu sehen. Kurtz hat eine Gesellschaft geformt, in der er als eine Art Halbgott herrscht und seine Gefolgsleute die lokale Bevölkerung ohne ersichtlichen Grund foltern und töten. In einem Pamphlet mit dem Gekritzel von Kurtz finden sich die Worte »Rottet alle Unmenschen aus«, was dessen Bereitschaft zu willkürlicher und völlig sinnloser Gewalt zeigt und letztlich seine Bestialität belegt.

Eine solche Gewaltbereitschaft gibt es keineswegs nur in der Erzählliteratur. Wie man an den Mördern in diesem Buch sehen kann, sind Menschen durchaus in der Lage, so brutale Gewaltakte zu vollbringen, wie sonst nur Schriftsteller sie erdenken. 1961 führte der Psychologe Stanley Milgram ein bedeutendes und oft zitiertes Experiment durch, in dem er untersuchte, inwieweit Menschen fähig sind, hemmungslos Gewalt auszuüben. Ganz normale Bürger wurden von Milgrams Team gebeten, einen »Freiwilligen« mit immer stärker werdenden Stromschlägen zu bestrafen, sobald dieser Fragen eines Multiple-Choice-Tests falsch beantwortete. Die Teilnehmer konnten den Freiwilligen zwar nicht sehen, aber hören und wussten nicht, dass es sich dabei nur um einen Schauspieler handelte, der selbstverständlich keine echten Elektroschocks erhielt. Zwei Drittel der Teilnehmer waren dazu bereit, Stromschläge von maximaler Stärke zu verabreichen. Zwar hatte man den Teilnehmern vorher nicht gesagt, dass sie den Freiwilligen mit derart starken Stromstößen töten könnten, dem Geschrei nach zu urteilen geschah aber offenbar genau das. Die Anweisungen von Autoritätspersonen (Wissenschaftlern in Laborkitteln) genügten und die Teilnehmer vollbrachten furchtbare Gewaltakte.

Milgram zeigte damit, dass bedeutend mehr Menschen zu Gewalt fähig sind, als man annehmen würde. Könnte man all diese Menschen als Bestien bezeichnen? Ich behaupte, der Unterschied zwischen Milgrams Probanden und echten Bestien ist, dass die Teilnehmer im Rahmen des sozialen Gefüges handelten, das ihnen vorgespielt wurde. Sie befolgten die Regeln. Das Experiment offenbarte einen Konflikt zwischen zwei Verhaltensregeln. Erstens: Man sollte auf Autoritätspersonen wie Wissenschaftler hören. Und zweitens: Man sollte keine anderen Menschen töten. Das Experiment hat zwar deutlich gemacht, dass Menschen in der Lage sind, in einem entsprechenden Kontext zügellose Gewalt auszuüben. Das bedeutet allerdings nicht, dass sie mit den gesellschaftlichen Normen gebrochen haben, wie es ein verurteilter Mörder getan hat.

Dies sind die beiden Elemente, die eine moderne Bestie in sich vereint: brutale, hemmungslose Gewalt und das bewusste Brechen mit den Normen und Gesetzen unserer Gesellschaft. Die Beweise, die in den Verhandlungen all jener Mörder, die ich in diesem Buch als Bestien beschreibe, vorgelegt wurden, weisen darauf hin, dass sie alle diese beiden Kriterien erfüllen.

Der Richter Eric Leach, der die Verurteilung des Läufers Oscar Pistorius wegen Totschlags kippte, um ihn stattdessen wegen Mordes zu verurteilen, hob dabei etwa die brutalen und gewaltsamen Umstände von Reeva Steenkamps Tötung hervor: »Auch wenn er [Pistorius] verängstigt gewesen sein mag, so ist es doch schwer vorstellbar, dass ein rational handelnder Mensch glauben könnte, er dürfe mit einer großkalibrigen Schusswaffe auf einen anderen Menschen schießen, ohne vorher zumindest einen Warnschuss abzugeben. Der Angeklagte entschied sich gegen diese elementarste aller Sicherheitsmaßnahmen, weil er fürchtete, selbst von einem Querschläger verletzt zu werden.«

Der Richter unterstrich damit die Brutalität der Tat und demzufolge auch die Bestialität von Pistorius. Es wird außerdem deutlich, dass der Richter nicht glaubte, Pistorius hätte seine Tat und ihre Folgen rational durchdacht, was für eine klare Nichtbeachtung der Regeln spricht, die unsere moderne Gesellschaft zusammenhalten.

Frederick de Vesa, Richter am Amtsgericht von Middlesex County in New Jersey, erklärte 2007 zum Abschluss der Mordverhandlung im Fall von Melanie McGuire, die zu 30 Jahren Haft verurteilt wurde: »Die Bösartigkeit dieses Mordes erschüttert schlichtweg das Gewissen dieses Gerichts. Wer so herzlos eine Familie zerstört, um egoistisch seine eigenen Ziele zu erreichen, muss die härteste Strafe spüren, die das Gesetz vorsieht.« Auch in diesem Fall waren wieder beide Elemente der Bestialität vereint: extreme, als »bösartig« beschriebene Gewalt und eine völlige Missachtung gesellschaftlicher Normen. Das Wort »Gewissen« ist in Bezug auf Bestialität besonders aufschlussreich. Die Online-Version des *Oxford English Dictionary* definiert Gewissen als ein »moralisches Gespür dafür, was richtig und was falsch ist, und das wie ein Wegweiser für das Verhalten eines Menschen funktioniert«. Die Diskrepanz zwischen der Vorstellung des Staates, wie gutes Verhalten auszusehen hat, und dem Ausmaß der Missachtung dieser Regeln durch McGuire ist ein Beleg für ihre Bestialität.

Der Oberste Gerichtshof des US-Bundesstaats Kansas urteilte 2015 zur Bestätigung der Todesstrafe für John Edward ›JR‹ Robinson: »Der Staat hat umfangreiche Beweise vorgelegt, dass Robinson seine Opfer mit Versprechen wie finanziellen Vorteilen, einem Arbeitsplatz oder Reisen anlockte, um sie sexuell oder finanziell auszubeuten, bevor er sie mit ähnlichen Methoden ermordete und ihre Leichen beseitigte. Seine Verbrechen vertuschte er durch Betrug, etwa mit gefälschten Briefen und E-Mails an Freunde und Familienangehörige der Opfer.« Auch in diesem Fall tauchen die beiden Elemente, die eine Bestie ausmachen, im Urteilsspruch des Richters wieder auf: die Brutalität der Morde – besonders unterstrichen durch die Tatsache, dass Robinson die Leichen entsorgt hat – und der völlige Bruch mit den Regeln der Gesellschaft. Robinson brach die gesellschaftlichen Normen nicht nur bei seinen vielen Morden, sondern auch durch Fälschungen und Identitätsdiebstahl. Auch diese »kleineren« Verbrechen haben gezeigt, wie inkompatibel er mit der modernen Gesellschaft war.

Obwohl viele Menschen zu Gewalt in der Lage sind, halten uns die geschriebenen und ungeschriebenen Gesetze unserer Gesellschaft meist davon ab. Gleichwohl begehen auch wir kleinere Verstöße gegen diese Regeln, etwa wenn wir lügen oder unhöflich sind. Nur jene Menschen, bei denen die Fähigkeit zu brutaler Gewalt und eine totale Missachtung jeglicher Normen des menschlichen Zusammenlebens zusammenkommen, bezeichnen wir als Bestien. In den Geschichten in diesem Buch werden Sie viele solcher Menschen kennenlernen und ich werde versuchen herauszuarbeiten, was diese Bestialität in ihnen hervorgebracht hat.

Wie ich zu Beginn dieses Kapitels bereits erklärt habe, lässt sich ein Psychopath durch klinische Begriffe definieren. Demzufolge könnte bei ihm eine Krankheit diagnostiziert werden, über die er keinerlei Kontrolle besitzt – für die er also nichts kann. Bestien steht diese Ausrede nicht zur Verfügung.

Zunächst müssen wir aber noch einmal zur Psychopathie zurückkehren.

Professor Robert Hares Psychopathie-Checkliste

»Es erstaunt mich heute noch genauso wie vor 40 Jahren, dass es Menschen gibt, die derart emotionslos sind, dass sie handeln, als seien andere Menschen nur Objekte, die man ohne Bedenken manipulieren und zerstören kann.«

Professor Robert »Bob« D. Hare

Der 1934 im kanadischen Calgary, Alberta, geborene Professor Robert Hare forscht auf dem Gebiet der Kriminalpsychologie. Zu seinen zahlreichen Arbeiten zählt die Erfindung der Psychopathie-Checkliste (PCL-R), ein psychologisches Bewertungsmodell, mit dem sich bestimmen lässt, ob jemand ein Psychopath/Soziopath ist oder nicht. Hare berät eine Spezialabteilung des FBI, die für Kindesentführungen und Serienmorde zuständig ist, sowie verschiedene Haftanstalten in Großbritannien und Nordamerika. Er wird nicht müde zu betonen, dass sein Test nicht von Laien durchgeführt werden sollte. Soll heißen: Machen Sie zu Hause keine Selbstversuche damit, denn so ein Psychopathie-Test ist eine überaus gefährliche Angelegenheit, wie ich später noch deutlich machen werde.

Folgende Faktoren fließen in Hares Test ein:

1. Wortgewandtheit/oberflächlicher Charme
2. Immenses Selbstwertgefühl
3. Bedürfnis nach Stimulation/Anfälligkeit für Langeweile
4. Pathologisches Lügen

5. Gerissenheit/manipulatives Verhalten
6. Fehlen von Schuld und Reue
7. Nur oberflächliche Gefühle
8. Herzlosigkeit/fehlende Empathie
9. Parasitärer Lebensstil
10. Schwache Verhaltenskontrolle
11. Promiskuitives Sexualverhalten
12. Schon früh Verhaltensauffälligkeiten
13. Fehlen realistischer, langfristiger Ziele
14. Impulsivität
15. Verantwortungslosigkeit
16. Unfähigkeit, Verantwortung für eigene Taten zu akzeptieren
17. Viele kurze Ehen oder Beziehungen
18. Jugendkriminalität
19. Widerruf bedingter Haftentlassungen
20. Kriminelle Vielseitigkeit

Viele haben 2002 den Science-Fiction-Film *Minority Report* gesehen, in dem Menschen verhaftet werden, bevor sie ein Verbrechen begehen. Professor Hare aber widerspricht dem Kriminalautor Joel Norris und sagt: »Viele Menschen, etwa 1 Prozent der Bevölkerung, sind in hohem Maße psychopathisch, doch nicht alle werden kriminell. Im Gegenteil, aufgrund ihrer Wortgewandtheit und ihres Charmes sowie der Bereitschaft, rücksichtslos über andere hinwegzugehen, sind viele von ihnen äußerst erfolgreich. Sie werden Firmenbosse, Profi-Sportler, Soldaten und Politiker, die man für ihren Mut, ihre klaren Aussagen und ihre Bereitschaft, Hindernisse kurzerhand aus dem Weg zu räumen, schätzt.«

Und er ergänzt: »Nur weil jemand psychopathisch ist, heißt das nicht, dass dieser Mensch loszieht und ein Verbrechen begeht. Wir können Menschen nicht präventiv bestrafen, das ist ein zentrales Element des Justizsystems in Großbritannien und Amerika.«

Und daran wird sich auch nichts ändern. Nicht nur aus moralischen und philosophischen Gründen, sondern auch aus praktischen. Ich will auch erklären, warum: Das *Minority-Report*-Szenario ist reine Fantasie, weil es unmöglich ist vorherzusagen, was ein Mensch tun wird, selbst wenn man dessen Persönlichkeitstyp kennt (oder sein Sternzeichen, falls Sie sich für solche Dinge interessieren), denn das Leben ist kompliziert und Verbrechen werden stets kontextabhängig verübt. Sobald jemand ein Verbrechen begangen und damit eine gesellschaftliche Grenze überschritten hat, gibt es viel mehr statistische Informationen darüber, wie er in Zukunft wahrscheinlich handeln wird. Doch bis etwas geschieht, können Sie nicht sicher sein. Voraussetzung ist allerdings, Sie preisen sich nicht unabsichtlich in einem Chat-Room oder einem anderen dunklen Ort im Internet als leichtgläubiges Opfer an, wo Psychopathen wie Piranhas auf der Suche nach ihrer nächsten Mahlzeit umherstreifen, um Ihre Ersparnisse zu stehlen, Sie auszurauben, zu vergewaltigen oder gar zu töten.

»Über die Gefängnisbibliothek habe ich dieses DSM*-Buch bestellt. Das ist der größte Mist, den ich je gelesen habe. Nichts davon trifft auf mich zu. Ich bin kein Scheiß-Psychopath! Und wenn ich schon dabei bin: Achten Sie bitte besser auf Ihre Grammatik! Es stört mich wirklich, wenn jemand Kommas falsch setzt. Und nicht alle Opfer pinkeln ein, wenn sie kurz vor dem Sterben sind. Das kann ich bestätigen, also recherchieren Sie ihre verdammten Fakten besser. Ich erwarte Perfektion von Ihnen und nicht so einen Mist.«*

Serienmörder Keith Hunter Jesperson
in einem Brief an den Autor, 2011

Die American Psychiatric Association, die wichtigste Vereinigung von Psychiaterinnen und Psychiatern in den USA, hat schon die fünfte Auflage ihres Standardwerks *Diagnostischer und statistischer Leitfaden psychischer Störungen* (DSM) veröffentlicht. Das 886 Seiten starke Buch ist nichts für Laien und definitiv nicht als Bettlektüre geeignet. Wenn Sie es unbedingt darauf anlegen und ehrlich zu sich selbst sind, dann werden sie unter den 374 darin gelisteten psychischen Störungen vermutlich einige finden, die sich als Gründe für Ihr Einnässen im Kleinkindalter, Ihre Schlaflosigkeit oder die Pistole unter dem Kopfkissen Ihrer Lebensgefährtin, die gerade im Nachbarzimmer schlummert, identifizieren lassen. Für Psychiater, die einen potenziellen

Axtmörder mit Abneigung gegen Seelenklempner auf der Behandlungscouch liegen haben, ist das Buch allerdings Pflichtlektüre.

Auch Keith Jesperson habe ich empfohlen, das *DSM* zu lesen. Bezüglich meiner ihm gegenüber geäußerten Andeutungen, er sei ein sexuell motivierter Serienmörder und dissozial, hatte er zuvor Unverständnis gezeigt. Seine Reaktion darauf war folgende: »Wer sind Sie und Ihre Doktorenfreunde denn, dass Sie glauben, beurteilen zu können, wer normal ist und wer nicht? Sie sitzen in London und genießen Ihren Tee mit Milch. Ich habe es eben genossen, zu töten. Ich bin genau wie Sie, nur unsere persönlichen Vorlieben sind verschieden.«

Eigentlich hatte ich vor, das Buch auch anderen zu empfehlen, darunter Kenneth Bianchi, habe es mir dann aber anders überlegt. Vielleicht würde ihn ja eher *The Right Brain and the Unconscious: Discovering The Stranger Within* (auf Deutsch etwa: Die rechte Gehirnhälfte und das Unterbewusstsein: Den Fremden in sich entdecken) von Dr. R. Joseph interessieren, wer weiß? Bei Bianchis vielen Alter Egos und seiner ausgeprägten dissoziativen Identitätsstörung hätte er Dr. Josephs Buch sicher geradezu verschlungen.

> *»Ich übersende Ihnen diese Botschaft im Namen von Ken. Er ist ein angesehenes Mitglied meiner Kirchengemeinde, ich selbst habe ihn getauft und bin nach ausgiebigen Gesprächen mit ihm von seiner Aufrichtigkeit absolut überzeugt. Ken ist ein aktives Mitglied und regelmäßiger Teilnehmer unserer Gottesdienste im Gefängnis. Seine Einstellung und sein derzeitiges Benehmen sind beispielhaft.«*
>
> Pfarrer Dick Jewett von der »Stateline Seventh-Day«-Adventistenkirche in Milton-Freewater, Oregon (USA) – Brief vom 17. Dezember 1958, zur Unterstützung von Kenneth Bianchis Bewährungsantrag

Aus meiner Sicht steht fest, dass Bianchi in einer Fantasiewelt lebt. Viele Psychiater, die ihm bis heute Besuche abstatten, sind da allerdings anderer Meinung.

Ich habe mehr abscheuliche, psychopathische Serienmörder, Bestien, Amokläufer, Massenmörder und Verrückte interviewt, als Stephen King sich je ausdenken könnte. Und ich habe von Psychiatern der Verteidigung schon die außergewöhnlichsten Gründe für strafmildernde Umstände gehört, von schlechter Sauberkeitserziehung bis hin zu: »Der Mandant musste bis zum 16. Lebensjahr eine Windel tragen.« Weitere Begründungen waren etwa ein Sturz auf den Kopf oder von einer Rutsche auf dem Spielplatz sowie: »Mein Mandant durfte statt frischer Vollmilch nur fettarme H-Milch trinken.« Verrückt, oder? Dabei habe ich den lieben Gott noch gar nicht erwähnt.

Irgendwann habe ich aufgehört zu zählen, wie oft Gott dafür die Schuld gegeben wird, dass ein Mörder Amok läuft oder junge Frauen entführt und stunden-, manchmal tagelang foltert, für all die Verstümmelungen, Vergewaltigungen und Morde. Bei Harvey »The Hammer« Carignan war es etwa so, laut ihm waren seine Taten »Gottes Wille«. Eine ähnliche Verteidigungsstrategie hatte auch der ehemalige Totengräber Peter Sutcliffe, besser bekannt als der »Yorkshire Ripper«, der vorgab, eine »Botschaft« empfangen zu haben, als er gerade ein Loch buddelte.

In den meisten Fällen sind die Psychiater und Anwälte das Problem, weil sie stets versuchen, die Tatsachen zugunsten ihrer Mandanten zu verdrehen.

LEE BAKER AKA. »DER BOURNEMOUTH-CROSSBOW-KILLER«

Vor vielen Jahren, genauer gesagt 1987, wohnte ich der Verhandlung im Fall des 20 Jahre alten Lee Baker bei. Dessen Zurechnungs- bzw. Unzurechnungsfähigkeit sorgten für eine hitzige Debatte zwischen den Psychiatern der Anklage und jenen der Verteidigung. Die Beweislage zu den Morden, für die Lee angeklagt worden war, war eindeutig: Er hatte auf schuldig plädiert.

Baker war ein attraktiver junger Mann und wie sich herausstellte, war er seit 1983 mit einer jungen Frau liiert gewesen. Das Paar trennte sich allerdings 1986, nachdem er ihr während eines Streits die Nase gebrochen hatte. Die Mutter des Mädchens, Alida, hatte ihre Tochter daraufhin verständlicherweise aufgefordert, die Beziehung zu beenden. Das tat sie auch, weshalb Lee Baker schließlich durchdrehte.

Am 28. Juli 1986 besuchte Baker Alida Johanna Maria Goode in ihrer Wohnung in der Shelton Road in Bournemouth, enthauptete sie, legte den Körper in ihr Bett, erschoss den Hund, der sich unter dem Küchentisch versteckt hatte, mit einer Armbrust und zündete anschließend die Wohnung an. Wenig später begegnete er seiner Ex-Freundin, die mit dem Fahrrad gerade auf dem Heimweg war, und rief ihr zu: »Siehst du die ganzen Feuerwehrautos? Die sind auf dem Weg zu dir nach Hause. Tschüüüüs!«

Doch Baker war noch nicht fertig. In der Castle Lane feuerte er einen weiteren Pfeil aus seiner Armbrust ab, diesmal auf Arthur Rattue, auf den er anschließend noch einstach. Rattue schaffte es, sich in einen Hauseingang zu schleppen und eine Klingel zu betätigen, bevor er auf der Treppe zusammenbrach. Ein Krankenwagen wurde gerufen und der Mann überlebte den Mordversuch. Lee wurde am darauffolgenden Tag verhaftet, kurz nachdem er an einer Tankstelle mehrere Benzinkanister aufgefüllt hatte, die er als Brandbomben gegen wahllos ausgesuchte Ziele einsetzen wollte.

Der Psychiater der Verteidigung gab als strafmindernd an, Baker sei zum Zeitpunkt der Taten »unzurechnungsfähig« gewesen, somit müsse der Richter beim Fällen seines Urteils eine gewisse Milde walten lassen. Die Anklage schickte daraufhin zwei weitere Psychiater ins Rennen, die der Ansicht des ersten widersprachen und im Gegenteil versicherten, der Mann auf der Anklagebank sei vollkommen zurechnungsfähig und daher auch in vollem Maße für seine Taten zur Verantwortung zu ziehen. Sie beschrieben Baker als »kaltblütigen Psychopathen, der weder Emotionen noch Reue spüren kann«, und erklärten, dass ihre »fachliche Beurteilung« auf vielen Stunden eingehender Gespräche fuße, die sie mit dem inhaftierten Angeklagten angeblich im Gefängniskrankenhaus der Justizvollzugsanstalt von Winchester geführt hätten.

Im Kreuzverhör wurde mittels Besucherprotokollen allerdings nachgewiesen, dass einer der beiden Psychiater der Anklage in Wahrheit nur 60 Minuten mit Baker gesprochen hatte und seine Kollegin nur einmal kurz vorbeigeschaut hatte. Ihr gesamtes Sachverständigengutachten, das die Beweisführung der Anklage unterstützen sollte, beruhte darauf, was sie von ihrem Kollegen gehört hatte. Lee Baker verbüßt eine lebenslange Haftstrafe in der Justizvollzugsanstalt Oakwood, im englischen Staffordshire, und man hat mir versichert, dass er, seitdem er dort einsitzt, niemanden mehr mit einer

Armbrust erschossen oder jemanden geköpft hat. Im Rahmen der Recherche für dieses Buch habe ich Baker angeschrieben, erhielt aber keine Antwort.

Mehr als drei Jahrzehnte lang habe ich in ganz Amerika, Russland, Indien und im fernen Osten in den Verwahranstalten, die wir als Justizvollzugsanstalten bezeichnen, Interviews mit psychopathischen Sexualstraftätern geführt, unter ihnen viele Serienmörder. Das sind beängstigende Orte, in denen der beißende Geruch von Desinfektionsmitteln und Urin jeden Backstein zu durchdringen scheint. Während ich bei diesen Männern und Frauen war, sprachen sie – oft ganz vergnügt – über ihre furchtbaren Verbrechen, nur um anschließend ihre Unschuld zu beteuern. In Anbetracht der Seitenanzahl, die mir vom Verlag für dieses Buch vorgegeben worden ist, konnte ich nur einige wenige Beispiele extremer Psychopathen auswählen, was sich angesichts der Fülle an Tätern als nicht so einfach erwies.

»Einen krummen Baum bekommt man nicht geradegebogen.«

Gerald Sullivan, stellvertretender Bezirksstaatsanwalt von Suffolk County, Long Island, in einem Brief an den Autor, 1994

»Die Seelenklempner behaupten, dass man einen psychopathischen Mörder nicht heilen könne. Aber was wissen die schon? Wir haben hier bei uns die perfekte Medizin: unsere gute alte mobile Liege. Da schnallen wir sie drauf und der Fall ist erledigt.«

Neil Hodges, der für Hinrichtungen zuständige stellvertretende Gefängnisdirektor der Justizvollzugsanstalt »The Walls« in Huntsville, Texas (USA), im Gespräch mit dem Autor über Serienmörder Kenneth McDuff, im März 1995

So grausam Hodges' Aussage auch klingen mag, ich finde, er hat nicht ganz Unrecht. Ich habe mir dieses Szenario, dass Gefangene aus der Todeszelle auf einer Liege festgeschnallt und schließlich hingerichtet werden, selbst ansehen können. Obwohl damals keine echte Hinrichtung stattfand (der Henker hatte Urlaub), gefror mir schon beim bloßen Anblick das Blut in den Adern. Egal an welcher Krankheit ein Insasse leidet, der Cocktail aus drei Spritzen, die ihm nacheinander auf dieser Liege verabreicht werden, beseitigt tatsächlich innerhalb von nur sieben Minuten alles.

Doch im Ernst: Selbst ohne die Expertise von Gefängnisdirektor Hodges werden Sie schnell erkennen, dass Psychopathie unheilbar ist. Die Auslöser dafür bleiben weiterhin Gegenstand von Debatten, die ich aufgrund des begrenzten Platzes in diesem Buch lieber andere führen lasse, die dafür deutlich qualifizierter sind als ich. Sobald ein Mensch derart stark psychopathisch agiert, wird er sein gesamtes Leben lang so bleiben, denn es gibt kein Medikament, das diese besondere Krankheit heilen oder lindern könnte – außer das »Heilmittel« von Gefängnisdirektor Hodges: 8 Milliliter zweiprozentiges Thiopental, 15 Milliliter Kochsalzlösung, 50 Milligramm/50 Milliliter Pancuroniumbromid, weitere 15 Milliliter Kochsalzlösung und 1,50 bis 2,70 Milliäquivalent/Kilo Kaliumchlorid.

Früher wurde in zwecklosen Versuchen, psychische Erkrankungen jedweder Art zu heilen, die sogenannte Elektrokonvulsionstherapie (ECT) angewandt. Und bis vor nicht allzu langer Zeit nutzte man in den meisten US-Bundesstaaten Elektrizität auch für eine weitere Form des »Heilens«, den elektrischen Stuhl nämlich. Viele Insassen sprachen damals vom »Ritt auf dem Blitz«.

Im viktorianischen Zeitalter wurde mit Eisbädern und Blutegeln als Heilmethoden für psychische Erkrankungen experimentiert. Allerdings funktionierte keine davon und vielen Patienten, die in weißen Kitteln völlig verwirrt durch die Gänge der Irrenhäuser schlurften und stolperten, ging es anschließend schlechter als vorher.

Vor Jahren wohnte ich im verschlafenen Örtchen Wickham im englischen Hampshire, und etwa einen halben Kilometer von unserem Haus entfernt befand sich am Ende einer schmalen Gasse die psychiatrische Pflegeanstalt »Knowle Asylum«. Die wurde inzwischen längst abgerissen, um Platz für Wohngebäude zu schaffen. Damals aber gab es sie noch und viele der Patienten dort durften sich im Umfeld der Anstalt frei bewegen. Das taten sie auch und starrten dann etwa durch die Fenster des örtlichen Pubs oder klopften im Nachthemd an die Türen irgendwelcher Rentner – bei warmem Wetter auch mal ganz nackt. Manche begingen Selbstmord, indem sie sich in einem nahe gelegenen Wäldchen erhängten oder von einer Eisenbahnbrücke sprangen, was der psychischen Verfassung der Lokführer nicht eben zuträglich war.

Wenn Psychopathie also nicht heilbar ist, warum widme ich Psychopathen dann einen großen Teil dieses Buchs? Für mich gibt es darauf nur eine passende Antwort: Durch das Studium dieser inhaftierten Monster können die Strafverfolgungsbehörden lernen, was in deren gestörten Köpfen vor sich geht. Dieses Wissen ist von großem Wert für das Profiling anderer Täter, die noch immer frei herumlaufen und mit hoher Wahrscheinlichkeit immer wieder zuschlagen, solange sie nicht gefasst werden. Kurzum: Dieses Buch soll ein weiteres Hilfsmittel im Instrumentenkasten von Mordermittlern werden. Wir können keinen Psychopathen daran hindern, mit dem Morden zu beginnen – niemand kann das –, aber Untersuchungen anderer, bereits verurteilter Psychopathen können hoffentlich dabei helfen, Mordserien im Keim zu ersticken.

PAUL BEECHAM

Erlauben Sie mir, bevor ich dieses Kapitel abschließe, noch einmal auf Paul Beecham zurückzukommen, den ich eingangs schon einmal erwähnt habe. Sicher haben Sie sich beim Lesen gefragt, wie es möglich ist, dass dieser psychopathische Massenmörder nach nur 16 Jahren hinter Gittern in Broadmoor wieder freigelassen wurde.

Aufgrund der spärlichen Informationen, die es über ihn gibt, weiß man, dass sein Vater Jim und seine Mutter Margaret eine kleine Bootswerkstatt in der Bredon Road in Tewksbury, im englischen Gloucestershire, betrieben. Eines Abends im Jahr 1968 hatten Jim und Margaret ihre Eltern zu Gast in ihrem Bungalow, der sich ebenfalls auf dem Gelände befand, als der damals 26-jährige Paul auftauchte und seinen Vater mit einem halbautomatischen Gewehr erschoss, weil er »von ihm genervt« war, wie er der Polizei später mitteilte. Seine Mutter und Großmutter tötete er anschließend, weil sie nicht aufhören konnten zu schreien. Und als sein Großvater auf das Gelände zurückkehrte, erschoss er den ebenfalls, weil er »als Einziger übrig war«, erklärte Beecham anschließend emotionslos.

Der Richter berücksichtigte in der Verhandlung 1969, dass Beecham an einer psychischen Erkrankung litt, und ließ ihn daraufhin ins Krankenhaus von Broadmoor einweisen, das lange Zeit als »Broadmoor-Irrenanstalt« bekannt war. Dort wurde er der Aufsicht des damaligen Anstaltsleiters Dr. Pat McGrath unterstellt und lernte eine attraktive Besucherin kennen: Rita Riddlesworth vom britischen Freiwilligen-Netzwerk League of Friends. Die geschiedene Mutter zweier Söhne war vor allem von den Ölgemälden Beechams angetan. (Ich war ebenfalls beeindruckt und kaufte ihm sogar eins ab, eine nahezu perfekte Kopie von Vladimir Tretchikoffs *Chinese Girl*, auch bekannt als *Die grüne Lady*.) Mit der Zeit verliebten sich Riddlesworth und Beecham ineinander.

Mit der Prognose von Anstaltsleiter McGrath, es sei »unwahrscheinlich, dass er je wieder töte«, wurde Beecham 1985 aus Broadmoor entlassen. Das Paar zog gemeinsam in Riddlesworths 250 000 Pfund teures Haus in der nur 16 Kilometer von Broadmoor entfernten Grange Road in Bracknell, wo er ein äußerst erfolgreiches Geschäft als Schildermaler betrieb.

1995 hatte Riddlesworth einen Nervenzusammenbruch. Von dem erholte sie sich zwar, erlitt 1996 aber einen weiteren und musste erneut ins Krankhaus. Während dieses zweiten Aufenthalts vertraute sie ihren Söhnen die Details von Beechams Vergangenheit an, insbesondere verriet sie, dass er ein Massenmörder war. So etwas erfährt man nicht alle Tage …

Die Söhne stellten Beecham daraufhin zur Rede, er aber versicherte ihnen, dass all das schon lange hinter ihm läge. Beide Söhne hatten ihn bis dato als liebevollen Stiefvater, treuen Ehemann ihrer Mutter und fleißigen Arbeiter erlebt. Doch irgendetwas schien nicht mit ihm zu stimmen, und das hatte offenbar den ersten Nervenzusammenbruch ihrer Mutter ausgelöst.

Gerüchten zufolge war Rita Riddlesworth eine neurotische und extrem besitzergreifende Person. Nach einiger Recherche erfuhr ich jedoch, dass diese Gerüchte absolut nicht den Tatsachen entsprachen. In Wahrheit war es so, dass Beecham wieder in seinen alten, instabilen Geisteszustand verfallen war: den eines Psychopathen mit paranoid-schizoiden Tendenzen, die von einer ganzen Palette weiterer psychiatrischer Probleme begleitet wurden, die zu komplex wären, um sie hier detailliert darzulegen.

Während der Zeit von Beechams Entlassung aus Broadmoor bis etwa drei Monate, bevor er erst Riddlesworth und dann sich selbst umbrachte, hatten er und ich noch sporadisch Kontakt. Meist ging es dabei um seine Kunst, da ich auch gerne Ölbilder male und wir somit ein gemeinsames Interesse hatten. Am Telefon hatte er mir mehrmals gesagt, dass er seine Arbeiten inzwischen nicht mehr wirklich gut fände und dass er zu viel Zeit allein in seinem Studio sitze und sich über alles Mögliche ärgere. Außerdem hätten die Leute um ihn herum inzwischen herausgefunden, wer er wirklich sei, und würden hinter seinem Rücken über ihn reden – und hinter diesem »Rufmord« vermutete er seine Partnerin Rita.

Auf meine Frage, ob er mit ihr darüber gesprochen habe, antwortete er mit Ja. Offenbar war dieses Thema Gegenstand täglicher Diskussionen zwischen den beiden. Eines Tages sagte er dann, ganz von sich aus, folgenden ominösen Satz: »Alle starren mich an und zeigen mit ihren Fingern auf mich. Und sie trägt die Schuld daran. Sie will mich verlassen, weil sie Angst hat.«

Um das Eis ein wenig zu brechen, fragte ich: »Sollen wir uns mal treffen, um etwas über Malerei zu reden?«

»Klar, warum nicht?«, antwortete er. Also vereinbarten wir ein Treffen am Rand von Winchester und gingen in der Nähe der Universität ein wenig am Flussufer spazieren.

Jeder, der ein besonderes Hobby wie etwa die Malerei hat, wird bestätigen können, dass man sich mit einem Gleichgesinnten stundenlang über dieses eine Thema unterhalten kann. Beecham und ich sprachen darüber, welche Ölfarben wir am liebsten verwendeten – ganz klassische auf Leinölbasis oder andere Alternativen – und dass man mit billigen Ölfarben für Laien am falschen Ende spare, weil die hochwertigen Produkte für Künstler eine viel höhere Pigmentkonzentration aufwiesen und dadurch länger hielten. Wir stritten über die Qualität verschiedener Farbenhersteller und mussten dabei immer wieder lachen, weil meine beiden Hunde William und Whisky Enten hinterherjagten.

An jenem Tag ließ ich Beecham bei mir zu Hause in Wickham übernachten. Er verließ frühmorgens das Haus, ohne sich zu verabschieden. Allerdings war er in der Nacht, während ich tief und fest schlief, leise durchs Haus geschlichen und hatte meine Küche akribisch geputzt. Er hinterließ mir folgende Nachricht:

> *»Chris, dass mein Gemälde an deiner Wand hängt, zeigt mir, dass du der einzige Mensch bist, der mich versteht. Meine besten Arbeiten [Malereien] habe ich im Krankenhaus angefertigt, weil man mich dort in Ruhe ließ. Ich habe wirklich mein Bestes gegeben, alles wiedergutzumachen, aber die Stimmen hören einfach nicht auf. Ich muss jetzt gehen.«*

Am 21. Oktober 1997 wurde Rita Riddlesworth beim gemeinsamen Essen mit Freunden zum letzten Mal lebend gesehen.

Am 12. November 1997, einem kalten Dienstag, brannten Paul Beecham die Sicherungen endgültig durch. Er schnappte sich eine Schrotflinte vom Kaliber 12, erschoss Riddlesworth damit und vergrub sie unter ihrer Veranda. Am darauffolgenden Tag erhielt Beecham einen Anruf von einem Freund, der Zigaretten aus dem Duty-Free-Shop vorbeibringen wollte, die Riddlesworth bestellt hatte. Beecham erklärte ihm lapidar, sie sei »fortgegangen«. Als später auch ihr Sohn Scott anrief, versicherte Beecham ihm, dass seine Mutter am Abend wieder zurück sein würde, und lud ihn und seine Freundin zum Abendessen ein. Nach ihrem Eintreffen fanden die beiden Beecham tot auf dem Doppelbett, erschossen mit einer Schrotflinte, deren Läufe beide entladen waren. Ein Polizeispürhund entdeckte Riddlesworths Leiche fünf Tage später unter der Veranda.

Paul war ein talentierter Künstler. Nach der Entlassung aus Broadmoor wäre er als Schildermaler durchaus erfolgreich gewesen, hätte er keinen mentalen »Rückfall« erlitten, durch den sich in seinem Kopf die Wahnvorstellung festsetzte, seine befreundeten Mitglieder aus dem Rotary Club von Berkshire, die Gäste aus dem örtlichen Pub und die meisten Einwohner seines Dorfes, darunter andere Ladenbesitzer und seine eigenen Kunden, würden gemeinsam den Plan schmieden, ihn umzubringen. Für mich sind all das Anzeichen einer paranoiden Schizophrenie.

Vielleicht war es vom »Expertengremium« in Broadmoor also ein wenig nachlässig, mich nicht zu konsultieren, bevor es nach nur 16 Jahren Haft grünes Licht für Beechams Entlassung gab. Obwohl ich wusste, dass er Mutter, Vater, Großmutter und Großvater an einem Abend erschossen hatte, bin ich viele Stunden mit ihm durch die üppigen Gärten von Broadmoor spaziert. Dabei betonte er immer wieder, dass sich seine Ärzte und Pfleger in

Ratten und Fliegen verwandelten und ihn in seinem Zimmer ausspionierten. Während eines unserer Gespräche schlenderte er plötzlich zu einem älteren Patienten, der in etwa 100 Meter Entfernung Blätter zusammenharkte, stieß die Schubkarre des Mannes um und verpasste ihm einen kräftigen Fausthieb. Dann kehrte er zu mir zurück und sagte: »Der ist in Wirklichkeit ein Psychiater, der uns beobachtet. Wenn abends die Lichter ausgehen, sitzt er auf meiner Nachttischlampe.«

Rückblickend könnte man nun leicht die Kompetenz der Fachleute infrage stellen, die entschieden haben, dass der hochgradig psychopathische und schizophrene Paul Beecham wieder in die Gesellschaft entlassen werden könne, denn diese Einschätzung wurde auf tragische Weise widerlegt. Dr. McGraths Sohn Patrick schrieb am 7. September 2012 in der *Mail Online*:

> *»Mein Vater, Dr. Pat McGrath, war der zehnte und letzte medizinische Leiter der damals als ›Broadmoor-Irrenanstalt‹ bekannten Klinik. 1957 war die Einrichtung noch in einem äußerst schlechten Zustand. Sie war in vielerlei Hinsicht veraltet und chronisch überbelegt: 800 psychisch kranke Männer und Frauen waren dort eingepfercht in einer Hochsicherheitseinrichtung, die nur für 500 Patienten ausgelegt war. Patienten schliefen in Korridoren und Behandlungszimmern. Das Personal bestand aus einer Truppe Wärter in schwarzen Uniformen und Schirmmützen und – laut meinem Vater – nur eineinhalb Psychiatern.«*

Ich lege jedem ans Herz, Patrick McGraths bewegenden und gleichwohl schockierenden Bericht über die Arbeit seines Vaters und die Bedingungen in der skandalös unterfinanzierten Broadmoor-Klinik zu lesen, da dieser engagierte, »robuste und energische Mann, breitschultrig, untersetzt und mit einer hohen Stirn, dickem, schwarzem Haar und einem schnellen, klaren Geist«, mit seinen ganz eigenen Dämonen zu kämpfen hatte. Wie er sich gefühlt haben muss, als er davon erfuhr, dass Beecham nach seiner Entlassung noch einmal zugeschlagen hat, kann man nur vermuten.

Die Anfänge

In der aktiven Zeit des großen deutschen Phrenologen Franz Joseph Gall, der zwischen 1758 und 1828 lebte, herrschten Chaos und Aufruhr in der Welt und es kam zu großen Umbrüchen wie der Französischen Revolution. Deshalb fanden Galls Forschungen damals nur wenig Beachtung. Im Gegenteil: Er musste gegen größte Widerstände und verletzende Kritik ankämpfen. Dennoch gelang ihm eine enorme Entdeckung: die Struktur des physischen Gehirns. Gall beschrieb die Anatomie und Physiologie dieses »Computers« in unserem Kopf, was uns später auch die Struktur der Hirnbereiche offenbarte.

Gall erkannte, dass der Verstand eines Menschen von der Aktivität seiner geistigen Fähigkeiten geprägt wird, die sich in bestimmten Strukturen des Gehirns manifestieren. Mit anderen Worten: Er entdeckte, was in den Köpfen der Menschen vor sich ging, während Ludwig XVI. und Marie Antoinette die ihren gerade verloren.

Wie Autor Jon Ronson in seinem bemerkenswerten Buch *Die Psychopathen sind unter uns* erklärt, stellte zur selben Zeit, als Gall seine Entdeckung machte, der französische Psychiater Philippe Pinel die These auf, es gäbe eine Geisteskrankheit, die weder Wahn noch Depression oder Psychose sei. Er bezeichnete die Krankheit als *manie sans délire*, also als »Wahn ohne Wahnvorstellungen«. Pinel hielt fest, dass Betroffene nach außen hin ganz normal erscheinen konnten, es ihnen aber an Impulskontrolle fehle, weshalb sie zu Gewaltausbrüchen neigten.

Einige Zeit später, im 19. Jahrhundert – direkt nach der Phase, in der Edinburghs berüchtigtes Mörder-Duo William Burke und William Hare die medizinischen Fakultäten der Stadt regelmäßig mit neuen Leichen versorgten –, beschrieb James Cowles Prichard, ein englischer Arzt und einer der ersten Vertreter der sogenannten »Commissioners in Lunacy« (auf Deutsch etwa: Kommission der Verrückten), eine Art von Geisteskrankheit, auf die keines der für Irrsinn typischen Charakteristika zutraf: 1835 schrieb er von einer »morbiden Perversion natürlicher Gefühle, die von keiner erkennbaren Störung oder Erkrankung begleitet wird«, und meinte damit den Zustand der Psychopathie, in dem ein Mensch, der im Großen und Ganzen völlig normal erscheint und zwischen Gut und Böse unterscheiden kann, dennoch völlig enthemmt handelt. Die Viktorianer mutmaßten anschließend viel über den sogenannten »moralischen Wahnsinn«, einen Zustand, der laut Prichard so »vielseitig wie die zahlreichen Gefühle und Leidenschaften des menschlichen Verstandes« war.

In den 1840er-Jahren nahm das Interesse am Studium der Geisteskrankheiten schlagartig zu. Ärzte, wie Gentlemen in Zylinder, Frack und Gamaschen gekleidet, suchten und stritten über Möglichkeiten, anomale Aspekte menschlichen Verhaltens zu erklären und zu definieren, was nicht selten in handfesten Prügeleien ausartete, wenn die Herrschaften sich mal wieder nicht einig waren. Einmal stand während eines Fachvortrags einer der angesehenen Hörer im Saal auf und brüllte rüde dazwischen: »Und Sie, mein Herr, wollen behaupten, dass wir alle die Nachfahren von Affen sind!« Die bissige Replik folgte prompt: »Mein Herr, das galt vielleicht für Ihre Eltern, für meine allerdings nicht«, worauf der Zwischenrufer – ein bekannter, etwas schrulliger Arzt – beleidigt aus dem Saal stürmte.

1865 war schließlich der Londoner Arzt Dr. John Connolly maßgeblich an der Gründung der Medico-Psychological Association beteiligt, einer Vereinigung führender Nervenärzte. Bis dato galten Mediziner, die psychische Störungen erforschten und behandelten, als »Irrenärzte«. John Connolly bereitete den Weg für einen wissenschaftlicheren Umgang mit dem Thema, indem er betroffene Menschen charakterisierte, als extrem »selbstsüchtig, grausam und alkoholabhängig sowie mit einem Hang zu illegalen Handlungen wie Betrug, Urkundenfälschung und sogar Mord, meist verübt durch plötzlich auftretende Mordlust«.

Connolly hatte erkannt, welche Bedeutung eine lange Historie gestörter Verhaltensweisen als Grundvoraussetzung für die Diagnose von – wie wir sie heute bezeichnen – »psychotischen Störungen« besitzt. Er prägte die interessante Bezeichnung »krankhaft intensive Wahrnehmung« und meinte damit: »Psychopathen sind emotional über die Maßen anfällig und fühlen sich von den Worten, Taten oder Standpunkten anderer häufig vollkommen zu Unrecht angegriffen. Ihre Reaktionen auf Stress sind oft übertrieben und gestört, bedingt durch starke Gefühle von Minderwertigkeit und kompensatorischer Arroganz, die nebeneinander koexistieren.« Laut Jon Ronson und dessen Buch *Die Psychopathen sind unter uns* entstand der Begriff Psychopathie schließlich im Jahr 1891 in Deutschland, als der Arzt J. L. A. Koch sein Buch *Die Psychopathischen Minderwertigkeiten* veröffentlichte.

Während der vielen Jahre, in denen ich Gespräche mit mordenden Psychopathen geführt habe, ist mir aufgefallen, dass sie alle vollkommen aufgeblasene Egos besitzen. Sie sind Narzissten, die vor Selbstverliebtheit nur so strotzen. Allerdings hängt diese Selbstverliebtheit an einem seidenen Faden. Ein winziger Piks genügt und ihre aufgeblasenen Egos platzen wie Luftballons. Die Psychotherapeutin Dr. Alice Miller schrieb in ihrem Buch *The Drama of Being a Child: The Search for the True Self* (auf Deutsch etwa: Bürde des Kindseins: Die Suche nach dem wahren Selbst): »Großspurige Menschen sind niemals wirklich frei. Erstens, weil sie in extremem Maße auf die Bewunderung anderer angewiesen sind, und zweitens, weil ihre Selbstachtung von Eigenschaften, Fähigkeiten und Erfolgen abhängt, die jederzeit und mit weitreichenden Konsequenzen hinfällig sein können.«

In den 1880er-Jahren, einem Jahrzehnt, in dem Morde mit sexuellem Motiv durch Jack the Ripper in die öffentliche Wahrnehmung drangen, begannen Ärzte, eine Krankheit zu diagnostizieren, die weder eine Psychose war noch wahnhafte Ursachen hatte. In seinem Buch *Break Down the Walls* (auf Deutsch etwa: Reißt die Mauern ein) zeichnete John B. Martin das Porträt eines Psychopathen, den er als Menschen beschrieb, mit dessen »Emotionen etwas nicht stimmt – er ist kalt, unnahbar, ja regelrecht feindselig und kümmert sich nicht um das Leid anderer«.

Der amerikanische Neurowissenschaftler Professor H. Cleckley definierte diesen Persönlichkeitstyp als einen, der »Konsequenzen verstehen, theoretisch ein vernünftiges Verhalten an den Tag legen, seine Wünsche benennen und seine Bewunderung ausdrücken kann. Seine Störung liegt aber offenbar darin, dass er diese Dinge nicht in ausreichendem Maße fühlt, um davon bewegt zu sein und entsprechend zu handeln.«

> *»Frauen? Die sind schwach und dumm. Geradezu verschlagen. Deshalb fühlen sie sich immer wieder zu Schurken wie mir hingezogen. Sie haben die Moral einer streunenden Katze und den Verstand eines Abwasserrohrs. Auf Schmeicheleien springen sie an wie Enten auf Brot. Plädiere also auf ›nicht schuldig‹, alter Junge.«*
>
> Neville Heath zu seinem Anwalt Ian Near
> während seiner Verhandlung 1946

Neville George Clevely Heath war ein Mörder, dessen Persönlichkeit exakt durch Professor Cleckleys und Dr. Alice Millers Definitionen eines Psychopathen erfasst wurde. Der 28-jährige ehemalige Offizier der Royal Air Force war ein Sadomasochist, der mit erschreckender Brutalität zwei Frauen erst verstümmelte und dann ermordete. Heath war durch und durch schlecht, ein Außenseiter und Betrüger, aber eben auch ein Womanizer und ein überzeugender, intelligenter Mann mit einer vielversprechenden Militärkarriere, die zur Enttäuschung von Familie und Freunden wegen mangelnden Engagements zu Ende ging.

Er war polizeibekannt, es gab registrierte Vor- und Haftstrafen und er stand sogar zweimal vor einem Militärgericht, unter anderem wegen unrechtmäßigen Tragens einer Uniform, inklusive Medaillen und Orden, die ihm in Wirklichkeit nie verliehen worden waren. Disziplin und soziale Verpflichtungen lehnte er ab und stattdessen entwickelte er grausame und dissoziale Züge, die letztlich dazu führten, dass er mordete. Er war allerdings stets gepflegt und schick gekleidet, sodass sein Auftreten keinerlei Rückschlüsse auf die Gewalttätigkeit und sexuellen Perversionen zuließ, die sich hinter dem adretten Äußeren verbargen.

Während der Verhandlung im Old Bailey, dem Zentralen Strafgerichtshof in London, im September 1946 plädierte er auf Unzurechnungsfähigkeit, was die Jury allerdings nicht von einem Schuldspruch abbrachte. Am 16. Oktober 1946 wurde Heath im Pentonville-Gefängnis vom altgedienten Henker Albert Pierrepoint gehängt. Die Frage, ob er einen Brandy wünsche, der

Delinquenten damals zur Beruhigung gewährt wurde, bevor sie hingerichtet wurden, beantwortete er flapsig mit: »Na los, Jungs, bringen wir das hinter uns. Und wenn ihr schon dabei seid, dann macht mir einen Doppelten!«

Vergleichen wir an dieser Stelle doch Heaths offenbaren Geisteszustand mit der Einschätzung des Gerichtspsychiaters Dr. William de Bargue Hubert, der für die Verteidigung sprach und Heath statt einer voll entwickelten Psychopathie lediglich »Phasen der Unzurechnungsfähigkeit« attestierte. Dazu muss man sagen, dass Dr. Hubert offenkundig vollkommen inkompetent war, da er selbst an schweren Depressionen litt, die von seiner Morphinabhängigkeit herrührten. Der Verstand des Arztes war derart benebelt, dass er sich im Zeugenstand heftig selbst widersprach. Ankläger Anthony Hawke brauchte nur wenige Male nachzuhaken, um Huberts Glaubwürdigkeit vollkommen zu zerstören. Im Jahr darauf beging Hubert mit einer Überdosis Drogen Selbstmord.

Psychopathen umgarnen ihre Opfer mit einer Kombination aus beeindruckender Persönlichkeit und überzeugendem Auftreten. Heath gelang dies bei zwei Frauen, die er schließlich ermordete, und seitdem bedient sich eine neue Generation von Mördern immer und immer wieder desselben Instrumentenkastens. Sie werden in diesem Buch mehrere Kriminelle kennenlernen, die ganz ähnlich gehandelt haben.

> *»Ich verspürte den inneren Drang, eine Prostituierte umzubringen. Dabei war mir von Beginn an klar, dass ich keinen Verkehr mit ihr wollte. Ich wollte sie einfach loswerden.«*
>
> Peter Sutcliffe nach seiner Verhaftung 1981 gegenüber der Polizei

Der Lastwagenfahrer Peter William Sutcliffe, auch bekannt als Peter Coonan oder der »Yorkshire Ripper«, tötete mindestens 13 Frauen und versuchte es bei sieben weiteren. 1981 wurde er für seine Verbrechen verurteilt. Im Gegensatz zu Heath war Sutcliffe ein einfacher Kerl aus der Arbeiterschicht, ohne große Ansprüche, was seine gesellschaftliche Stellung anbetraf. Er nahm seine Opfer nicht mit seinem Charme für sich ein, denn seine Beute waren vor allem Prostituierte und andere junge Frauen, die spätabends noch allein auf den Straßen unterwegs waren und die er entweder mit einem

Schraubenzieher erstach oder mit einem schweren Schlosserhammer erschlug. Und genau wie Harvey Carignan, der Botschaften vom Herrn im Himmel als Grund für einige seiner Taten angab, behauptete auch Sutcliffe, er sei dem »Wort Gottes« gefolgt.

Die Jury widersprach dem Plädoyer der Verteidigung auf Unzurechnungsfähigkeit allerdings durchweg, was Richter Boreham später mit folgendem Satz unterstrich: » Unzurechnungsfähigkeit kann nicht geltend gemacht werden, nur weil wir eine Tat als so abscheulich betrachten, dass sie für den Großteil aller Menschen kaum vorstellbar ist. Ein starker Sexualtrieb allein ist kein Anzeichen von Unzurechnungsfähigkeit, ebenso wenig die pure Freude an Blutvergießen, schiere Rücksichtslosigkeit oder die Unfähigkeit, Versuchungen zu widerstehen. Ebenso lässt sich das Stillen eines erfundenen Triebs nicht durch Unzurechnungsfähigkeit entschuldigen.«

Die Kernfrage in Peter Sutcliffes Verhandlung war, in welchem Geisteszustand er seine Taten begangen hatte. War er tatsächlich psychisch krank und litt an einer seltenen, aber klar definierbaren Form paranoider Schizophrenie? Oder war er vielmehr ein klar denkender Sadist, dem seine grauenvollen Taten voll bewusst gewesen waren? Kurzum: War er verrückt oder zurechnungsfähig – und damit schuldig, wobei der Begriff Psychopath keinen Eingang in die Verhandlung hätte finden dürfen?

Sutcliffes Verteidigung, vertreten durch Rechtsanwalt James Chadwin, blieb dabei, dass ihr Klient an einer paranoiden Schizophrenie litt. Diese Diagnose beruhte auf den Gutachten von drei verschiedenen Psychiatern – Dr. Hugo Milne aus Bradford, Dr. Malcolm McCulloch aus Liverpool und Dr. Terrence Key aus Leeds –, die zuvor alle mit dem Angeklagten gesprochen hatten.

Als ausschlaggebend für ihre Einschätzung nannte das Ärzte-Trio Sutcliffes Behauptung, er befolge seit seinem 20. Lebensjahr die »Anweisungen Gottes«. Dies hatte der Angeklagte gegenüber den Psychiatern nämlich zu Protokoll gegeben, widersprach sich während der Verhandlung allerdings selbst, als er sagte, er hätte Gottes Stimme erstmals an einem Grabstein auf dem Friedhof von Bingley gehört, wo er später als Totengräber gearbeitet hatte. Laut Sutcliffe hätte die Stimme ihm befohlen, die Straßen von allen Prostituierten zu säubern. Gott schien ihm dabei sogar geholfen zu haben, verhinderte er doch lange Zeit seine Verhaftung, bis Sutcliffe der Polizei am 2. Januar 1981 eher durch Glück als durch gute Polizeiarbeit ins Netz ging. Sutcliffe räumte ein, gerade im Begriff gewesen zu sein, den »Willen Gottes« an Olivia Reivers auszuführen, als die Ermittler ihn in Gewahrsam nahmen.

Die Strafverfolgungsbehörde, angeführt vom früheren Generalstaatsanwalt Sir Michael Havers, wollte von all dem nichts wissen. Havers bezeichnete Sutcliffes Märchen von einer göttlichen Mission als Lüge. Vielmehr sei er ein »cleverer, gefühlloser Mörder, der sich bewusst ein Ammenmärchen ausgedacht hat, um einer Verurteilung wegen Mordes zu entgehen«. Außerdem gab es dazu noch die Aussage eines Gefängniswärters in Armley, West Yorkshire, der mitgehört hatte, wie Sutcliffe seiner Frau Sonia gegenüber gesagt hatte, dass er die Ärzte in Bezug auf seinen Geisteszustand täuschen wolle. Wenn er alle davon überzeugen könne, dass er verrückt sei, erzählte er ihr, dann bekäme er vielleicht nur zehn Jahre in der »Klapsmühle« von Broadmoor. Zu dieser Darstellung passte, dass Sutcliffe während seiner ersten Verhöre durch die Polizei seine göttliche Mission kein einziges Mal erwähnt hatte. Tatsächlich begann er erst dann von dieser göttlichen Mission zu sprechen, als einer seiner Psychiater ihn vor Gericht ganz unschuldig fragte, ob er je das »Wort unseres Herrn« vernommen hätte.

> *»Ich war das die ganze Zeit. Ich hätte immer und immer weiter getötet. Es war ein Wunder, dass sie mich nicht schon früher geschnappt haben. Sie hatten alle Informationen, die sie dafür gebraucht hätten. Und jetzt geben sogar die Psychiater eine völlig falsche Einschätzung ab.«*
>
> Peter Sutcliffe während der Verhandlung nach seiner Verhaftung
> (Quelle: Murder Casebook, Marshall Cavendish, 1991)

Die Ärzte Milne, McCulloch und Kay waren dennoch überzeugt, dass Sutcliffe tatsächlich an Schizophrenie litt. Auf jeden Fall hatte er mindestens eine bestätigte persönliche Erfahrung mit Schizophrenie. 1989 war im wöchentlich erscheinenden Fachmagazin *The Murder Casebook* die rechtlich nie angefochtene Bestätigung der Gutachter David Jessel, Dr. Susan Blake, James Morten und Bill Waddell (damals Kurator des Black Museum) zu lesen, der zufolge Sutcliffes Frau Sonia 1971 während ihres Lehramtsstudiums am Rachel McMillan College in Greenwich, im Südosten Londons, angeblich einen Nervenzusammenbruch erlitten hatte.

Dass Sonia 1971 psychische Probleme hatte, spielte in der Verhandlung allerdings keine Rolle. Das Misstrauen der Jury wuchs zudem noch mehr, als Dr. McCulloch aussagte, er hätte sich ganze 30 Minuten Zeit genommen, um sich mit Sutcliffe vertraut zu machen und sein fachliches Urteil zu fällen, dass er jedoch weder persönlich mit Sutcliffe gesprochen noch dessen Aussage vom Tag vor der Verhandlung gelesen habe.

Am späten Nachmittag des 22. Mai 1981 verurteilte Richter Boreham Peter Sutcliffe zu lebenslanger Haft, mit der Empfehlung, mindestens 30 Jahre absitzen zu müssen. Sutcliffe wurde in einem speziellen Hochsicherheitstrakt der Haftanstalt HMP Parkhurst auf der Isle of Wight inhaftiert, nachdem er unter strengsten Sicherheitsvorkehrungen in die Hafenstadt Portsmouth und per Fähre auf die Insel verbracht worden war.

In Parkhurst wurde Sutcliffe von einem anderen Insassen attackiert, der ihm das Gesicht mit einer zerbrochenen Kaffeetasse zerschnitt, wodurch er sein linkes Auge verlor. Drei Jahre später, im März 1984, wurde Sutcliffe nach Broadmoor verlegt, wo er ein Zimmer auf Station 1 des Somerset House bezog.

Während der Zeit, in der Sutcliffe vom medizinischen Personal dort als »völlig verwirrt« beschrieben wurde, schrieb er mir wohlformulierte Briefe über sein Interesse an Aquarellmalerei. Wie Paul Beecham kannte auch Sutcliffe sich ganz gut mit Malerei aus, auch wenn seine künstlerischen Fähigkeiten, sein Geschick und Fachwissen in keiner Weise an die von Beecham heranreichten. Seine Briefe waren frei von grammatikalischen Fehlern. Alle Punkte und Kommas waren korrekt gesetzt, er verwendete die englische Sprache nahezu perfekt. Er war höflich und zuvorkommend, zeigte keinerlei Manipulationsversuche und er schrieb auch nicht über seine Verbrechen. Kurzum: Seine Briefe waren klar, stringent und stützten die Diagnose, er sei »völlig verwirrt«, überhaupt nicht.

Sutcliffes jüngerer Bruder Carl glaubt, dass er seine psychische Erkrankung jahrelang nur gespielt hat, um die Inhaftierung in einer knallharten Haftanstalt mit höchster Sicherheitsstufe zu umgehen.

»An Weihnachten bereitet er seine eigene Gans zu. Unser Wachpersonal will sichergehen, dass Weihnachten hier drin ruhig über die Bühne geht, und lässt die Insassen deshalb selbst kochen, wenn sie es können.«

Vollzugsbeamter in Broadmoor (Mail Online, Peter McKay, 7. Dezember 2015)

Wahrscheinlich hat Sutcliffe mittlerweile seine Gans zubereitet. Zusammen mit Kenneth Erskine – beide kommen zusammen auf 23 Morde – bat er an Weihnachten 2015 um eine Gans statt eines Truthahns. Die Kartoffeln sollten außerdem im Gänsefett gebraten sein …

»Wie in jedem Krankhaus, das vom NHS (National Health Service, das staatliche Gesundheitssystem im Vereinigten Königreich) betrieben wird, haben Patienten an Festtagen Anspruch auf ein entsprechendes Festmahl«, so der seltsame Kommentar eines offiziellen Sprechers dazu.

Dies mag in Teilen erklären, warum Sutcliffe sich den Bemühungen des Innenministers widersetzt hat, ihn in ein richtiges Gefängnis zu verlegen, wozu es im August 2016 dennoch gekommen ist. Mittlerweile ist Sutcliffe in einem Haftkrankenhaus an den Folgen einer Corona-Erkrankung gestorben.

Dennis Nilsen war ein ruhiger und stets freundlicher Angestellter im öffentlichen Dienst, der Anfang der 1980er-Jahre in London 15 Obdachlose abgeschlachtet hat. Richter Croom-Johnson sagte über ihn: »Ein Mensch kann vollkommen gesund und trotzdem absolut böse sein. Es gibt böse Menschen, die böse Dinge tun, und Mord ist eines dieser Dinge.«

Nilsen, mit dem ich ebenfalls Kontakt hatte, als er in der Justizvollzugsanstalt von Parkhurst einsaß, war Hilfspolizist bei der Londoner Polizei. (Genau wie der nekrophile Serienmörder John Reginald Halliday Christie, der am 15. Juli 1953 im Gefängnis von Pentonville gehängt wurde.) Während seiner Mordserie war Nilsen als Sozialarbeiter (besser: Dissozialarbeiter) bei den örtlichen Behörden angestellt und sein Arbeitgeber hat keinerlei Verdacht geschöpft.

Der »Mental Health Act«, ein britisches Gesetz aus dem Jahr 1983, definiert eine psychopathische Erkrankung als »bleibende Störung oder

Beeinträchtigung des Verstands, ob mit oder ohne erheblich verminderte Intelligenz, die ein abnormal aggressives oder extrem verantwortungsloses Verhalten zur Folge hat«. Dr. Denis Power beschrieb in der Fachzeitschrift *The Criminologist*, welche Schwierigkeiten mit dem Versuch einhergehen, die genaue Art einer Psychopathie zu definieren. Er betonte, dass es für keine Form von psychopathischer Störung einen objektiven Test gebe, dafür aber eine Reihe von Kriterien, die zum Vergleich herangezogen werden könnten und es ermöglichten, einen Psychopathen von einem Nicht-Psychopathen zu unterscheiden. Dauerhaft abnormales Verhalten war in diesem Zusammenhang eine besonders hervorzuhebende Eigenschaft: Eine einzige dissoziale Tat, so brutal sie auch sein mag, verdient noch nicht die Bezeichnung psychopathisch. Die Unfähigkeit, aus Erfahrungen zu lernen, ist ebenso typisch für das Verhalten von Psychopathen, weshalb sie ihr schädliches Tun mehrfach wiederholen – und das mit steigender Brutalität.

Im Allgemeinen neigen kriminelle Psychopathen dazu, Verbrechen ohne materielle Notwendigkeit zu begehen. Ohnehin gehen die meisten recht sparsam mit ihrem Besitz um. Obwohl sie die Regeln und Gesetze kennen, verschwenden sie keinen einzigen Gedanken an die Konsequenzen ihrer abscheulichen Taten, und das, obwohl ihnen in einigen Staaten der USA sogar die Todesstrafe dafür droht. Psychopathen sind meist Einzelgänger ohne besondere Zugehörigkeiten oder persönliche Bindungen. Da sie weder Angst noch Schuldgefühle zeigen, geraten sie oftmals nicht so schnell unter Verdacht. Weil sie allerdings irgendwann aufhören, sich um den Schutz ihrer eigenen Interessen zu kümmern, bieten sie letzlich dennoch Angriffsfläche für Beschuldigungen.

Bei Morden, die von psychopathischen Sexualstraftätern begangen werden, ist es oft besonders schwierig, die Täter aufzuspüren. Während sich bei anderen Verbrechen die Vorhersagbarkeit und die Tatmuster häufig aus dem Motiv ergeben, ist dies in diesen Fällen nicht so. Sex-Mörder sind vollkommen unberechenbar und besitzen die Gabe, sich so zu verhalten, dass sie keinerlei Misstrauen erregen. Häufig sind sie extrem gerissen und zeigen im klaren Bewusstsein, dass sie gegen die Regeln der Gesellschaft verstoßen haben, Intelligenz und Gelassenheit beim Verwischen ihrer Spuren. Bar jeglicher Gefühle oder Reue können sie die widerwärtigsten Gewalttaten vollbringen und anschließend erschöpft nach Hause gehen, um dort friedlich einzuschlafen oder, wie einige Fälle belegen, samstags mit ihren Kindern zum Einkaufen zu fahren, sonntags in die Kirche zu gehen und den Nachmittag mit Nachbarn zu verbringen.

Das vielleicht Erschreckendste an Serien-Sexualstraftätern ist, dass die Behörden häufig zwar wissen, dass einer frei herumläuft, aber keine Ahnung haben, um wen es sich dabei genau handelt und wo und wann er wieder zuschlagen könnte.

Theoretisch könnte er neben Ihnen wohnen!

Aggressiver Narzissmus und Psychopathie

In den vielen Jahren, die ich Psychopathen nun interviewe, wurde ich immer wieder mit der Diagnose »Narzisstische Persönlichkeitsstörung« (NPS) konfrontiert. Daraus folgerte ich, dass sie untrennbar mit Psychopathie zusammenhängen muss, obwohl dieser Zusammenhang in medizinischen Fachaufsätzen oder unter Psychiatern im Allgemeinen nur sehr selten thematisiert wird.

Wie im Falle der Psychopathen ist auch etwa 1 Prozent der Bevölkerung von NPS betroffen, zum Großteil Männer. Eine weitere Gemeinsamkeit von Menschen mit NPS und Psychopathen/Soziopathen ist ihr enormer Egoismus. Bei moderater bis zu extremer Ausprägung sind diese Menschen exzessiv mit ihrem eigenen Verhalten, ihrer Macht, ihrem Prestige und ihrer Eitelkeit beschäftigt und geistig nicht in der Lage, den Schaden zu erkennen, den sie sich selbst und anderen zufügen. Zu den Symptomen einer NPS gehört auch ein konstantes Streben nach der Bestätigung anderer, vor allem von erfolgreichen Menschen, die – in welcher Form auch immer – Machtpositionen innehaben. Viele sind selbstsüchtige, großspurige, pathologische Lügner mit aufgeblasenen Egos und oft hin- und hergerissen zwischen ihrer übertriebenen Selbsteinschätzung und der Realität, in der sie es mitunter zu nichts bringen.

Aufgefallen ist mir das, während ich das Leben und die Straftaten des sadosexuellen Serienmörders Kenneth Bianchi und anderer Mörder seines Schlags studiert habe. Dessen Adoptivmutter Frances hatte mit niemandem über die Verbrechen ihres Sohnes gesprochen, bis ich sie 1994 für eine Radiosendung interviewte. »Ken war ein dreister Lügner«, erklärte sie mir damals. »Wenn er etwas Verbotenes tat und dabei erwischt wurde, log er dir ins Gesicht: ›Ich war das nicht.‹ Wenn ich ihn bei seinen Lügen ertappt habe, stritt er trotzdem alles ab. Am Ende hatte ich das Gefühl, nicht er sei verrückt, sondern ich! Er ist ein wirklich aalglatter Lügner, der einen so geschickt täuscht, dass man ihm glaubt. Man nimmt ihm so lange ab, was er sagt, bis man sich das Gegenteil bewiesen hat.«

Vielleicht kennen Sie dieses Verhalten von einem Partner, von dem Sie wissen, dass er hinter Ihrem Rücken eine Affäre hat. In der TV-Serie *Cheaters* (auf Deutsch etwa: Betrüger) wurde gezeigt, dass selbst Männer, die mit heruntergelassener Hose erwischt wurden, noch dreist abstritten, etwas falsch gemacht zu haben. (Frauen tun so etwas selbstverständlich auch.)

> *»Offenbar ist Ken immer dann losgezogen, um jemanden umzubringen, wenn er Streit mit einer Freundin oder irgendein anderes Problem hatte.«*
>
> Frances Bianchi, Kenneth Bianchis Adoptivmutter, in einem Interview mit dem Autor, 1996

Durch Lügen wollte Bianchi cleverer erscheinen, als er tatsächlich war. Es war ihm wichtig, in den Augen Gleichaltriger, die im Gegensatz zu ihm erfolgreich waren, auf keinen Fall unterlegen zu wirken. Er wollte für etwas gewertschätzt werden, das er gar nicht war. In seinem Studium scheiterte er kläglich und seine Bewerbung bei der Polizei wurde abgelehnt. Stattdessen wurde ihm eine einfachere Stelle als Gefängniswärter angeboten, die er jedoch ablehnte. In allem, was er tat, wollte er ausnehmend gut sein. Wenn einem wie Bianchi das aber nicht gelingt, dann verfällt er in eine schwere Depression, auf die häufig unmittelbar eine nicht selten tödlich endende Katastrophe folgt. Der mordende Frauenhasser hatte ganz offensichtlich erhebliche Probleme im zwischenmenschlichen Verhalten.

Wie Dr. Alice Miller sagte, sind »großspurige Narzissten niemals wirklich frei. Erstens, weil sie in extremem Maße auf die Bewunderung anderer angewiesen sind, und zweitens, weil ihre Selbstachtung von Eigenschaften, Fähigkeiten und Erfolgen abhängt, die jederzeit hinfällig sein können.«

Menschen, bei denen eine narzisstische Persönlichkeitsstörung diagnostiziert wird, und viele – wenn nicht alle – Psychopathen nutzen »Abspaltung« als ihren zentralen Abwehrmechanismus. Das Verschmelzen des aufgeblasenen Selbstbilds eines Persönlichkeitsideals mit dem tatsächlichen Selbst führt zu einem inneren Ringen zwischen den überzogenen Fantastereien von großartigem Erfolg und einer noch viel größeren Furcht vor dem Scheitern.

Es ist diese Achterbahnfahrt aus großen Träumen und Versagensangst, die Menschen befähigt, Außergewöhnliches zu vollbringen. Genauso ist das bei Menschen, die nach großer Macht und Einfluss in Politik und Wirtschaft streben und irgendwann glauben, sie seien besser als alle anderen. Wie zahlreiche Stars aus dem Showgeschäft und berühmte TV-Persönlichkeiten träumen sie nur von nie endendem Erfolg, Macht, Glanz, Schönheit und vollkommener Liebe eines Partners oder der Massen. Sie glauben irgendwann, sie hätten das Recht, Ansprüche zu stellen, eine Sonderbehandlung zu erhalten und ihre Erwartungen und Forderungen erfüllt zu bekommen.

Wir sehen solche psychologischen Eigenschaften häufig im Filmgeschäft, etwa wenn jemand völlig Unbekanntes aus extrem armen Verhältnissen plötzlich zum internationalen Filmstar, zur Primadonna oder zum erfolgreichen Musiker wird, der seine Entourage und die Angestellten in Hotels und Flugzeugen wie Dreck behandelt. Halten solche Menschen noch Kritik aus? Natürlich nicht, denn sie sind größenwahnsinnig geworden und kreisen nur um ihr eigenes Verhalten, ihre Macht, ihr Prestige, ihre Eitelkeit und ihre Bekanntheit. Gleichzeitig sind sie nicht in der Lage zu erkennen, wie viel Schaden sie anderen und letztlich auch sich selbst damit zufügen.

FALLSTUDIE BESTIE

Oscar Pistorius – Schüsse im Dunkeln

Oscar Leonard Carl Pistorius, der auch als »Blade Runner« oder »schnellster Mann ohne Beine« bekannt wurde, muss man nicht groß vorstellen. Die ganze Welt weiß, wer er ist und dass er aktuell eine lange Haftstrafe für den brutalen Mord an seiner wunderschönen Frau Reeva Steenkamp absitzt, den er am Valentinstag 2013 im gemeinsamen Haus im südafrikanischen Pretoria begangen hat.

Pistorius kam mit einer fibularen Hemimelie (einem angeborenen Fehlen des Wadenbeins) in beiden Beinen zur Welt, sodass ihm im Alter von elf Monaten die Unterschenkel amputiert wurden. Durch seine enorme Willenskraft schaffte er es dennoch zu einem der größten, reichsten und gefeiertsten paralympischen Sportler der Welt. Noch nie zuvor hatte ein Mensch mit einer derart gravierenden Behinderung solchen internationalen Ruhm erlangt.

Pistorius hat sich die Bewunderung von Sportbegeisterten und Medien weltweit mehr als verdient. Seine Erfolge im und abseits des Sports – auch im Bereich Spenden und Charity hat er jede Menge Gutes getan – kann niemand abstreiten. Wäre da nicht dieser eine fatale Fehler gewesen, der zum Tod der Frau führte, die ihn geliebt und verehrt hat.

Die Eckpunkte dieses Mordverfahrens sind grauenhaft, aber schnell erzählt: In den frühen Morgenstunden des 14. Februar 2013 erschoss Pistorius seine Lebensgefährtin, das junge Model Reeva Steenkamp, nach einem Streit mit einer großkalibrigen Schusswaffe in ihrem Luxusanwesen in Pretoria.

Die Waffe, eine silberne halb automatische Pistole vom Kaliber 9 Millimeter, war mit Hohlspitzgeschossen der Marke »Black Talon« geladen, die auch als »Dum-Dums« bezeichnet werden. Pistorius selbst nannte sie »Zombie-Stopper«. Vier der Hochgeschwindigkeitsgeschosse verließen mit 280 Meter pro Sekunde den Lauf der Waffe und drangen in Steenkamps Körper ein. Der Kopfschuss teilte ihren Schädel laut Autopsie-Bericht in zwei Hälften.

Pistorius' Verhandlung begann am 3. März 2014. Seiner Darstellung zufolge handelte es sich bei dem Vorfall um einen entsetzlichen Fehler. Denn er habe die Person, die er in seinem kleinen Bad erschossen habe, für einen Einbrecher gehalten und sei davon ausgegangen, dass seine Frau noch in der Küche im Parterre gewesen sei. Er gab an, ein Geräusch gehört zu haben und daraufhin aus dem gemeinsamen Ehebett gestiegen und auf seinen Beinstummeln den Flur entlanggeschlichen zu sein. Dann habe er das Bad betreten und schließlich durch die geschlossene Toilettentür geschossen. Laut seiner eigenen Aussage gab er keinen Warnschuss ab, bevor er die Pistole auf sein Ziel abfeuerte – ein Schuldeingeständnis, das nach südafrikanischem Recht in jedem Fall eine Mordanklage rechtfertigte. Das Verfahren wurde auf den 30. Juni vertagt, um Pistorius die Möglichkeit zu geben, sich einer psychiatrischen Untersuchung zu unterziehen, die klären sollte, ob er für den Mord an Steenkamp schuldfähig war. Auftritt Psychiater! Auch hier konnten sich die Experten auf beiden Seiten der Justiz wieder auf keine übereinstimmende Meinung einigen.

Die Psychiaterin Dr. Merryll Vorster, die von der Verteidigung vorgeladen wurde, sagte aus, sie hätte bei Pistorius eine »generalisierte Angststörung« diagnostiziert, so als sei dies ausreichend strafmildernd, um den kriminellen Vorsatz der Tötung zu streichen. Die Anklage beriet sich daraufhin mit ihrem eigenen psychiatrischen Gutachter, was zur Folge hatte, dass Staatsanwalt Gerrie Nel seine Überzeugung ausdrückte, der »Angeklagte leide an keiner psychischen Erkrankung oder sonstigen Störung, die eine Schuldunfähigkeit im Zusammenhang mit dem Verbrechen, für das er angeklagt wurde, rechtfertigen könnte.«

Wer die Verhandlung im TV verfolgt hat, sah einen weinenden Oscar Pistorius, der seine Reue deutlich zur Schau stellte, aber dennoch log, dass sich die Balken bogen, und auf einfache Fragen des Anklägers Nel partout keine klaren Antworten geben wollte, womit er diesen beinahe in den Wahnsinn getrieben hätte. Steenkamps kranker Vater Henke und ihre Mutter Sheila verfolgten stoisch und verzweifelt das Spektakel.

In Südafrika fällt keine Jury das Urteil in einem Verfahren, sondern im Fall von Pistorius allein Richterin Thokosile Masipa, die das Gutachten von Psychiaterin Merryll Vorster und deren Einlassungen zum Geisteszustand des Angeklagten vollumfänglich akzeptierte.

Am 12. September 2012 wurde Pistorius von Richterin Masipa schuldig gesprochen, jedoch nicht der vorsätzlichen Tötung, sondern des weniger schwerwiegenden Verbrechens der fahrlässigen Tötung und des angesichts der grauenvollen Tat geradezu nebensächlichen Anklagepunkts des fahrlässigen Verhaltens im Umgang mit einer Schusswaffe, die Pistorius wenige Wochen vor dem Tod seiner Partnerin bereits in einem Restaurant abgefeuert hatte. Für nicht schuldig befunden wurde er in zwei weiteren Anklagepunkten im Zusammenhang mit Schusswaffen: dem unerlaubten Besitz von Munition und dem Abfeuern einer Waffe durch das Schiebedach eines Autos.

Am 21. Oktober 2014 wurde Pistorius zu fünf Jahren Gefängnis verurteilt, zuzüglich drei weiteren Jahren auf Bewährung. In einer Welt, in der Elefanten fliegen und Bleikugeln hüpfen können und Feen herrschen, bekam Pistorius für die Tötung einer unschuldigen Frau lediglich einen leichten Klaps auf die Finger. Im darauffolgenden August, nach nur wenigen Monaten – etwa einem Sechstel seiner eigentlichen Strafe –, wurde Pistorius unter »Führungsaufsicht« aus dem Gefängnis Kgosi Mampuru II entlassen. Begründet wurde diese vorzeitige Entlassung mit seiner »guten Führung« und damit, dass er »keine Gefahr mehr für die Gesellschaft« sei, wie der südafrikanische Oberbeauftragte für das Strafvollzugssystem Modise der BBC erläuterte. Dabei hatte Pistorius während seiner kurzen Zeit hinter Gittern eine Beschwerde nach der anderen eingereicht, etwa weil er kein eigenes Badezimmer besaß (das er Reeva Steenkamp offenbar nicht zugestanden hatte) oder weil man ihm in der Gruppendusche die Verwendung eines Stuhls verbot. Außerdem beklagte er auf seine eingebildete Art und Weise, dass er Insassen auf der Krankenstation nicht über die Vorteile regelmäßigen Trainings aufklären durfte und dass ihm der Wunsch verwehrt wurde, ein Gefängnis-Basketball-Programm zu starten.

Eine Berufung aufgrund des lächerlich geringen Strafmaßes wurde ab November 2015 am obersten Berufungsgericht in Bloemfontein verhandelt. Die fünf Berufungsrichter hoben Pistorius' Verurteilung wegen fahrlässiger Tötung einstimmig auf und befanden ihn des Mordes mit verminderter Tötungsabsicht für schuldig, was etwa dem deutschen Rechtsbegriff des Totschlags entspricht.

Wir werden wohl nie erfahren, warum Pistorius in den späten Abendstunden des 14. Februar 2013 so ausgerastet ist und derart die Kontrolle über sich selbst verloren hat, dass seine Lebensgefährtin Reeva in Todesangst ins Bad flüchten musste und sich dort einschloss. Das Paar war nach einem gemeinsamen Abendessen nach Hause zurückgekehrt. Nach einiger Zeit telefonierte Steenkamp mit einem anderen Mann und scherzte und lachte dabei viel, bis der Olympionike plötzlich ausrastete und ein hitziger Streit entbrannte, den sogar die Nachbarn mitbekamen. Dann fielen irgendwann die Schüsse.

Im Fall von Pistorius ist deutlich zu erkennen, wie instabil sein Ego ist. Als er fälschlicherweise glaubte, seine treue und anständige Reeva würde ihn betrügen, flogen bei ihm die Sicherungen – obwohl er sie regelmäßig selbst betrogen hatte – und er beging einen vorsätzlichen Mord.

In der Verhandlung kam heraus, dass er und Steenkamp eine äußerst konfliktreiche Beziehung geführt hatten. Er warf ihr regelmäßig Untreue vor – obwohl das nicht stimmte –, während er sich selbst nach Lust und Laune auslebte. Sie hatte sich deshalb bereits Freunden und ihren Eltern anvertraut, die ihr alle rieten, auf Abstand zu gehen.

Wäre er ein »echter Kerl« gewesen, hätte Pistorius sich in sein eigenes Schwert gestürzt und auf die Gnade des Gerichts gehofft. Strafmildernd hätte er aussagen können, dass er nach einem hitzigen Streit schlicht die Beherrschung verloren und buchstäblich rotgesehen habe. Der Fachausdruck dafür lautet »intermittierende explosive Störung«, bei der es zu extremen Wutausbrüchen kommt, die in der jeweiligen Situation völlig unverhältnismäßig sind und sich zu einer unkontrollierten Raserei auswachsen können.

Die Symptome einer solchen Verhaltensstörung erinnern grob an sogenannte Road-Rage-Ereignisse. Die Verursacher dieser Gewalt im Straßenverkehr sind derart gereizt, dass sie einen Adrenalinschub spüren und vor Energie fast platzen. Ihre Gedanken beginnen zu rasen, einige spüren ein

Kribbeln oder Zittern im Körper, Herzrasen oder ein Verengen der Brust. Dies führt zu Wutausbrüchen, Schimpftiraden, hitzigen Streits, Gebrülle, Schubsen und Rangeleien bis hin zu handfesten Prügeleien mit physischer Gewalt und Sachschäden. Menschen werden dabei bedroht, attackiert und manchmal sogar getötet – wie im Fall von Oscar Pistorius. Ein »Es tut mir unendlich leid« vor Gericht wäre durchaus angebracht gewesen und das Gericht hätte dann das furchtbare Verbrechen dieses zweifelsohne beeindruckenden Sportlers vielleicht in einem milderen Licht betrachtet. Stattdessen sitzt er nun eine deutlich längere Haftstrafe in einem Gefängnis ab, in dem ihm sein früherer Status als internationaler Sportstar bei den anderen Insassen keine Pluspunkte bringen dürfte.

FALLSTUDIE PSYCHOPATH

Harold Shipman – Der Höllendoktor

Werfen wir nun einen Blick auf einen der schlimmsten Serienmörder in der Geschichte der Menschheit – den Hausarzt Harold Shipman.

Am 31. Januar 2000 wurde Dr. Harold Frederick »Fred« Shipman, von den Medien »Dr. Tod« oder »Der Todesengel« genannt, für 15 Morde zu einer lebenslangen Haftstrafe verurteilt. Hinzu kamen weitere vier Jahre wegen Urkundenfälschung. Die Ermittler gingen davon aus, dass er in seiner 28-jährigen Laufbahn als Mediziner mindestens 215 arglose Patientinnen und Patienten vorsätzlich getötet habe. Das ergibt einen makabren Schnitt von acht Morden pro Jahr.

»Fred« Shipman kam am 14. Januar 1946 in der Wohnsiedlung Bestwood im Norden Nottinghams als Sohn des Lastwagenfahrers Harold Frederick Shipman und dessen Frau Vera, geborene Brittan, als zweites von vier Kindern zur Welt. Die Eltern waren fromme Methodisten und Snobs. Fairerweise muss allerdings auch erwähnt werden, dass sie für ihren Nachwuchs stets nur das Beste wollten. Den kleinen Fred schickten sie auf die noble High Pavement Grammar School in Nottingham, wo er sich ganz gut machte. Als er Jahrzehnte später wegen seiner Morde verhaftet wurde, beschrieben ihn viele seiner ehemaligen Schulkameraden als netten Kerl, auch wenn er stets etwas reserviert gewesen sei und auf seine Mitschüler herabgeblickt habe.

Nach dem Tod seines Vaters entwickelte Fred ein sehr inniges Verhältnis zu seiner Mutter, die am 21. Juni 1963 ebenfalls starb. Sie litt an Lungenkrebs und hatte von ihrem Hausarzt Morphium verschrieben bekommen, um die Schmerzen zu lindern. Shipman, damals gerade 17, war häufig dabei, wenn der Doktor anrief.

Zu jener Zeit war er mit einer frommen jungen Frau namens Primrose »Rose« May Oxtoby zusammen. Das Paar bekam vier Kinder. Nach der Geburt des ersten bemerkte Shipman einem Freund gegenüber eher emotionslos: »Ich wollte gar kein Kind, aber Rose wurde schwanger, also blieb mir nichts anderes übrig, als sie zu heiraten.«

Nachdem er 1970 sein Studium an der medizinischen Fakultät der Universität von Leeds abgeschlossen hatte, fand Shipman eine Stelle im Pontefract-Krankenhaus im West Riding of Yorkshire. 1974 suchte das Abraham-Ormerod-Ärztehaus in Todmorden, West Yorkshire, einen neuen Allgemeinarzt. Shipman ging zum Vorstellungsgespräch und bekam den Job, was die Leitung allerdings schnell bereute. Denn Shipman war von Beginn an ein »Dr. Besserwisser«, der sich – rechthaberisch und arrogant – stets für schlauer und besser hielt als alle anderen. Ratschläge von älteren Kollegen und dem Ärztehauspersonal ignorierte der zunehmend pathologisch auftretende Shipman. Wie alle Narzissten war er überzeugt, ihm stünde eine Sonderbehandlung zu. Er glaubte sich seinen Kollegen weit überlegen, forderte eine Vorzugsbehandlung oder die selbstverständliche Erfüllung all seiner Erwartungen und Forderungen. Allerdings hatte der Moralfanatiker eine fatale Schwäche: Er war abhängig von Pethidin (Demerol), einem Schmerzmittel auf Kokain-Basis, das er sich besorgte, indem er es seinen Patienten verschrieb, ihnen aber eine geringere Dosis als eigentlich nötig verabreichte und den Rest einbehielt. Er spitzte sich das Mittel in die Innenseite der Oberschenkel oder zwischen die Finger, sodass niemand die Einstiche bemerken konnte.

Ob Shipmans Kollegen während seiner Zeit in Todmorden den Verdacht hatten, dass es sich bei ihm um einen Narzissten handeln könnte, ist nicht ganz klar. Allerdings zeigte er deutliche psychologische Charakteristika eines solchen, wie seine damaligen Kollegen später weitestgehend bestätigten (auch wenn sie es etwas deutlicher formulierten). Das Problem war allerdings, dass Dr. Shipman unter den Einwohnern von Todmorden der mit Abstand beliebteste Hausarzt war. Viele warteten lieber länger auf einen Termin, nur damit sie von »Fred« behandelt werden konnten.

Unter seinen treuen Patienten galt er geradezu als Heiliger. Eine Frau beschrieb seine Vorzüge einmal folgendermaßen: »Die anderen Ärzte in der Praxis hatten mir bereits ein Rezept ausgestellt, kaum dass ich das Sprechzimmer betreten hatte. Es kam mir vor, als wollten sie mich so schnell wie möglich abfertigen. Dr. Shipman war nie so, er hatte ein ernsthaftes Interesse an seinen Patienten. Er nahm sich die Zeit, mit mir über mein Privatleben zu sprechen, und wirkte aufrichtig besorgt. Er hatte alles, was man sich von einem Hausarzt wünscht. Wenn man seinem Doktor schon nicht trauen kann, wem dann?«

Heute weiß man, dass Shipman während seiner Zeit in Todmorden mindestens zwei ältere Patienten umgebracht hat, indem er ihnen eine tödliche Dosis Diamorphin injizierte. Möglich, dass es dort weitere Opfer gab, doch das werden wir niemals erfahren. In Shipmans Fall können wir eine psychologische »Spaltung« seiner Persönlichkeit feststellen, ähnlich wie bei Dr. Jekyll und Mr. Hyde. Dr. Shipman war zu »zwei Menschen« geworden. Seinen Ärztekollegen gegenüber war er ein größenwahnsinniger Tyrann, der sich in Dienstberatungen ausschweifend über die neuesten medizinischen Entwicklungen ausließ, Fachartikel rezitierte und die Vorteile neuer Medikamente anpries. Dabei vertrug er allerdings keine Kritik – eine weitere Charakterschwäche von Narzissten –, fuhr jedem über den Mund, der seine Aussagen hinterfragte, und fixierte ihn mit einem spöttischen und herablassenden Blick über seine Brille hinweg.

Für Hunderte seiner Patienten war »Fred« jedoch das absolute Gegenteil. Sie, deren verschiedensten Krankheiten und Wehwehchen er sich widmete, respektierten Dr. Shipman und suchten ausschließlich ihn auf, wenn sie sich krank fühlten. Diese »Spaltung« der Persönlichkeit, diese Maske der Vernunft, die etwas absolut Böses verdeckt, ist unter Psychopathen weit verbreitet.

Doch irgendwann begann es für Shipman bergab zu gehen.

1975 wurde er von Kollegen dabei erwischt, wie er Demerol-Rezepte für den Eigengebrauch fälschte. Er wurde entlassen und musste 600 Pfund Strafe zahlen. Rückblickend hätte man ihm seine Approbation entziehen sollen, sodass er nie wieder hätte praktizieren dürfen. Stattdessen machte der clevere Arzt einen Entzug in einer Klinik in York. Bevor zwei Jahre um waren, hatte er seine Kollegen davon überzeugt, dass er nun »clean« sei und somit auch wieder in der Lage, als Arzt zu praktizieren.

1977 fand er eine Anstellung im Donneybrook-Krankenhaus im kleinen Städtchen Hyde, nahe Manchester. Hier arbeitete er während der 1980er-Jahre als Allgemeinarzt und war dabei so erfolgreich, dass er 1993 schließlich eine eigene Praxis in der Market Street 21 eröffnete. Er war inzwischen 47 und suchte – wie alle Narzissten und Psychopathen – die Bestätigung seiner Kollegen, um sein ohnehin bereits riesiges Ego noch weiter aufzublasen.

Jeder normale Mensch wäre mit Hunderten treuen Patienten zufrieden gewesen, nicht jedoch Fred Shipman. Er wollte noch mehr, weshalb er sich in den Medien als respektiertes Mitglied der Gesellschaft präsentierte – was er zu jenem Zeitpunkt auch tatsächlich war. 1983 dann gab er ein Interview für die TV-Dokumentation *World in Action* (auf Deutsch etwa: Welt in Aktion). In dem Gespräch ging es darum, wie psychisch Kranke von der Gesellschaft behandelt werden sollten. Nachdem eine Visagistin ihn abgepudert hatte, lächelte er in die Kamera und erzählte munter drauflos. Natürlich war ihm bewusst, dass es nicht gut ankommen würde, wenn er darauf hinweisen würde, dass er unzählige seiner Patienten getötet hatte, einen davon erst wenige Tage vor diesem Interview. Ebenso sparte er aus, dass er vorhatte, noch bevor der Scheck für seine Teilnahme an der Sendung in seiner Post landen würde, einer weiteren armen Seele eine tödliche Injektion Diamorphin zu verabreichen.

> *»Bekannt aus dem Fernsehen: Ihr Dr. Fred Shipman sorgt für Sie!«*
>
> Ein Werbetext, der gut auch an einer Pinnwand im Wartezimmer von Shipmans Praxis gehangen haben könnte.

Shipman holte eine Menge aus seinem TV-Auftritt heraus. Die Publicity, die er dadurch bekam, war ungeheuer. Er wurde derart bekannt, dass man ihm im Grunde auch eine Lizenz zum Töten hätte ausstellen können. Mit Brille, abgetragenem Tweed-Sakko, kariertem Baumwollhemd mit ausgefranstem Kragen, Stoffhose und leicht ramponierten braunen Halbschuhen prahlte er bei lokalen Events mit seinen Referenzen, spendete kleinere Beträge für wohltätige Zwecke und schleppte dabei immer sein Frau Rose als unscheinbare Requisite mit.

Er war in jederlei Hinsicht der nette Doktor von nebenan, dem ältere Patienten vertrauen. Er wickelte sie mit seinem Bart, der Brille, den wachen, forschenden Augen und seinen herzlichen Floskeln um den Finger: »Das macht doch keine Umstände … Ich kann sie auch gern außerhalb der Sprechzeiten zurückrufen, selbst an Sonntagen, wenn nötig.«

Shipman war ein Drogensüchtiger, ein Blender, ein extremer Narzisst und ein psychopathischer Mörder – und hatte nun alle Möglichkeiten, unbemerkt zu töten. Das Letzte, was mehr als 200 Patienten in ihrem Leben sahen, waren die durchdringenden Augen ihres Hausarztes, der ihnen eine Überdosis Diamorphin injizierte. Während ihr Atem sich zunehmend verlangsamte, wurden sie von den immer dumpfer klingenden, beruhigenden Worten Shipmans begleitet, bis sie langsam erstickten und niemals wieder aufwachten.

Dem National Health Service zufolge ist Diamorphin eines der gefährlichsten Opioide überhaupt. »Es handelt sich dabei im Prinzip um eine reinere Heroin-Variante, deren Risiken einer Überdosis ebenso hoch sind«, äußerte der Gesundheitsexperte Denis Campbell in der britischen Tageszeitung *The Guardian* am 21. Mai 2009. »Opioide sind starke Schmerzmittel, die routinemäßig zur Behandlung extremer Schmerzen verwendet werden, bei Patienten, die beispielsweise eine Operation oder einen Unfall hatten oder an Krebs leiden.« In der Vergangenheit hat sich immer wieder gezeigt, dass diese Medikamente zu ernsten Schäden und gar zum Tod führen können, weshalb medizinisches Personal und Ärzte wie Shipman stets darauf hingewiesen werden, im Umgang damit extreme Vorsicht walten zu lassen.

Leben und Verbrechen von Dr. Shipman werden im Buch *Harold Shipman – Prescription For Murder: The true story of Dr Harold Frederick Shipman* aus dem Jahr 2000 (auf Deutsch etwa: Mord auf Rezept: Die wahre Geschichte von Dr. Harold Frederick Shipman) von den Journalisten Brian Whittle und Jean Ritchie umfassend beschrieben. Im März 1998 kontaktierte Dr. Linda Reynolds vom Ärztehaus The Brooke Surgery im englischen Hyde nach Hinweisen des Bestattungsunternehmens Deborah and Frank Massey and Sons Funerals den für den Süden Manchesters zuständigen Gerichtsmediziner John Pollard, um ihm ihre Bedenken hinsichtlich der großen Anzahl von Einäscherungen älterer Damen mitzuteilen, für die Shipman eine schriftliche Bestätigung benötigte. Es gab außerdem mehrere Fälle, in denen andere Ärzte Sterbeurkunden unterzeichnet hatten, die von Shipman ausgestellt worden waren. Die Polizei wurde daraufhin eingeschaltet und begann zu ermitteln.

In dem offiziellen Untersuchungsbericht der britischen Regierung zu den Shipman-Morden war später zu lesen, dass die anderen Hausärzte beim Eintragen der Todesursache Shipmans Angaben einfach übernommen hatten, ohne eigene Untersuchungen anzustellen. Zudem wurde das Vorgehen der Polizei kritisiert, die ihre Ermittlungen in dem hochsensiblen Fall am 17. April 1998 beendet und dafür nur unerfahrene Beamte eingesetzt hatte. So konnte Shipman mindestens drei weitere Patienten ermorden, bevor er am 7. September 1998 schließlich doch verhaftet wurde.

Dr. Shipmans Verhandlung begann am 5. Oktober 1999. Er wurde angeklagt für die Morde an Marie West, Irene Turner, Lillie Adams, Jean Lilley, Ivy Thomas, Muriel Grimshaw, Marie Quinn, Kathleen Wagstaff, Nianka Pomfret, Norah Nuttall, Pamela Hillier, Maureen Ward, Winifred Mellor, Joan Melia und an seinem letzten Opfer Kathleen Grundy, deren Testament er zudem so manipuliert hatte, dass ihr Erbe in Höhe von 386 000 Pfund ihm zugekommen wäre.

Die Beweise gegen Shipman waren erdrückend. Die Untersuchungen mehrerer exhumierter Leichen belegten jedes Mal eine Überdosis Diamorphin als Todesursache. Shipman hatte Krankenberichte rückdatiert und gefälscht, sodass diese auf einen natürlichen Tod nach schwerer Krankheit schließen ließen. Er hatte außerdem nachweislich seine alte, ramponierte Schreibmaschine genutzt, um Kathleen Grundys Testament zu fälschen. Hinzu kam eine Menge schwerwiegender Indizienbeweise gegen ihn. Nach folgenden Faktoren werden Indizienbeweise üblicherweise analysiert und ausgewertet. Für Shipman ließ sich jeder einzelne Punkt abhaken:

1. Vorhandenes Tatmotiv
2. Handlungen, die auf verbrecherischen Vorsatz oder Absicht schließen lassen
3. Vorbereitung des Verbrechens
4. Gelegenheit, das Verbrechen zu begehen

5. Besitz des Diebesguts (z. B. Schmuck des Opfers)
6. Weigerung, sich zu ungeklärten Umständen zu äußern, oder Abgabe unzulänglicher Erklärungen
7. Indirekte Schuldbekenntnisse
8. Manipulation oder Vereitelung von Beweisen (Verdunklungsgefahr)
9. Bestimmte Rechtsvermutungen
10. Sachverständigenaussage

Am 31. Januar 2000 wurde Dr. Shipman von einer Jury in allen Anklagepunkten für schuldig befunden und vom Gericht zu 15-mal lebenslanger Haft verurteilt, mit der Empfehlung, nie wieder auf freien Fuß zu kommen. Doch er schaffte es erneut, das System auszutricksen. Am 13. Januar 2014 um 6:20 Uhr knüpfte Shipman ein Bettlaken an die Gitter seiner Gefängniszelle in Wakefield und erhängte sich damit – es war der Morgen seines 58. Geburtstags.

Mein Interesse für den Fall von Dr. Shipman wurde geweckt, als ich gebeten wurde, für die TV-Dokumentarreihe *Born to Kill* (auf Deutsch etwa: Geboren, um zu töten) als Berater zu fungieren und vor der Kamera als Experte aufzutreten. Das Buch *Born Killers: Childhood Secrets of the World's Deadliest Serial Killers* (auf Deutsch etwa: Als Mörder geboren: Kindheitsgeheimnisse der gefährlichsten Serienmörder der Welt), das ich 2009 gemeinsam mit Steve Morris veröffentlicht habe, beinhaltet daraufhin ein Kapitel zu Shipman.

Was mich vor allem an Shipmans Fall interessierte, war der Grund, wieso er zum Serienmörder wurde. Wir werden vermutlich nie herausfinden, was genau die Ursache war, und vielleicht wusste auch der Mörder selbst es nicht. Die Journalisten Brian Whittle und Jean Ritchie (Letztere hatte ebenfalls einen Auftritt in *Born to Kill*) entwickeln in ihrem Buch zwei Theorien dazu, warum Shipman Grundys Testament gefälscht hat:

1. Er wollte gefasst werden, weil sein Leben völlig außer Kontrolle geraten war.
2. Er hatte vor, sich mit 55 in den Ruhestand zu verabschieden und das Vereinigte Königreich zu verlassen.

Ich halte allerdings beide Theorien für falsch. Shipmans Psyche war viel komplizierter strukturiert, als es diese beiden Theorien nahelegen. Daher lassen sich auch die Gründe für die Urkundenfälschung und die Serienmorde noch schwieriger bestimmen. Denn die Bösartigkeit dieses Mannes wurzelte in seinem Narzissmus, in einem »Allmachtskomplex«, der sich zu einer ausgewachsenen Psychopathie gesteigert hat und ihn über Leben und Tod bestimmen ließ.

Im Internet finden sich zu dem Thema narzisstische Persönlichkeitsstörung jede Menge hilfreiche Quellen und erhellende Artikel. Stand 17. Februar 2015 habe ich bei meinen Recherchen folgende seriösen Quellen genutzt:

- American Psychiatric Association. *Diagnostischer und statistischer Leitfaden psychischer Störungen.* Fünfte, überarbeitete Auflage.
- Center for Substance Abuse Treatment, »Assessment and Treatment of Patients with Coexisting Mental Illness and Alcohol and Other Drug Abuse« (auf Deutsch etwa: Bewertung und Behandlung von Patienten mit gleichzeitig bestehender psychischer Erkrankung und Missbrauch von Alkohol und anderen Drogen). *Treatment Improvement Protocol, Nr. 9* (auf Deutsch etwa: Protokoll zur Verbesserung der Behandlung).
- National Institutes of Health – National Library of Medicine.
- Bushman, Brad; Campbell, W. Keith; Paulhus, Del und Robins, Richard W.

Ich habe all diese wissenschaftlichen Schriften ausgiebig studiert. Mit diesen Informationen, meiner eigenen jahrzehntelangen Erfahrung aus den Gesprächen und der Arbeit mit psychopathischen Mördern sowie nach eingehender Lektüre meiner abgegriffenen Ausgabe von *The Right Brain and the Unconscious: Discovering the Stranger Within* (auf Deutsch etwa: Die rechte Gehirnhälfte und das Unterbewusstsein: Entdecken Sie den Fremden in sich) vom Psychotherapeuten, Neuropsychologen und Neurowissenschaftler Dr. R. Joseph (einem der weltweit wenigen Experten für Gehirn und Psyche, der tatsächlich weiß, wovon er redet) deutet für mich alles auf Shipmans narzisstische Eltern als Auslöser seiner eigenen Störung hin.

Narzisstische Eltern – wie es Frederick sr. und Vera mit ziemlicher Sicherheit waren –, fordern oftmals ein bestimmtes Verhalten von ihren Kindern ein, weil sie ihren Nachwuchs als erweiterten Teil von sich selbst betrachten. Dieses Verhalten wird als »Spiegeln« bezeichnet, weil Eltern ihre Kinder auf eine Weise in der Außenwelt auftreten lassen, die ihre eigenen emotionalen Bedürfnisse befriedigt. In vielen Fällen, mit denen ich zu tun hatte, waren diese »Erwartungen« derart extrem, dass sie sich zu einer regelrechten psychischen Kindesmisshandlung auswuchsen. Grob gesagt wollen diese Eltern, dass ihre Kinder besser werden, als sie selbst es je sein könnten.

Grundsätzlich ist es natürlich nicht unbedingt schlecht, wenn Eltern sich Erfolg für ihre Kinder wünschen, wenn sie selbst keinen hatten. Und ich behalte auch stets Professor Elliott Leytons Feststellung im Hinterkopf, der vor Jahren zu mir sagte: »Christopher, es gibt Millionen von Kindern mit narzisstischen und sogar brutalen Eltern. Doch nicht alle von ihnen werden Serienmörder, oder?« Glauben Sie mir: Wenn Sie sich Leytons Bücher und einige Seiten seines viel gelobten Werks *Hunting Humans: The Rise of the Modern Multiple Murderer* (auf Deutsch etwa: Menschenjagd: Der Aufstieg des modernen Serienmörders) zu Gemüte führen, merken Sie schnell, dass dieser Mann definitiv weiß, wovon er spricht.

Es stellt sich also die Frage, warum aus Harold Shipman das einzige schwarze Schaf in der Familie wurde, während seine drei Geschwister völlig normal und rechtschaffen lebten. Dieses Phänomen wird Ihnen im Verlauf dieses Buchs noch bei anderen Tätern begegnen und Sie werden erkennen: Der einfache Grund dafür lautet, dass wir nicht alle gleich »verdrahtet« sind. Psychisch unterscheiden wir uns von unseren Geschwistern häufig wie Tag und Nacht.

Aus meiner Sicht war Shipman in jungen Jahren mental »gespalten«. Es ist hinreichend dokumentiert, dass Frauen das bevorzugte Opfer männlicher Serienmörder wie Shipman sind. Diese behaupten zwar, die Gesellschaft von Frauen zu genießen, gleichzeitig hassen sie sie aber mit einer tief sitzenden Leidenschaft. Ich glaube, dass Shipman seine schwerkranke Mutter oberflächlich zwar liebte, sie aber eben auch verabscheute, weil sie stets Bestleistungen von ihm verlangte (die sie und ihr Ehemann selbst nie erbringen konnten).

Wenn ich versuche, mich in Shipmans Kopf hineinzuversetzen, dann sehe ich einen Jugendlichen, der das schlimme Leiden seiner Mutter irgendwie distanziert, fast wie ein unbeteiligter Zuschauer miterlebte und teilnahmslos – wie ein Wissenschaftler, der ein Insekt im Bernstein untersucht –, beobachtete, wie sie von ihrem Hausarzt lindernde Schmerzmittel verabreicht bekam, was Shipman auf morbide Weise faszinierte. Diese Teilnahmslosigkeit zeigte sich auch in einer Äußerung, die er am Montag nach dem Tod seiner Mutter gegenüber einem Klassenkameraden tätigte. Als dieser den jungen Fred fragte, ob er denn ein schönes Wochenende verbracht habe, antwortete der kalt und ohne eine Träne in den Augen: »Meine Mutter ist gestorben.«

Und damit war das Gespräch beendet.

Shipman ermordete allerdings auch ältere Männer, was die Sache noch komplizierter macht. Ich tendiere daher auch zu Habgier zumindest als Teilmotiv. Auf einige der im Folgenden aufgeführten Motive können wir uns darüber hinaus sicher auch alle einigen. Christmas Humphreys – Rechtsanwalt, Mitglied einer der vier großen britischen Anwaltskammern und später einer der bedeutendsten Richter der britischen Kriminalgeschichte – hat die häufigsten Tatmotive in seinem 1931 erschienenen Buch *Seven Murders* (auf Deutsch etwa: Sieben Mörder) kurz und bündig zusammengefasst:

- Das Verlangen, ein reales oder vermeintliches Unrecht zu rächen.
- Das Beseitigen eines Rivalen oder einer unerwünschten Verbindung.
- Der Versuch, finanziellen oder anderweitigen Verpflichtungen zu entkommen.
- Das Beschaffen von Diebesgut oder anderen wertvollen Dingen.
- Das Aufrechterhalten der eigenen Reputation oder Befriedigen einer egoistischen oder bösartigen Vorliebe.

»Man könnte all diese Motive noch knapper zusammenfassen mit: Geld, Hass und Frauen«, so Humphreys. Auch wenn Letzteres heutzutage als völlig inakzeptabel gelten mag, sehe ich dennoch eine Kombination aus allen drei Motiven als Grund für Dr. Shipmans Morde.

Meiner Ansicht nach treffen sogar alle genannten Motive auf ihn zu, denn er hat nicht nur Kathleen Grundys Testament gefälscht, um sich ihr Erbe zu erschleichen. 2005 kam zudem heraus, dass er seinen Opfern Schmuck im Wert von mehr als 10 000 Pfund gestohlen hatte. Die Ermittler fanden die Beute in seiner Garage, woraufhin Primrose Shipman veranlasste, die Schmuckstücke schnellstmöglich an die nächsten Angehörigen der Opfer zurückzugeben. 66 Stücke erhielt sie jedoch wieder zurück, weil die dafür zuständige Behörde die rechtmäßigen Besitzer nicht ermitteln konnte, und 33 Stücke wurden zu wohltätigen Zwecken versteigert. Das wertvollste Stück, ein diamantenbesetzter Ring aus Platin, wurde der Familie einer ermordeten Patientin übergeben. Primrose Shipman bestritt, jemals etwas von den Morden ihres Mannes gewusst zu haben.

Serienmörder nehmen häufig »Trophäen« von ihren Opfern mit, Unterwäsche etwa, Schmuck oder Haare und machen sogar Foto- oder Videoaufnahmen von ihren furchtbaren Taten – ähnlich wie Großwildjäger den präparierten Kopf eines erlegten Tieres an der Wand aufhängen oder Fotos von ihrer Expedition machen. Viele der Mörder, mit denen ich gesprochen habe, bewahrten grausige Andenken an ihre Verbrechen auf. Manche holten sie immer wieder hervor, um ihre Taten im Geiste noch einmal zu erleben oder mit Blick darauf zu masturbieren. So etwa Michael Bruce, der sich mithilfe der Andenken an seine Morde bis zu 40-mal am Tag selbst befriedigte, bis sein Penis ganz wund war. Inzwischen hat er diese widerwärtige Angewohnheit allerdings abgelegt, denn er wurde am 13. Mai 2005 um 2:25 Uhr hingerichtet.

Ich glaube nicht, dass Shipman einen sexuellen Kick aus dem Akt des Tötens oder von den Trophäen bekam, die er seinen toten Opfern abnahm. Und ich widerspreche entschieden den Theorien, die die Journalisten Whittle und Ritchie entworfen haben: zum einen, dass er vorhatte, sich mit 55 zur Ruhe zu setzen und das Vereinigte Königreich zu verlassen. Shipman war bereits 52, als er sein letztes Opfer, Kathleen Grundy, ermordete und hatte bis dato mit dem gestohlenen Schmuck, der in seiner Garage versteckt war, nicht gerade ein Vermögen angehäuft. Wäre ihm tatsächlich gelungen, sich das Erbe von Mrs. Grundy unter den Nagel zu reißen, dann hätte er sich natürlich leisten können, sich ins Ausland abzusetzen. Allerdings war Shipman für derlei Unternehmen viel zu bodenständig. Ich glaube deshalb, dass dieser arrogante und egozentrische Kerl sich Grundys Vermögen nur deshalb aneignen wollte, weil er es konnte und meinte, damit durchzukommen.

Bleibt uns also noch das zweite Motiv, das Whittle und Ritchie vorgetragen haben: dass er gefasst werden wollte, weil sein Leben völlig außer Kontrolle war. Doch obwohl dies eine wirklich interessante Theorie ist, halte ich sie für falsch, wenngleich man vielleicht annehmen könnte, dass er unterbewusst gefasst werden wollte.

Allerdings trifft Whittles und Ritchies Auffassung meiner Meinung nach in Bezug auf Shipmans leichtsinnigen Versuch, Grundys Testament zu fälschen, ganz und gar nicht zu. Dies war zwar in der Tat eine riskante Dummheit, die von einem so cleveren und hintertriebenen Mann derart stümperhaft ausgeführt wurde, dass tatsächlich der Eindruck entstehen konnte, Shipman hätte am Ende nicht mehr alle Tassen im Schrank gehabt. Dass er sich durch das Fälschen des Testaments – bewusst oder unbewusst – als Serienmörder der Polizei »stellen« wollte, damit die Morde endlich aufhören, würde auf jeden Fall auch der Theorie, er wolle sich mit 55 zur Ruhe setzen und ins Ausland flüchten, völlig widersprechen.

Das abgedroschene Szenario des Serienmörders, der unterbewusst geschnappt werden will, geisterte jahrzehntelang durch die Erklärungswelten der Psychiater. Die Vorstellung dahinter war folgende: Weil die Zeiträume zwischen den Morden immer kürzer werden, wenn ein Serienmörder zunehmend Vertrauen in seine Vorgehensweise entwickelt und gleichzeitig nach immer mehr Morden giert, wird er immer öfter damit konfrontiert, dass sein Tun der Moral widerspricht, was allerdings ein Gewissen voraussetzen würde. Psychopathen – und in einem geringen Maß auch aggressive Narzissten – besitzen jedoch kein Gewissen. Ein Gewissen ist in ihrer Psyche schlicht und ergreifend nicht zu finden.

Dr. Shipman war ein solcher aggressiver Narzisst, weshalb es an dieser Stelle lohnt, uns noch einmal Teile von Professor Bob Hares Psychopathie-Checkliste ins Gedächtnis zu rufen, die Charaktereigenschaften umfasst, welche auf Shipman – wie auf die meisten anderen Psychopathen auch – zutreffen:

1. Wortgewandheit/oberflächlicher Charme
2. Immenses Selbstwertgefühl
3. Bedürfnis nach Stimulation/Anfälligkeit für Langeweile

4. Pathologisches Lügen
5. Gerissenheit/manipulatives Verhalten
6. Fehlen von Schuld und Reue
7. Nur oberflächliche Gefühle

Psychopathen und Narzissten geben niemals zu, wenn sie im Unrecht sind, selbst wenn sie mit völlig erdrückenden Beweisen gegen sie konfrontiert werden – es sei denn, es dient in ihrem manipulativen Gesamtkonstrukt einem bestimmten Zweck. Tatsächlich habe ich in all den Jahren, die ich nun schon mit Psychopathen arbeite, von keinem auch nur ein einziges Wort der Reue gehört, obwohl ich mit vielen wirklich tiefgreifende Gespräche geführt habe. Und keines dieser Monster wollte – bewusst oder unbewusst – verhaftet werden, mit Ausnahme von Wayne Adam Ford.

> *»Hey Juan, ich habe hier einen Verrückten, einen richtig Durchgeknallten. Herrgott, der trägt in seiner Jackentasche eine Frauenbrust mit sich herum!«*
>
> Diensthabender Polizist der Polizeiwache von Humboldt County in Kalifornien (USA) in einem Telefonat mit Chefermittler Detective Juan Freeman, am 3. November 1998

Ford, »Der Mörder mit Gewissen«, wurde verurteilt, weil er zwischen 1997 und 1998 vier Frauen verstümmelt und getötet hat. Die Überreste eines Opfers sind bis heute nicht identifiziert. Geplagt von Schuldgefühlen meldete er sich am Abend des 3. Novembers bei der Polizei. Er begab sich zur Polizeiwache von Humboldt County, in der 826 Fourth Street von Eureka in Kalifornien (USA), und stellte sich dem diensthabenden Polizisten. Dabei zog er eine Plastiktüte aus seiner Tasche, in der sich die abgetrennte Brust seines Opfers Patricia Tamez befand, und gestand schließlich all seine schockierenden Verbrechen. Ford wurde später zum Tod verurteilt.

Menschen wie Shipman, auf die Professor Hares gesamte Psychopathie-Checkliste zutrifft, sind zu egozentrisch, herzlos und von sich überzeugt, um sich zu stellen. Aus ihrem »Allmachtskomplex« heraus halten sie sich Normalsterblichen gegenüber für deutlich überlegen. Es ist fast, als wäre das in ihrer DNA einprogrammiert. Solche Mörder werden erwischt, weil sie süchtig nach dem Töten sind. Sie verüben ständig weitere dissoziale Taten, so als wären sie immun gegen die Regeln von Recht und Gesetz, als würden Sie in einer Gesellschaft leben, in der menschlicher Anstand nicht existiert. Solche Menschen töten aus Spaß und zur persönlichen Befriedigung. Wie Dr. Shipman töten sie einfach, weil sie es können, und sie machen so lange damit weiter, bis sie gefasst werden. Bis dahin sind sie regelrecht süchtig danach, menschliches Leben auf jede in ihrer Macht stehende Art und Weise auszulöschen. Irgendwann überspannen sie den Bogen dann und die Polizei kommt ihnen auf die Schliche.

Abgesehen von Wayne Adam Ford hielten sich alle Psychopathen, mit denen ich je gesprochen habe, für unantastbar, weshalb ich davon ausgehe, dass auch Dr. Shipmans wirre Psyche ebenso gestrickt war. Der bewusste oder unbewusste Wunsch, sich zu stellen – oder jede andere in diese Richtung führende Vorstellung – kann in einem solchen Kopf niemals existieren. Bevor ich nun aber das Kapitel Harold Shipman abschließe, möchte ich, dass Sie sich noch einmal die Zahl »215« vor Augen führen.

»215«, ausgeschrieben: zweihundertfünfzehn, ist eine Zahl, die leicht über die Lippen geht als Geldwert betrachtet; eine Summe, mit der man schön einkaufen gehen könnte. Doch was bedeutet diese Zahl, wenn man an all die Menschenleben denkt, die von Dr. Shipman zerstört wurden?

Stellen Sie sich all die Inschriften vor, die liebevoll in die Grabsteine der Opfer graviert wurden, all die Einäscherungen, die dieser »Arzt« angeordnet hatte, um seine Verbrechen zu vertuschen. 215 Tote – plötzlich ist dies eine kaum vorstellbare Zahl. Es ist schaurig, wenn man überlegt, dass die eigene Mutter, der eigene Vater oder geliebte Großeltern unter den Opfern hätten sein können. Und es ist schließlich ein schockierender und ernüchternder Beleg für das Versagen des National Health Service, dass Shipman mit seinem aggressiven Narzissmus und seiner psychopathischen Mordlust jahrelang unentdeckt mitten in der Gesellschaft töten konnte. Er hatte Kontakt zu Dutzenden Ärzten, Psychiatern, Psychologen, Pflegern und anderem medizinischen Fachpersonal. Wenn also selbst diese Experten nicht bemerkt haben, dass ein mordender Psychopath unter ihnen weilt, wie sollte Ihnen oder mir das dann gelingen?

Gott stehe uns allen bei!

FALLSTUDIE BESTIE

Melanie »Mel« Lyn McGuire – »Die Eiskönigin«

Im Laufe der Jahre habe ich auch mit einigen Mörderinnen gesprochen, allerdings war keine von ihnen so kaltblütig und berechnend wie die einstmals bildhübsche Melanie McGuire, die von den Medien als »Eiskönigin« oder »Scharlachrote Frau« bezeichnet wurde. Mit 33 Jahren mischte McGuire ihrem Mann Chloralhydrat ins Glas, ein starkes, aber unübliches Schlafmittel. Anschließend erschoss sie ihn und zerlegte seinen Körper in Einzelteile, die sie in drei Koffer packte und von einer Brücke in die wirbelnden Gewässer der Chesapeake Bay an der amerikanischen Ostküste warf. Die gut ausgebildete Krankenschwester führte ein geregeltes, gutbürgerliches Leben und hatte zwei Kinder. Doch der äußere Schein kann trügen. Eiskalt hatte sie ihren 34-jährigen Ehemann William T. McGuire, der als Programmierer am New Jersey Institute of Technology in Newark arbeitete, an die Fische verfüttert.

Melanie McGuire ist sehr von sich überzeugt, was sich darin äußert, dass sie ihre eigenen Fähigkeiten konsequent überschätzt und sich für unfehlbar hält. Hinzu kommt eine gewisse Veranlagung zur Grausamkeit, die letztlich zu dieser schockierenden Tat geführt hat.

Zu dieser Frau musste ich unbedingt Kontakt aufnehmen, doch ich wusste, dass das nicht einfach werden würde. Mit ihrem grausigen Verbrechen hatte die Femme fatale in den gesamten USA für Schlagzeilen gesorgt und war deshalb bereits von zahllosen True-Crime-Autoren aus den USA umworben worden, die ihr alle ein eigenes Buch versprachen. Zudem gab es Juristen mit vielleicht guten, aber fehlgeleiteten Absichten, die McGuire anboten, ihre Berufungsverfahren für sie zu führen und ihre Unschuld, auf die sie nach wie vor bestand, zu beweisen.

Ich hatte nicht vor, ein Buch über McGuire zu schreiben (höchstens ein Kapitel, was ich 2009 in meinem Buch *Dead Men Talking* [auf Deutsch etwa: Wenn Tote reden] auch getan habe). Außerdem befand ich mich in England. Sie dazu zu bewegen, ausgerechnet mir zurückzuschreiben, war also keine leichte Aufgabe. Ich versuchte deshalb, mich in den Kopf der Frau hineinzuversetzen, denn ich brauchte den richtigen Köder.

Ich bin Hobbyangler und gehe vor allem auf Barsch, wenn die Oktober- und Novemberstürme auf den Süden Großbritanniens treffen und die Pantoffelschnecken (die Leibspeise von Barschen) an die Küste gespült werden. Natürlich kann man zum Angeln alle möglichen Köder verwenden, aber im November gibt es nichts Besseres als Pantoffelschnecken. Wie jeder Angler weiß, kommt es immer auf den richtigen Köder an. Warum sollte ich Hunderte Meter raus aufs Meer fahren, wenn ich an meinem Spezialplatz, direkt an der Küste, nur die Angelschnur ins wirbelnde Wasser halten muss, damit jemand anbeißt? Mein Kumpel Andy und ich holen dort ohne große Anstrengung innerhalb weniger Stunden drei, vier und sogar fünf Pfund schwere Barsche raus.

Mit derselben Technik »angle« ich mir auch meine Psychopathen: indem ich ihre Aufmerksamkeit auf mich ziehe. Bei Peter Sutcliffe und Paul Beecham konnte ich mit unserem gemeinsamen Hobby, der Malerei, das Eis brechen. Bei der eingebildeten und bösartigen Melanie McGuire funktionierte mein Plan ebenfalls prima, allerdings war die Situation eine andere. Ich hatte nur einen Versuch, um die Angel mit dem richtigen Köder auszuwerfen, damit sie anbiss und ich sie »einfangen« konnte. Wie bei einem Angelwettbewerb standen dabei allerdings andere Angler neben mir aufgereiht und hatten ihre Leinen ebenfalls ausgeworfen.

Eine von McGuires Schwächen ist ihre Eitelkeit. Sie liebt Spiegel und sucht ständig die Bestätigung von anderen. Zu meinem Glück erkannte ich außerdem eine weitere Besonderheit in ihrer Psyche. Nämlich der tief sitzende, vermutlich jeglicher Grundlage entbehrende Glaube, die britische Justiz sei offener und gerechter als jene, unter der sie nach eigener Aussage in ihrer Heimat im US-amerikanischen New Jersey zu leiden hatte. So etwas hatte sie während ihrer Zeit in Untersuchungshaft gegenüber einem Freund geäußert, der sie besucht hatte. Hinzu kam, dass McGuire sich für eine vornehme Dame hielt. Sie und ihr Mann hatten gerade erst ein 500 000 Dollar teures Haus im vornehmen Asbury in Warren County, New Jersey, gekauft und waren damit im Begriff, in der gesellschaftlichen Hierarchie weiter aufzusteigen. Außerdem hatte sie nebenher eine Affäre mit ihrem Vorgesetzten, Dr. Bradley Miller.

Eines Tages entschied McGuire plötzlich, dass ihr Mann Bill nichts mehr taugte. Sein Verfallsdatum war ihrer Ansicht nach einfach abgelaufen. Ihr Mantra, das sie jedem vorjammerte, der zuhörte, lautete später: »Wie kann jemand aus diesem Kaff es wagen, mich des Mordes zu beschuldigen?« Sie behauptete, ihr Mann hätte sie psychisch und körperlich misshandelt. Dann erfand sie die Geschichte eines »Auftragsmordes«, weil Bill der Mafia angeblich Geld geschuldet habe. Dies war auch ihre Verteidigungsstrategie vor Gericht.

Um Melanie McGuire für mich einzunehmen, musste ich verstehen, wie sie tickt und woher die Grausamkeit rührt, die ihr eine lebenslange Haftstrafe in der Edna-Mahan-Justizvollzugsanstalt für Frauen in Hunterdon County, New Jersey, eingebracht hat. Dass sie William getötet hat, daran besteht kein Zweifel. Allerdings fanden selbst die erfahrensten Forensiker mit den neuesten technischen Hilfsmitteln keinen einzigen Tropfen Blut in ihrem Haus, in dem sie ihn erschossen und zerstückelt hatte. Bis heute ist unklar, wie das möglich ist.

Ich machte mir ziemlich viele Gedanken, bevor ich meinen Brief an sie begann. Ich verwendete bewusst besonders hochwertiges, schweres cremefarbenes Briefpapier und verschloss den dazu passenden Umschlag mit dem Wachssiegel meiner Familie. Dann sprühte ich einen Spritzer des edlen Chanel-Parfums »Égoïste« auf, von dem ich wusste, dass sie es mochte. Außerdem hatte ich dem Brief ein Foto von mir beigelegt.

Erinnern Sie sich an Professor Annabel Leighs Brief an mich, aus dem ich zu Beginn dieses Buchs zitiert habe (siehe Seiten 13–14). Das Parfum war natürlich ein Trick und sollte ihr Unterbewusstsein ansprechen. Briefe sind letztlich nur Papier. Unter den Bergen von Zuschriften, die McGuire Monat für Monat von Bewunderern und Autoren zugesandt bekam, würde sich mein Schreiben mit Luftpost-Aufkleber und britischer Briefmarke bereits deutlich abheben. Und für eine Frau, die einen exklusiven Lebensstil gepflegt und nur die edelsten Kleider und Parfums getragen hatte, war Chanel ein ganz besonderer Duft – eine Erinnerung, ein sensorischer Reiz, was meinen Brief noch einmal mehr herausstechen ließ. Und ich wusste, dass sie diesen Duft schätzen würde, verströmte doch jeder Winkel der Edna-Mahan-Justizvollzugsanstalt für Frauen – wie jedes andere Männer- oder Frauengefängnis – den Gestank von billigem Desinfektionsmittel, fettigem Essen und menschlichem Schweiß.

McGuire biss an. Sie hatte meinen Köder geschluckt, nun musste ich sie nur noch an Land ziehen.

Nachdem die Kontaktaufnahme geglückt war, entwickelte sich zwischen ihr und mir ein lang andauernder Briefwechsel, während sie all die anderen warten ließ. Und vermutlich werden Sie, lieber Leser, kaum überrascht sein, dass sie dabei nicht ein einziges Mal ihre beiden Kinder erwähnte, über die sie in ihrer Verhandlung noch ausgesagt hatte, dass sie sie abgöttisch lieben würde. Es war, als hätten sie nie existiert. Sie zeigte keinerlei Reue, weder für ihr Verbrechen noch dafür, dass ihre Kinder Vater und Mutter verloren hatten. Und sie offenbarte auch keinerlei Interesse mehr an ihrem ehemaligen Liebhaber, den sie immerhin in den Prozess um einen abscheulichen Mord hineingezogen hatte. Auch wenn es schwer zu begreifen ist: All diese Menschen waren für ihr aktuelles Leben im Knast einfach nicht wichtig.

> *»Diese Angeklagte ist in der Lage, sich perfekt zu verstellen und andere Menschen nur das sehen zu lassen, was sie sehen sollen. Selbst ich weiß nicht, wer die echte Melanie McGuire ist.«*
>
> Assistenz-Staatsanwältin Patricia Prezioso
> während McGuires Verhandlung im Juni/Juli 2007

In meinem zweiten Brief an McGuire fragte ich geradeheraus: »Warum haben Sie eigentlich gerade mir geantwortet, wo doch so viele andere Männer an Ihnen und Ihrer misslichen Lage Interesse haben? Sind Sie mit Ihrem glänzenden schwarzen Haar tatsächlich die Femme fatale, als die die Medien Sie hinstellen?«

Ihre Antwort war fast schon vorhersehbar: »Tatsächlich schreiben mir viele Kerle, aber ›Femme fatale‹? Ihr Ernst?«

Mein Köder funktionierte großartig und schmeichelte ihrem Ego. Ich hatte mich im Kopf dieser Mörderin festgesetzt und sie stürzte sich auf meine Komplimente wie eine Ente auf Brot. Wichtig war für mich, dass ihre Aussage viel über ihre Eitelkeit verriet. Diese Frau war für den Mord an ihrem Ehemann verurteilt worden, der ihrer Aussage nach ein Alkohol- und Glückspielproblem gehabt, sie geschlagen, mit anderen Frauen geflirtet und gedroht hatte, ihr die Kinder wegzunehmen – all das, obwohl Zeugenaussagen in der Verhandlung glaubhaft das Gegenteil belegten.

Ein altes Sprichwort besagt, man dürfe ein Buch niemals nach seinem Einband beurteilen. Obwohl McGuire ein eher bürgerliches Leben geführt hatte, hatte sie ein sehr charmantes und stilvolles Auftreten an den Tag gelegt und hätte mit ihrem Feengesicht auf das Titelblatt jedes Hochglanzmagazins gepasst. Selbst ihre größten Kritiker mussten zugeben, dass sie eine durchaus attraktive Frau gewesen war. Während der Zeit im Gefängnis, war der »Lack« allerdings abgebröckelt und übrig blieb nur der übliche Gefängnis-Look mit strähnigem Haar und teigigem Gesicht, der verriet, dass sie in ihrem Leben wohl nie wieder eine Flasche ihres geliebten Champagners trinken würde.

Im Verlauf unseres Briefwechsels trat McGuires Persönlichkeit immer klarer zutage. Ihre Briefe waren eindeutig unterschwellig kokett, etwa als ich sie nach ihrem Lieblingsessen befragte.

> *»Mein Lieblingsessen? Asiatisch, egal ob japanisch oder chinesisch, und französisch. Man bekommt leider keine gute Foie gras im Gefängnis. Meeresfrüchte mag ich auch. (Ich komme schließlich von der Küste!) Italienisch zähle ich absichtlich nicht mit auf, das ist für mich eher etwas Alltägliches … Ist das Chanel, das ich da auf dem Briefpapier rieche?«*
>
> Melanie Lyn McGuire in einem Brief an den Autor, 2010

Auf die Frage nach ihrer Lieblingsfarbe antwortete sie:

»Wenn ich mich für eine entscheiden müsste, dann das Grau-Blau-Grün der Augen meines jüngsten Sohnes … wie Ihre, ich erspare Ihnen aber lieber eine Auflistung der Haarpflegeprodukte, die mein glänzendes Haar, von dem Sie gesprochen haben, so schön machen. Ich glaube, Sie haben schon genug gelitten. Oh, und das mit der Farbe war ein Witz.«

Angesprochen auf ihre Inhaftierung und wie sie damit zurechtkommt, antwortete McGuire auf eine Art und Weise, die jeden Psychotherapeuten erfreut hätte – man könnte ihre Replik aber auch einfach als Schimpftirade bezeichnen:

»Christopher, ich sitze nicht hier im Gefängnis und heule. Aber ich bin eingepfercht in einer Umgebung, in der ich unaufhörlich mit Menschen konfrontiert bin, die offenbar jegliche Verantwortung für ihr Leben aufgegeben haben und ihre Erziehung – oder das Fehlen derselben – für all ihre persönlichen Defizite verantwortlich machen. Die Frauen hier, auch die Wärterinnen, sind übergewichtig, ungepflegt und vulgär. Wie kann man von mir erwarten, unter solchen Leuten zu leben?«

Da sie nun so richtig auf Touren gekommen war, schrieb sie weiter:

»Ich will nicht behaupten, dass die frühesten Erfahrungen, die wir Menschen machen (oder wie wir sie wahrnehmen), unsere psychische Entwicklung nicht beeinflussen. Doch sollte ich Probleme in meiner Kindheit gehabt haben, dann sind das nur meine Probleme. Als Erwachsene tragen wir die Verantwortung dafür, wie wir unsere persönlichen Entscheidungen von solchen Dingen beeinflussen oder gar diktieren lassen.«

Über ihre Ehe mit Bill, dem treuen Ernährer der Familie, den sie nicht nur betrogen, sondern betäubt, erschossen und zerstückelt hat, schrieb sie:

»Ja, ich hatte eine schlechte Ehe. Und ja, mein Mann war emotional und körperlich gewalttätig. Aber trage ich eine Schuld, weil ich bei ihm geblieben bin und mich in Situationen seinem Willen untergeordnet habe, in denen

ich besser standhaft geblieben wäre? Obwohl ich der Überzeugung bin, dass es so etwas wie das ›Syndrom der misshandelten Frau‹ tatsächlich gibt und es in manchen Fällen als strafmildernde Rechtfertigung gelten kann, so sehe ich beim ›Opfer‹ [Bill McGuire] eine gewisse, wenn auch begrenzte, Verantwortung. In meiner Strafsache habe ich niemals eine Schuld eingestanden, sondern stets auf meine Unschuld bestanden. Die Misshandlungen meines Mannes rechtfertigen nicht die Fehler, die ich gemacht habe, doch sie bilden in gewisser Weise einen mildernden Kontext für die Situation und die Indizienbeweise, die mich hierher [ins Gefängnis] gebracht haben: Ich war untreu.«

Nachdem sie mich längere Zeit mit derartigem Unsinn bombardiert hatte, schien sie erpicht darauf zu sein, es mir etwas leichter zu machen. Und zwar genauso, wie sie zuvor versucht hatte, mich mit den Haarpflegeprodukten, die sie einst benutzt hatte, neugierig zu machen. Erneut klang dabei auch ihr trockener Humor durch:

»Ich bin nicht sicher, ob sich dies hier klug anhört oder wie eine Gedankenflt von Plath [die amerikanische Romanautorin und Poetin Sylvia Plath] oder so. Auf jeden Fall spüre ich regelrecht, wie mein Berufungsanwalt irgendwo, Hunderte Kilometer entfernt, gerade ein hässliches Zucken im Gesicht bekommt, also höre ich jetzt mal lieber auf.«

Da McGuire jeder meiner Fragen zum Mord und den Folgen für ihre beiden Kinder auswich, änderte ich meine Taktik und fragte nach, ob sie stolz darauf sei, was sie in ihrer Ausbildung erreicht habe. Ein einfaches »Ja« hätte genügt, die »manipulative Mel« antwortete allerdings lieber so großspurig wie möglich und prahlte mit ihren einst so strahlend schönen Federn, auch wenn diese inzwischen ganz blass und grau geworden waren.

»Ach, mein lieber Chris, meine schulischen und akademischen Leistungen sind alles andere als spannend, aber ich kann sie Ihnen gerne aufzählen, wenn Sie wollen. In der zweiten Klasse kam jemand auf die Idee, meinen IQ zu testen. Danach ließ man mich an einem speziellen Programm

für Begabte & Talentierte teilnehmen (politisch inkorrekt). Während meiner gesamten Schulzeit war ich Teil dieses Programms und brillierte trotz des recht anspruchsvollen Niveaus. Ich gehörte sowohl der Spanish Honor Society (ich mag das Wort Honor, das Ehre bedeutet), der National Honor Society und der Theater-AG an. Ich wurde zum Edward J. Bloustein Distinguished Scholar gewählt. [Eine Auszeichnung für die erfolgreichsten High-School-Absolventen New Jerseys, verbunden mit einer Geldprämie, die unabhängig vom Bedarf ausgezahlt wurde.] Anschließend besuchte ich die Rutgers-Universität und erreichte im ersten Semester nur einen Notendurchschnitt von 4,0, sehr zum Leidwesen meiner Eltern. Während dieser Zeit ohne elterliche Kontrolle entdeckte ich auch meine neue Freiheit – und Partys. In den folgenden Semestern habe ich stets einen Schnitt von drei oder besser geschafft, mit Statistik im Hauptfach sowie Psychologie und Religion als Nebenfächer. Mein Absturz im ersten Semester hat mich trotzdem zur akademischen Mittelmäßigkeit verdammt. In meinem vierten Studienjahr entschloss ich mich dann, Krankenschwester zu werden, hatte aber nicht die nötigen Qualifikationen, um mein Hauptfach entsprechend zu wechseln. Also schloss ich auf Drängen meiner Eltern erst einmal meinen Bachelor ab.«

Melanie McGuire war also in eigener Darstellung eine hochintelligente und noch dazu überaus bescheidene junge Frau, die mit beiden Beinen fest im Leben stand und obendrein offenbar ein Faible für Literatur hatte. Ihre Lieblingsautoren waren Stephen King, Janet Evanovich (»ausgewählte Werke«, so McGuire) und P. G. Wodehouse, Martin Amis, Haruki Murakami, Hugh Laurie und Matt Beaumont, den sie »zum Totlachen« fand. Sie behauptete in ihrem wundervoll geschriebenen Brief, dass sie vorhabe, *Wahn* von Stephen King zu lesen sowie *The War Against Cliche: Essays and Reviews, 1971–2000* (auf Deutsch etwa: Der Krieg gegen das Klischee: Essays und Rezensionen, 1971–2000) von Martin Amis und *The Gnostic Faustus* (Der gnostische Faustus) von Ramona Fraden. »Ich weiß, das ist eine ganze Menge Lesestoff«, gab sie zu – und sie wird wohl noch lange auf diese Bücher warten müssen, da sie in der Gefängnisbibliothek nicht vorrätig sind und es vermutlich auch nie sein werden, wie ein Vollzugsbeamter mir einmal mitteilte.

McGuire beendete ihren Brief mit den Worten: »Ach, es ist leider Zeit für meine Gruppentherapie, deshalb muss ich für heute Schluss machen (auch, bevor mein Berufungsanwalt irgendwo im Amtsgericht einen schweren Anfall bekommt). Lassen wir den Heilungsprozess beginnen (ja, das ist Sarkasmus, den Sie aus diesen Zeilen lesen). Wahrscheinlich kommt das hier ohnehin alles doppelt, weil ich alles, was ich sagen wollte, per Gedankenübertragung schon Ihrem Postboten mitgegeben habe (dem armen Kerl).«

»All diese Beweise können bei Ihnen [der Jury] keinen Zweifel aufkommen lassen, dass sie [McGuire] diesen Mord begangen hat. Als sie mit einem guten Wein auf ihr neues Zuhause anstießen, ahnte Bill nicht, dass sein Glas mit Chloralhydrat versetzt war und seine Frau nicht mit ihm, sondern mit ihrem Liebhaber alt werden wollte. Als am nächsten Tag die Kinder aus dem Haus und in der Kindertagesstätte waren, erschoss sie den noch immer schlafenden Mann und dämpfte den lauten Knall mit einem Kissen. Anschließend zerteilte sie den Toten im Badezimmer und stopfe seine Körperteile in Koffer und Taschen, mit denen sie zur Chesapeake Bridge fuhr und sie von dort aus ins Wasser warf.«

Bezirksstaatsanwalt Patti Preziosos Schilderung
gegenüber der Jury während der Verhandlung

»Die Anklage führt hier bestenfalls einen Indizienprozess. Es existiert kein unwiderlegbarer Beweis dafür, dass meine Klientin ihren Ehemann getötet hat.«

McGuires Anwalt Joseph Tacopina in seinem Schlussplädoyer

»Die Bösartigkeit dieses Mordes erschüttert schlichtweg das Gewissen dieses Gerichts. Wer so herzlos eine Familie zerstört, um egoistisch seine eigenen Ziele zu erreichen, muss die härteste Strafe spüren, die das Gesetz vorsieht.«

Richter Frederick de Vesa am 23. April 2007, als er Melanie
McGuire wegen Mordes zu 30 Jahren Haft verurteilte.
Hinzu kamen zehn weitere Jahre wegen Leichenschändung
sowie fünf Jahre wegen Meineid und unerlaubtem Waffenbesitz.

Nachdem ich ein Jahr lang Briefkontakt mit McGuire gehalten hatte, war die Zeit gekommen, den Fisch endlich an Land zu ziehen. Also stellte ich ihr einige Fragen, auf die ich die Antworten bereits kannte:

1. Haben Sie eine Erklärung dafür, dass die Koffer [in denen die Leichenteile in die Chesapeake Bay geworfen wurden] nachweislich von Ihnen gekauft wurden?
2. Eine Durchsuchung Ihres Computers durch IT-Forensiker hat ergeben, dass Sie im Internet nach Tipps gesucht haben, wie man am besten einen Mord begeht. Kurz vor dem Mord haben Sie außerdem auf Google nach dem Begriff »Chloralhydrat« gesucht sowie nach einer entsprechenden Apotheke in der näheren Umgebung. Können Sie mir dazu etwas erzählen?
3. Haben Sie je eine Waffe besessen?

Melanie McGuire hatte ein dreiteiliges Kofferset der Marke »Kenneth Cole« erworben. Die schwarzen Plastiktüten, in die Bills Körperteile eingewickelt worden waren, waren identisch mit jenen, die man später in McGuires Haus fand und in denen sich die Kleidung ihres toten Mannes befand. Der Forensiker Tom Lesniak fand heraus, dass alle Tüten aus derselben Produktionslinie und derselben Charge stammten.

Belastend war außerdem McGuires Google-Suche nach einer passenden Apotheke. Diese Spur führte die Ermittler zu einem Rezept für Chloralhydrat, ausgestellt auf den Namen eines Patienten aus der Klinik, in der McGuire arbeitete und die von ihrem Liebhaber, Dr. Bradley Miller, geleitet wurde. Auf dem Rezept fand sich außerdem Dr. Millers Unterschrift. Als der Arzt unter großem Presserummel im Zeugenstand gefragt wurde, ob er das Rezept unterschrieben habe, antwortete er mit »Nein«. Auf die Frage, ob er die Handschrift auf dem Rezept kennen würde, versicherte er, dass es sich dabei um Melanie McGuires Schrift handelte.

Und: McGuire hatte in einem kleinen Waffengeschäft im Osten Pennsylvanias nur zwei Tage vor dem Mord an ihrem Ehemann eine Handfeuerwaffe vom Kaliber .38 gekauft. Freunden erzählte sie zunächst, Bill sei derjenige gewesen, der die Waffe hatte haben wollen. Später sagte sie einem anderen Mann namens James Finn jedoch, sie brauche die Pistole für ihren eigenen Schutz. Ihre Reaktion auf meine unverblümten Fragen hätte ich mir vermutlich vorher denken können:

> *»Oh, mein liebster Christopher. (Diesmal kein Chanel, das fehlt mir.) Haben Sie das Interesse an mir verloren? Warum habe ich mich so zu Ihnen hingezogen gefühlt? Wir beide haben so viel gemeinsam, in einem anderen Leben hätten wir viel Spaß zusammen haben können. Ihrem Postboten wird das hier gefallen. Ja, ich werde alle Fragen beantworten, wenn wir uns persönlich treffen und ich Ihnen in die Augen sehen kann. (Kein Flirt. ☺) Es fällt mir schwer, all das zu formulieren, während ich die ganze Zeit von so primitiven und ordinären Menschen umgeben bin. Ich hoffe, Sie verstehen das?«*

Dann veränderte sich schlagartig ihre Stimmungslage und sie ergänzte:

> *»Haben Sie mir nur ein paar Köder hingeworfen? Ich habe, verdammt noch mal, niemanden umgebracht! Ich habe schon dem Richter gesagt, dass ich es nicht getan habe. Ich habe, verdammt noch mal, gar nichts getan! Ja, Christopher, ich würde Sie wirklich gerne persönlich treffen. Geben Sie mir vorher nur bitte rechtzeitig Bescheid. Chris, denken Sie an mein wunderschönes Haar. Ich möchte für Sie so hübsch wie möglich sein (auch wenn es hier drin leider keinen gescheiten Friseur gibt). Mein Bauchgefühl sagt mir, dass Sie mich betrügen werden. Ich bin gespannt.«*

Zu jener Zeit arbeitete ich gerade in New York an einer Dokumentationsreihe fürs Fernsehen, New Jersey war also ganz in der Nähe, auf der anderen Seite des Hudson Rivers. Ich hatte in der Vergangenheit schon mehrere Gefängnisse in New Jersey besucht und dort verschiedene inhaftierte männliche Täter interviewt – mit gemischten Ergebnissen. Mit ebenso gemischten Gefühlen rief ich also in der Justizvollzugsanstalt für Frauen an, um einen Besuchstermin bei Mrs. McGuire zu vereinbaren. Ich versicherte dem diensthabenden Strafvollzugsbeamten, sie erwarte meinen Besuch. Er antwortete: »Sir, könnten Sie bitte morgen noch einmal zurückrufen? Ich bin sicher, dass die Insassin dies bestätigen wird und Ihrem Besuch dann nichts im Wege steht. Vielen Dank für Ihren Anruf, Sir. Einen schönen Tag noch.«

Am nächsten Morgen rief ich in aller Frühe zurück. Das Gespräch verlief folgendermaßen:

CBD: »*Es geht um Melanie McGuire. Ich hatte gestern wegen eines Besuchstermins mit Ihnen telefoniert.*«

BEAMTER: »*Ah ja, Sir. Die Insassin McGuire gab an, es käme ihr ungelegen, Sie so kurzfristig zu treffen.*«

CBD: »*Ungelegen … warum?*«

BEAMTER: »*Sir, es ist uns nicht gestattet, den Zeitplan der Insassin McGuire in dieser Einrichtung offenzulegen. Vielleicht können Sie einen neuen Termin mit Ihr vereinbaren?*«

CBD: »*Nein, kann ich nicht.*«

BEAMTER: »*Sir, vielen Dank für Ihren Anruf in der Edna-Mahan-Justizvollzugsanstalt. Die Strafvollzugsbehörde von New Jersey ist stolz darauf, Besuchern und Inhaftierten eine angenehme und sichere Umgebung für Besuchstermine bereitstellen zu können. Mehr Informationen dazu finden Sie auf unserer Website. Genießen Sie New Jersey und einen schönen Tag noch!*«

Mit anderen Worten versuchten der Beamte und McGuire mir zu sagen, dass ich sie in Ruhe lassen sollte.

Die Kriminalgeschichte bestätigt, dass es Tausende Menschen gibt, die eiskalt den perfekten Mord planen. Dabei vergessen die meisten jedoch, sich auch Gedanken über die perfekte Flucht zu machen, was sie am Ende teuer zu stehen kommt. Wie bei Dr. Shipman, Oscar Pistorius und Kenneth Bianchi steckt der Teufel meist im Detail.

McGuire war vorsichtiger, besser gebildet, arroganter und komplizierter, als gut für sie war, aber gleichermaßen dumm wie Bohnenstroh. Ihr fehlte einfach gesunder Menschenverstand. Ihr erster großer Fehler war es, eine Reihe von Hinweisen zu hinterlassen, aus denen die Ermittler eine Beweiskette bilden konnten, die so erdrückend war, dass selbst eine wohlgesonnene Jury nur aus ihren Freunden sie nicht hätte ignorieren können. Ihr zweiter Fehler war ihr unfehlbarer Glaube an sich selbst, in einer Welt, in der Elefanten fliegen und Bleikugeln hüpfen können und Feen uneingeschränkt herrschen. Sie ist charmant, eingebildet, egoistisch, ultramanipulativ, dissozial, histrionisch und eine zwanghafte Lügnerin mit einem Größenwahn, der weit über das hinausgeht, was sie in ihrem Leben tatsächlich erreicht hat.

FALLSTUDIE PSYCHOPATH

Michael Bruce Ross – Der psychopathische Meister der Manipulation

»Ich gestand Detective Mike Malchik den Großteil meiner Morde innerhalb weniger Stunden nach meiner Verhaftung und erklärte jedem, ich sei zurechnungsfähig. Ich meldete mich freiwillig zur Hinrichtung, das hat das ganze Gerichtswesen in Connecticut durcheinandergebracht. Da haben alle gesagt: Wer sich freiwillig hinrichten lässt, muss verrückt sein, und Verrückte grillen sie nicht in Connecticut.«

Michael Bruce Ross, Interview mit dem Autor in der Todeszelle,
Justizvollzugsanstalt von Somers, Connecticut (USA),
26. September 1994

Ich habe seit vielen Jahren Briefkontakt mit Serienmördern, Michael Ross war aber der erste psychopathische Mörder, den ich persönlich und leibhaftig getroffen habe, und zwar lange bevor er mir so weit vertraute, dass er sich von mir und einem britischen Filmteam für meine 12-teilige Dokumentationsreihe *The Serial Killers* (auf Deutsch etwa: Die Serienkiller) filmen ließ.

Ich habe Ross in meinem 2009 erschienenen Buch *Dead Men Talking* (auf Deutsch etwa: Wenn Tote reden) bereits umfassend porträtiert. Im vorliegenden Buch soll es deshalb nicht um sein Leben und seine Verbrechen gehen, sondern um die Frage, warum dieser hochintelligente ehemalige Student der

Eliteuniversität Cornell (der in seiner Kindheit angeblich geschlagen wurde) von sadosexuellen Morden einen Kick bekommt. Unter anderem tötete Ross zwei Schulmädchen und verging sich an einem noch nach ihrem Tod. Ross hatte den Berufsstand der Psychiater regelrecht vorgeführt und einen angesehenen Experten an den Rand des Nervenzusammenbruchs gebracht.

Als ich Ross kennenlernte, erlebte ich ihn als charmanten, freundlichen, manchmal regelrecht albernen Kerl – als jemanden, der problemlos in jede Gruppe gepasst hätte. Mit einem IQ von 150 war er zudem äußerst intelligent. Wenn ich seinen Charakter allerdings mit Professor Hares Checkliste abglich, dann erfüllte er nur einen Punkt darauf nicht: Nr. 16 – Unfähigkeit, Verantwortung für eigene Taten zu akzeptieren. Ross tat nämlich genau das Gegenteil: Er legte ein umfassendes Geständnis ab, machte daraus aber ein Meisterstück der Manipulation, eine Tour de Force der Täuschung. Er brachte dabei einen erstinstanzlichen Richter und eine ganze Reihe von Berufungsrichtern an einen Punkt, an dem die Gesetzgebung des Bundesstaats Connecticut in Bezug auf die Todesstrafe für verfassungswidrig befunden wurde. Dank Mr. Ross erwog Connecticut später, die Todesstrafe insgesamt, zumindest aber Exekutionen durch den elektrischen Stuhl abzuschaffen. Der Stuhl war ein wirklich grauenvolles Relikt alter Zeiten – ich weiß das, denn ich saß schon auf einem (siehe hierzu Seite 125)!

Abgesehen von der Frage nach der moralischen Rechtfertigung von Exekutionen im liberalen sogenannten »Muskat-Staat«, spielten auch finanzielle Überlegungen eine Rolle. Der elektrische Stuhl war dort nicht mehr zum Einsatz gekommen, seit Joseph »Mad Dog« Taborsky am 17. Mai 1960 den »Blitz reiten« musste. Seitdem war der Stuhl ziemlich in die Jahre gekommen. Da stand er also, nur wenige Meter von Ross' Todeszelle entfernt, aber ausrangiert. Er hatte nicht einmal mehr Kabel und im ganzen Bundesstaat gab es weder einen Elektriker noch einen Henker, der wusste, wie man das Ding wieder anschließt. Die Lederfesseln mussten erneuert, der Zuschauerraum neu gestaltet werden und, und, und. Und zu guter Letzt war das Handbuch, in dem der Ablauf einer Hinrichtung mit dem elektrischen Stuhl Schritt für Schritt erklärt wird, ebenso wenig vorhanden wie der Wille des örtlichen Stromversorgers, die Elektrizität dafür zu liefern, jemanden zu umzubringen.

Der Staat Connecticut steckte also in einer furchtbaren Klemme. Der Staatsanwalt forderte für Ross die Todesstrafe – der aber war ein Serienmörder, den alle für verrückt hielten, weil er freiwillig für die Todesstrafe plädierte, und der daher unter keinen Umständen hingerichtet werden durfte. Hinzu kommt, wie gesagt, dass es damals mindestens 30 000 Dollar gekostet hätte, den alten Stuhl wieder fit zu machen, was einem heutigen Wert entspräche, der mindestens dreimal so hoch wäre. Um auf Nummer sicher zu gehen, entschied sich Connecticut daher für die »humanere« Hinrichtung per Todesspritze. Am Ende kostete es 1 Million Dollar, die Maschinerie des Todes wieder in Gang zu setzen. Hinzu kamen mindestens weitere 5 Millionen Dollar für Gerichtskosten. Dabei sind weder die Honorare der Psychiater mitgerechnet, die bemüht waren, Ross' Hals noch irgendwie aus der Schlinge zu ziehen, noch die der Mediziner, die versuchten, Ross' unheilbare Psychopathie in einem der abscheulichsten Menschenversuche in der Geschichte der USA auf bizarre Weise durch chemische Kastration zu heilen.

»Ich war immer der Meinung, dass ich die Kontrolle über mich selbst haben muss, und bis heute glaube ich, dass ich diese Kontrolle brauche. Was mir am meisten Angst macht, ist nicht das Gefängnis oder die Todesstrafe. Ich habe keine Angst vorm Sterben, ich will nur nicht miterleben, wie es passiert. Wovor ich mich am meisten fürchte, ist, verrückt zu werden. Ich habe Angst, den Bezug zur Realität zu verlieren. Wenn man die Kontrolle hat, kann man alles hinbekommen, aber sobald man sie verliert, ist man ein Niemand.«

Michael Ross im Interview mit dem Autor, 26. November 1994

Ross hatte bereits zwei Stunden nach seiner Verhaftung nicht nur den Großteil seiner Verbrechen gegenüber Detective Mike Malchik gestanden – und hätte vermutlich noch mehr ausgeplaudert, wäre nicht irgendwann eine Reinigungskraft in den Verhörraum geplatzt, um den Boden zu wischen –, er bestand auch darauf, voll und ganz zurechnungsfähig zu sein. Er machte deutlich, dass er nicht vorhabe, sich vor seiner Verantwortung zu drücken oder den Rest seines Lebens in einer Irrenanstalt zu verbringen. Was er wollte und was er am Ende bekam, waren jedoch zwei Paar Schuhe. Er drängte auf eine schnelle Anhörung, das musste man ihm zugutehalten. Die Anklage verlangte allerdings, dass er auf »nicht schuldig« plädierte. Ross' Geisteszustand sollte also nicht mehr von ihm selbst bestimmt werden, sondern war nun Gegenstand psychiatrischer Untersuchungen.

Auftritt Seelenklempner.

Es ist äußerst selten, dass die psychiatrischen Gutachter von Verteidigung und Anklage sich sowohl auf eine Diagnose als auch auf die strafmildernden Folgen derselben einigen können. Aber der Ross-Fall war etwas Besonderes und diesmal herrschte Einigkeit darüber, dass er an sexuellem Sadismus litt, einer psychischen Erkrankung, die in Ross den inneren Zwang auslöste, »in wiederholtem Maße gewalttätige sexuelle Verbrechen zu verüben«. Ohne das Wissen des Richters und der Jury einigten sich die Gutachter beider Seiten darauf, dass die von Ross verübten Verbrechen »eine direkte Folge seiner unkontrollierbaren sexuell aggressiven Impulse gewesen sind, deren Opfer er selbst war«. Doch der ehrgeizige Staatsanwalt Robert »Bulldog« Satti – dem nun bewusst geworden war, welchen Schaden die eigenen Gutachter damit anrichten konnten, dass sie mit den Psychiatern der Verteidigung übereinstimmten und somit Argumente gegen die Anklage lieferten –, verweigerte es seinem eigenen Gutachter, Dr. Miller, im Zeugenstand auszusagen.

Diese unangenehme Ausgangssituation und das geradezu zwanghafte Verlangen von Chefankläger Satti, Ross hinrichten zu lassen, sorgten dafür, dass der gesamte Prozess ablief, ohne dass dabei eventuelle strafmildernde Umstände zur Sprache kamen, was den Angeklagten eventuell vor der Todesstrafe hätte bewahren können.

Satti teilte der Jury mit, dass Ross von einem Psychiater der Anklage untersucht worden war und der zu dem Ergebnis gekommen sei, der Angeklagte leide nicht an einer strafmildernden psychischen Störung – was offenkundig nicht stimmte oder besser gesagt eine unverfrorene Lüge an der Grenze zur Rechtsbeugung war. Erstaunlicherweise kam die Verteidigung nicht auf die Idee nachzufragen, warum der Gutachter der Anklage nicht für ein Kreuzverhör zur Verfügung stand. Der Jury wurde somit vorgegaukelt, dass die Gutachter beider Seiten unterschiedliche Meinungen hätten, was allerdings nicht der Fall war. Dies führte dazu, dass das Urteil auf Basis unrechtmäßig vorenthaltener Beweise, unaufrichtiger Plädoyers und Angaben und somit unzutreffender Schlussfolgerungen der Jury zustande kam.

Im Juni 1987, nach vierwöchiger Verhandlung, brauchte die Jury nur 87 Minuten, um Ross des Mordes für schuldig zu befinden. Er wurde am 6. Juli, 20 Tage vor seinem 28. Geburtstag, zum Tode verurteilt. Nach dem Recht in Connecticut wäre er von der Hinrichtung verschont geblieben, wenn das Gericht nur einen einzigen entlastenden Faktor oder Charakterzug gefunden hätte, der die Jury glaubhaft auf Reue oder andere strafmildernde Umstände hätte schließen lassen. Die wurden aber nicht angeführt. Es schien, als hätte das Gericht im Fall von Ross keinerlei Gewissen und als würde das auch niemanden kümmern.

Doch was geschah mit dem Gutachter der Anklage? Dr. Miller stimmte mit der Einschätzung des Gutachters der Verteidigung überein – natürlich ohne, dass die Jury dies je erfuhr – und sein Bericht, den er ein Jahr vor Beginn der Verhandlung bei der Staatsanwaltschaft eingereicht hatte, enthielt folgende Feststellung: »Würde man Mr. Ross' Zustand zum Zeitpunkt seiner Taten eine spezifische Diagnose zuordnen, dann wäre dies DSM-111, 302.84, sexueller Sadismus.« Diesbezüglich fügte Dr. Miller seinem Gutachten eine entsprechende Anlage bei, in der stand: »Ungeachtet dieser Diagnose war Mr. Ross dennoch in der Lage, sein Verhalten an Recht und Gesetz anzupassen.« Mit anderen Worten: Dr. Miller unterstützte sogar die Position der Staatsanwaltschaft, Ross sei zurechnungsfähig gewesen. Ob Robert Satti das wusste, ist unklar, aber eines ist sicher: Er entschied sich bewusst dafür, seinen wichtigsten Zeugen, Dr. Miller, nicht vor Gericht zu präsentieren.

Einige Zeit später erzählte Dr. Miller mir, dass er einige schlaflose Nächte verbracht hatte, weil ihn die Medienberichte über den Fall und die Schwere der Verbrechen beeinflusst hätten. Das hätte seine ansonsten fachlich stets korrekten Beurteilungen stark beeinträchtigt. Sein Gewissen plage ihn nun sehr, da seine Diagnose letztlich einen Mann auf den elektrischen Stuhl bringen konnte, womit er nicht wirklich leben konnte. Wäre es nach der Staatsanwaltschaft gegangen, so Dr. Miller, »hätten sie mich den Schalter vom elektrischen Stuhl am liebsten selbst umlegen lassen«.

Um die falsche Beurteilung und Einschätzung zu korrigieren und sein Gewissen zu beruhigen, tat Dr. Miller zwei Tage vor Beginn der Verhandlung etwas Beispielloses: Er setzte ein Schreiben an den Richter auf, in dem er die Gründe darlegte, aus denen er von dem Fall zurücktreten müsse. Wie dem auch sei, Ross wurde letztlich für zurechnungsfähig – und damit schuldig – befunden und zum Tode verurteilt.

Es dauerte nicht lang, bis dieser höchst fragwürdige Vorfall vor den Obersten Gerichtshof von Connecticut gebracht wurde, wo die Staatsanwaltschaft, angeführt von Robert Satti, sich eine gehörige Rüge abholen musste.

> *»Die Staatsanwaltschaft hat der Diagnose ›sexueller Sadismus‹ verschärfende Konnotationen beigefügt, um aus einem rechtlich gesehen strafmildernden Umstand einen strafverschärfenden zu machen. Das Urteil des Gerichts wird aufgehoben.«*
>
> Späteres Urteil des Obersten Gerichtshofs von Connecticut

Da das oberste Gericht zu Recht befand, dass es in Ross' Verhandlung nicht rechtens zugegangen sei, und daher das Urteil komplett aufhob, entstand ein neues Problem. Das Gericht ordnete eine erneute Untersuchung durch unabhängige Psychiater an, die ein Gutachten zu Ross' Geisteszustand erstellen und es an ein untergeordnetes Gericht übersenden sollten. Ob der inzwischen wütende Ross sich noch einmal untersuchen lassen wollte oder nicht, war allerdings einzig und allein seine Sache. Bis auf Weiteres blieb er in der Todeszelle, und daher schwor er sich, der Justiz des Bundesstaats Connecticut das Leben schwerzumachen. Wie bereits erwähnt, hatte mir Ross einmal verraten, dass er sich am meisten vor einem psychischen Kontrollverlust fürchte. Er hatte sich Frauen und Kindern gegenüber als Gott aufgespielt, einige durften leben, andere mussten sterben. Er war süchtig nach abscheulichen sexuell motivierten Morden, doch nun hatte man ihm die Kontrolle genommen und Psychopathen hassen Kontrollverlust.

In ihrem Buch *Pictures of Childhood* (auf Deutsch etwa: Kindheitsbilder) verweist die Psychoanalytikerin Dr. Alice Miller auf den deutschen Autor Franz Kafka, der in seinem Tagebuch geschrieben hatte, ein Autor dürfe sich, »wenn er dem Irrsinn entgehen will, niemals vom Schreibtisch entfernen, mit den Zähnen muss er sich festhalten.« Dr. Miller ergänzt: »Ich nehme an, dasselbe ließe sich über jede kreative Tätigkeit sagen, die es uns erlaubt, die

Dämonen unserer Vergangenheit in den Griff zu bekommen, dem Chaos in uns eine Struktur zu geben und somit unsere eigene Angst zu beherrschen.«

Wie recht Dr. Miller und Franz Kafka doch haben.

Gehe ich zu weit, wenn ich die These aufstelle, dass die meisten sexuell motivierten Psychopathen ihre Verbrechen als »kreative Tätigkeit« betrachten? So abstoßend die Vorstellung auch klingen mag, aber das FBI kann bestätigen, dass Serienmörder ihr perverses Handwerk mit der Zeit perfektionieren. Sie lernen aus ihren Fehlern und optimieren auf Basis vergangener Erfahrungen ihre Vorgehensweise. Sie probieren beispielsweise aus, welche Arten von Fesseln am besten geeignet sind, und stellen so ihre »Mordausrüstung« immer wieder neu zusammen. Vor allem aber lernen sie, wie ihre tödliche »Kunst« ihnen größtmögliche Befriedigung bringt – vom Stalken über das Entführen, Foltern und letztlich Töten –, eine Befriedigung, die sie abhängig macht, weshalb sie diesen Prozess immer und immer wiederholen müssen.

Michael Ross hielt sich nach seiner Inhaftierung zweifellos »mit den Zähnen fest«, um nicht dem Irrsinn zu verfallen, den er so fürchtete. Er sagte das viele Male, ohne konkreten Anlass. Aber, um Dr. Miller zu zitieren, bekam er wirklich die Dämonen seiner Vergangenheit in den Griff? Gab er dem Chaos in sich Struktur und beherrschte so seine eigenen Ängste? Ross bemühte sich bald, seine Umgebung glauben zu machen, er wolle versuchen, sich selbst zu verstehen. Doch wollte er als Psychopath wirklich das verloren gegangene Gefühl von Kontrolle über sich zurückerlangen? Ich habe Michael sehr gut kennenlernen können und wir wissen heute, dass er nicht nur hochintelligent war, sondern auch raffiniert darin, seine Spielchen zu spielen. Deshalb bin ich überzeugt, dass er die Karte »Ich muss mich selbst verstehen lernen« vor allem deshalb spielte, weil es ihm einerseits große Aufmerksamkeit von Medien und Medizinern gleichermaßen garantierte und er damit hoffte, die Kontrolle wiederzuerlangen.

Robert Theodore »Ted« Bundy etwa war ein manipulativer Psychopath wie unzählige Mörder vor und nach ihm. Meiner Meinung nach kommt aber keiner davon auch nur ansatzweise an Michael Ross heran. Er war der absolute Maßstab, ein Meister der mörderischen, psychopathischen Manipulation.

Ich nutzte seine Manipulationen allerdings für meine eigenen Zwecke. Mein Ziel war es, ein Geständnis zu zwei ungeklärten Mordfällen von ihm zu bekommen, doch dafür musste ich denken wie er und mich tief in seinem Kopf festsetzen.

Ich rief mir noch einmal Professor Hares Checkliste ins Gedächtnis (Punkt 16: Unfähigkeit, Verantwortung für eigene Taten zu akzeptieren) und fragte Ross, ob er denn irgendwelche Gefühle oder Reue für seine Verbrechen empfinden würde. Normalerweise würde man irgendwelche Anzeichen von Reue erwarten können, Gewissensbisse, Scham oder sogar ein wenig schuldbewusste Trauer, garniert mit einer großen Portion von »Das werde ich mir niemals verzeihen können, ich wünschte, ich könnte alles ungeschehen machen!«. Doch mit so etwas war im Fall von Ross kaum zu rechnen. Wie erwartet antwortete er: »Nein, ich fühle überhaupt nichts für die Opfer. Ich wünschte, ich täte es, doch ich fühle gar nichts. Die Familien tun mir wirklich leid. Ich sehe noch ganz oft vor mir, wie Mrs. Shelley, die Mutter von einem der Mädchen, das ich umgebracht habe, im Zeugenstand sitzt. Ach, mir fällt ihr Name nicht ein, aber ich denke auch häufig daran, wie eine andere Mutter im Zeugenstand ihre Tochter beschrieb. Sie war in der Leichenhalle gewesen, um sie dort noch einmal zu sehen. Aber für die Mädchen selbst fühle ich gar nichts und habe es auch nie.«

Nachdem ich all die furchtbaren Fotos von den Tatorten und Autopsien gesehen hatte, zog ich auch die Punkte zwei (immenses Selbstwertgefühl), sieben (nur oberflächliche Gefühle) und acht (Herzlosigkeit/fehlende Empathie) in Betracht und fragte ihn, ob er noch detaillierte Erinnerungen an die Morde habe.

Ross schmunzelte und sagte: »Ja und nein! Ich habe Tag und Nacht über die Verbrechen fantasiert. Als ich noch in Freiheit war, kehrte ich manchmal zu den Leichen zurück und masturbierte auf die Überreste. Im Gefängnis masturbiere ich manchmal so viel, dass ich davon sogar wund werde und blutige Stellen bekomme. Das ist vielleicht komisch, aber es bereitet mir große Lust. Das Gefühl dabei ist enorm befriedigend, leider nur sehr flüchtig. Es vergeht sehr schnell wieder, genauso wie das Gefühl, wenn ich jemanden getötet habe. Ich denke, das ist, wie wenn man Drogen nimmt: Irgendwann kommt man wieder runter und fühlt sich mies. So ähnlich ist das bei mir auch. Damit zu leben, ist nicht leicht.«

Die meisten Psychopathen und Narzissten sind Kontrollfreaks. Als eines Tages zwei TV-Kameras anrückten, eine hübsche, junge Assistentin bei ihm etwas Puder auftrug und sein Haar noch einmal zurechtkämmte, stand Ross endlich wieder einmal im Mittelpunkt. Er fühlte sich wichtig – so wichtig, dass eine britische Filmcrew Tausende Kilometer weit angereist war, nur um seine Worte aufzunehmen und in Millionen Haushalte weltweit auszustrahlen. Er fühlte sich mit seinem IQ von 150 endlich wieder unter seinesgleichen, intelligenten TV-Leuten mit Macht und Einfluss. Menschen, die hingehen konnten, wohin sie wollten, die reisen konnten, wann immer sie wollten, und tun konnten, was sie wollten (was so nicht wirklich stimmt, wie jeder TV-Produzent bestätigen wird). Ross hatte wieder die Kontrolle und sein aufgeblasenes Ego drohte, aus allen Nähten zu platzen. Er kam sich wie eine international bekannte Größe unter den Serienmördern vor. Dies war seine Bühne, auf der er den Berufsstand der Psychiater und die Polizisten, die ihn nach langer Jagd zu guter Letzt gefasst hatten, schlechtreden konnte. Seine Chance, die Justiz und die Strafvollzugsbehörde von Connecticut anzugreifen, die seiner Meinung nach nur aus Schwachköpfen bestanden.

Sie erinnern sich sicher an meine im letzten Kapitel vorgestellte »Angler«-Methode, mit der ich Häftlinge dazu bringe, mit mir zu sprechen (siehe dazu Seite 100). Ross ahnte nicht, dass ich diese Methode mit diesem Vorgehen auch bei ihm anwendete. Der psychopathische Meister der Manipulation hing schon beinahe am Haken. Er hatte ebenfalls keine Ahnung davon, dass ich noch viel mehr von ihm wollte, weshalb ich ihm die Frage stellen musste, was ihm eigentlich durch den Kopf ging, wenn er vergewaltigte und mordete. Ich würde Ihnen gerne berichten, dass er bei dieser Frage erstarrte, doch der Mann saß weiterhin völlig unbeeindruckt vor mir, ohne jede Gefühlsregung. Im Gegensatz zu vielen Serienmördern, mit denen ich persönlich gesprochen habe, begann er weder zu schwitzen noch veränderte sich seine Gesichtsfarbe, als ich ihn direkt mit dieser Frage konfrontierte.

Ross hielt nur einen langen Moment inne, aber nicht, um sich meine Frage durch den Kopf gehen zu lassen, sondern weil aus einem Lautsprecher die Ansage ertönte: »HOFGANG … ES IST ZEIT FÜR DEN HOFGANG.« Mike Malchik von der Polizei Connecticut, hatte mir erzählt, dass Ross damals sein Geständnis unterbrochen hatte, weil eine Reinigungskraft mit Wischmop und Eimer in der Hand den Verhörraum betreten hatte, und dass er etwa 20 Minuten gebraucht hatte, um das Gespräch wieder in Gang zu bringen. Die Uhr tickte … genau wie Ross' Verstand. Ich konnte das Ticken geradezu sehen und hören: Tick, tick, tick … Ich wusste allerdings auch, dass er bereits in der Falle saß, denn die Uhr lief weiter – unsere wertvollen zwei Stunden waren bald um. Also begann er zu reden:

»Ich fühlte gar nichts! Das ist ja das Bizarre daran. Jeder scheint die Theorie der Staatsanwaltschaft zu glauben, ich sei ein Vergewaltiger und töte meine Opfer nur, damit sie mich nicht identifizieren können. Schau mal, Chris: Meist war helllichter Tag. Aber ich bin doch kein Idiot! Wenn ich solche Taten geplant hätte, dann hätte ich sie mit Sicherheit nicht so ausgeführt. Mir ging also überhaupt nichts durch den Kopf, bis sie irgendwann schon tot waren.

Und dann war es, als würde ich durch eine Tür treten. Ich äh … erinnere mich an das Erste, was ich dann fühlte: meinen Herzschlag. Da war ein richtiges Hämmern. Als Zweites spürte ich, dass meine Hände wehtaten, weil ich sie immer mit bloßen Händen erwürgt hatte. Und das dritte Gefühl war vermutlich Angst und dieses einsetzende Bewusstsein, dass dort eine Leiche vor mir lag.

Noch mal: Ich will dich nicht in die Irre führen, mir war schon klar, was passiert war. Aber es fühlte sich irgendwie anders an, so als würde ich es im Fernsehen anschauen. Und nachdem dann alles vorüber war, setzte die Realität ein und ich bekam plötzlich Schiss. Dann habe ich die Leichen versteckt und mit irgendetwas zugedeckt.

Ich habe sie missbraucht, benutzt und dann getötet. Was willst du sonst noch wissen?«

Als ihm jene letzten Worte über die Lippen kamen, begann ich, die Leine einzuholen.

Die Behörden in Crystal Run, New York, und im Bundesstaat Connecticut ermittelten noch immer in zwei ungeklärten Mordfällen an den Frauen Paula Perrera und Dzung Ngoc Tu. Ross hatte sich geweigert, von den Ermitteln dazu befragt zu werden, nachdem er in der »grünen Meile« gelandet war, wie man den Trakt mit den Todeszellen nennt. (Benannt nach dem grünen Linoleumboden, aus dem im Gefängnis von Somers aber inzwischen ein schmutziges Braun geworden war.) Neben mir auf dem Boden lagen nun Dokumente, die mir die Polizei von Crystal Run hatte zukommen lassen. Sie enthielten Informationen, von denen die Öffentlichkeit bis dato nichts wusste und die nur die Polizei und der Mörder selbst kennen konnten. Und ich wusste, dass die Familien der beiden Opfer endlich mit den Morden abschließen wollten.

»So ein großer Fisch bist du gar nicht oder, Michael?«, fragte ich ihn und lehnte mich dabei weiter nach vorn.

»Hä?«

»Nur sechs Mordopfer … das ist alles.«

»Was?«

Also zählte ich sie auf: Wendy Baribeault, Tammy Lee Williams, Robin Dawn Stavinsky, Debra Smith Taylor, Leslie Shelley und April Brunais. »Mike, das sind, wenn ich richtig rechne, sechs Stück. Aber denk nur an Carignan oder Henry Lucas, mit denen ich auch gesprochen habe, wie du weißt. Die haben beide jeweils um die 40 Opfer auf dem Kerbholz.«

Beim Angeln darf man sich nie zu früh freuen, denn so mancher Fisch ist im letzten Augenblick noch entwischt. Doch Ross hatte den Köder geschluckt.

»Nein, nein, nein!«, platzte es aus ihm heraus. »Nein, nein! Ich habe noch die kleine Vietnamesin getötet, Dzung-sowieso, und dieses Schulmädchen, Paula Perrera.«

»Das glaube ich dir nicht, Mike«, entgegnete ich. »Ich weiß, dass die Polizei noch nie mit dir über diese Morde gesprochen hat.«

Nun wurde Ross wütend. »Chris, ich habe dich noch nie belogen. Wir sind doch Freunde. Ja, die Polizei hat mich zu diesen Mädchen nicht befragt, weil mein Anwalt das nicht zuließ. Es laufen doch Berufungsanträge in meinen anderen Fällen. Jetzt bin ich echt sauer, weil du mir nicht vertraust.«

»Was hast du mit der Leiche getan, Michael?«, wollte ich wissen.

»Welcher Leiche?«

»Paulas.«

»Hab sie bei einer flachen Steinmauer abgeladen«, verriet er mir und präzisierte, ohne dass ich danach fragen musste: »Daneben stand eine Weide, das weiß ich noch.«

»Wo hast du sie getroffen, Mike?«

In diesem Punkt schien er sich nicht sicher zu sein. »Ich erinnere mich nicht mehr genau. Aber umgebracht habe ich sie im Bundesstaat New York. Der Ort hieß Crystal Run, glaube ich … ja, Crystal Run muss es gewesen sein.«

An dieser Stelle schlug ich unter dem Vorwand, dass er sich nach einem Besuch auf der Toilette und einer Tasse Kaffee vielleicht besser fühlen würde, eine kurze Unterbrechung vor. Ross gefiel die Idee und der Vollzugsbeamte verlängerte meine Besuchszeit großzügig um 30 Minuten, weil er vermutlich ahnte, was hier vor sich ging.

Ich war im Begriff, mir die Finger zu verbrennen. »Aussageerpressung«, geisterte es mir durch den Kopf. Denn da saß ich nun mit einem Ordner voller Polizeiakten, von denen Ross nicht wusste, dass ich sie besaß. Wegen laufender Berufungsverfahren hatte er die Vorgaben seines Verteidigers bislang strikt befolgt und Befragungen zu den Morden von Paula Perrera und Dzung Ngoc Tu stets abgelehnt. Erschwerend kam hinzu, dass ich kurz vorher ein Interview mit (dem inzwischen verstorbenen) Staatsanwalt Robert Satti in dessen Büro in New Haven, Connecticut, geführt hatte. Der hatte seine Pleite am Obersten Gerichtshof noch immer nicht verwunden und wollte Ross nach wie vor auf dem elektrischen Stuhl sehen. Die »Bulldogge« Satti, wie er genannt wurde, war ein erfahrener alter Haudegen und entschiedener Befürworter der Todesstrafe. Wenn nötig, hätte er den Stromschalter bei Ross' Hinrichtung selbst umgelegt. Jener Satti hatte mich gebeten, noch das eine oder andere aus Ross herauszukitzeln, um das Todesurteil endlich unter Dach und Fach zu bringen.

Und das tat ich! Mit meinen gedanklichen und psychologischen Winkelzügen handelte ich gewissermaßen im Auftrag der Polizei. In geheimer Absprache mit einem Staatsanwalt versuchte ich, ein Geständnis zu erwirken.

Hätte ein überkorrekter Bezirksrichter davon Wind bekommen, wäre ich dafür, dass ich dem Obersten Gericht dazwischenfunken wollte, womöglich für versuchte Rechtsbeugung angeklagt worden. Dann wäre am Ende vielleicht noch ich, statt Mr. Ross, auf dem elektrischen Stuhl gelandet.

Ich besprach mich deshalb mit meinem Produzenten, Frazer Ashford. Dem ging offenbar dasselbe durch den Kopf, denn er nuschelte in seinen Bart: »Die werden uns verklagen, Chris. Die Bullen werden Kopien von den Filmaufnahmen haben wollen und wir werden sie ihnen aushändigen müssen. Herrgott, vergiss das Geständnis. Lass uns den Sack hier zumachen und so schnell wie möglich abhauen.«

Was man bei Dreharbeiten zu einem Dokumentarfilm niemals tun sollte, ist, den Kerl mit dem Geld – sprich: den Produzenten – auf die Palme zu bringen. Ich hatte Frazer während eines Interviews mit den beiden Serienmörderinnen Cathy May Wood und Gwendolyn Graham schon einmal verärgert. Danach hatte er gedroht, mich mit dem erstbesten Flug zurück nach Hause zu schicken. Eigentlich war er sauer auf mich, seit ich mich in Connecticut auf den alten elektrischen Stuhl gesetzt hatte. »Nur eine Sache stimmt mit dem Stuhl nicht«, hatte er damals zu dem Wachmann, der danebenstand, gesagt. »Das Ding ist nicht in Betrieb.«

»Wessen Interview ist das?«, entgegnete ich Frazer. »Der Mistkerl hat diese beiden Mädchen umgebracht. Du hast die Fotos doch gesehen! Mach dir keine Sorgen, ich werde das schon in Ordnung bringen. Also lass uns weitermachen.«

Nun überlegte ich, ob es ratsam wäre, Ross, der inzwischen zurück war und wieder auf seinem Stuhl saß, über sein Aussageverweigerungsrecht zu belehren oder nicht.

»Mike«, begann ich, das Gespräch wieder aufzunehmen. »Du musst natürlich nichts weiter sagen. Aber wenn ich dir eine Karte von Crystal Run zeigen würde, denkst du, dass du mir darauf den Ort zeigen könntest, von dem du glaubst, dass du Paula dort umgebracht hast?«

Dabei zog ich eine Karte des Gebiets um Crystal Run aus meinem Ordner und reichte sie ihm.

Ross betrachtete die Karte etwa eine Minute lang und deutete dann auf einen Ort, an dem sich ein Rastplatz namens »Crystal Dip« befand. »Dort«, sagte er. »Es war ziemlich sumpfig. Ich bin da rangefahren und habe sie dort umgebracht.«

Daraufhin fragte ich ihn, warum er in dieser Gegend unterwegs gewesen war. Er erklärte mir, dass er nach einem Streit mit seiner Ex-Freundin Connie auf dem Weg zurück nach Connecticut gewesen sei. Unterwegs hatte er Perrera entdeckt, die als Anhalterin an der Route 211 gewartet hatte, und hatte ihr angeboten, sie nach Hause zu fahren. Das Datum und die ungefähre Uhrzeit, die er angab, passten perfekt.

»Was hatte Paula an?«, fragte ich ihn.

»Meine Güte, daran kann ich mich wirklich nicht mehr erinnern, Chris.«

»Weißt du noch, wie sie aussah?«

»Ich habe dir doch schon einmal gesagt, dass ich mich an keines der Gesichter meiner Opfer erinnern kann.«

In der Polizeiakte befand sich ein Zeitungsausschnitt mit einem Foto von Paula Perrera. Ich überlegte kurz, ob ich ihm das Bild zeigen sollte, um ihn zu fragen, ob ihm das Gesicht bekannt vorkäme. Aber nachdem ich einen Moment lang nach dem Artikel gesucht hatte, überlegte ich es mir aus offensichtlichen Gründen doch anders.

»Okay Mike, das war's. Ich denke, wir sind jetzt durch.«

Ross stand nun unter noch mehr Druck. Ich hatte die Kontrolle und er glaubte, ich würde seinen Fall jetzt ad acta legen. Das konnte sein Ego, das nach immer mehr Aufmerksamkeit gierte, aber nicht zulassen. Auf sein furchtbares Geständnis hatte ich in keiner Weise reagiert. Wieder war es ihm nicht gelungen, mich zu schockieren, auch nicht mit der Abscheulichkeit eines weiteren Mordes.

Um einen psychopathischen Mörder zu verstehen, muss man selbst fast wie einer denken. Ich begann nun, ihn an Land zu ziehen.

»Und was ist mit der Vietnamesin?«, fragte er. »Die glauben, dass ich die auch getötet habe, aber das stimmt so nicht ganz.«

Ich blieb wegen der Aussageerpressung vorsichtig und antwortete: »Du meinst Dzung Ngoc Tu? Sie hat nämlich einen Namen, weißt du? War eine liebenswerte, fleißige Studentin an der Cornell-Universität … Du müsstest dich an sie erinnern, schließlich hast du ihr ein paar Mal bei ihren Kursen geholfen.«

Daraufhin gab mir Ross eine knappe Zusammenfassung davon, wie er die 25 Jahre alte Studentin überzeugt hatte, sie in ihr Wohnheim begleiten zu dürfen. Draußen war es dunkel gewesen. Er hatte vorgegeben, dass sie so sicher nach Hause kommen würde, da erst kürzlich einige Vergewaltigungen auf dem Campus stattgefunden hatten (deren Täter in Wirklichkeit er selbst gewesen war). Ross gestand mir, dass er Dzung Ngoc Tu in einem waldigen Gebiet vergewaltigt und anschließend gewürgt hatte, bevor er sie von einer Brücke aus in den Beebe Lake geworfen hatte.

»Im Grunde habe ich sie gar nicht umgebracht«, meinte er. »Sie ist ertrunken.«

Diese kaltherzige Aussage bestätigte, was im Autopsiebericht von Dzung Ngoc Tu zu lesen war: dass sie noch gelebt hatte, als sie im Wasser gelandet war. Wörtlich stand im Bericht: »Todesursache: versuchte Strangulierung. Tod durch Ertrinken.«

Ich besann mich auf meine Unterhaltung mit der »Bulldogge« Satti. Da nur noch weniger als 15 Minuten verblieben, bevor wir unsere Dreharbeiten beenden mussten und Ross wieder in die Todeszelle zurückgebracht werden würde, fragte ich ihn beiläufig nach den beiden 14-jährigen Leslie Shelley und April Brunais – zwei Morde, für die er bereits für schuldig befunden worden war. Eigentlich glaubte ich nicht, dass er dazu etwas Neues zu sagen hatte – was hätte er auch noch berichten sollen?

Er hatte gestanden, die beiden Mädchen getötet zu haben, und der Polizei obendrein eine überprüfbare Beschreibung der Tat gegeben. Doch einen Psychopathen darf man nie unterschätzen. Dieses Monster musste einfach das letzte Wort haben. Was Sie nun lesen, sind wortwörtlich Ross' letzte Aussagen mir gegenüber. Diese schockierenden, abstoßenden und abgrundtief bösen Worte werden Sie wütend machen, so wie die »Bulldogge« Satti, als er sie zum ersten Mal hörte.

Die Prozessakten zeigen, dass das Verbrechen am Ostersonntag 1984 stattfand. Leslie und April waren unzertrennliche Freundinnen und Nachbarn im Städtchen Griswold in Connecticut. Sie hatten vorgehabt, ins benachbarte Jewett City zu laufen, was ihre Eltern verboten hatten. Die Mädchen gingen dennoch los – eine Entscheidung, die sie das Leben kosten sollte. Als es dunkel wurde, bekamen Leslie und April Angst. Also riefen sie ihre Eltern an und baten darum, abgeholt zu werden. Die aber ließen sie zur Strafe nach Hause laufen. Als um 22:30 Uhr keine von beiden dort angekommen war, riefen die besorgten Eltern die Polizei. Dort gaben sie vor, die Mädchen seien weggelaufen, obwohl sie wenige Stunden zuvor erst angerufen und gebeten hatten, abgeholt zu werden.

Ross' Schuldeingeständnis für diesen Doppelmord hatte mehr oder weniger folgenden Wortlaut: Er konnte sich zwar nicht an die exakte Zeit erinnern, wann er angehalten und den Mädchen angeboten hatte, sie heimzufahren, aber er wusste noch, dass April die Selbstbewusstere von beiden gewesen war. Sie hatte sich vorn auf den Beifahrersitz gesetzt, während die zierliche und kleinere Leslie auf der Rückbank Platz genommen hatte.

Die Mädchen waren verständlicherweise erschrocken, als Ross an der Straße, in der sie wohnten, vorbeigefahren war – inzwischen war er völlig eingenommen von den Gedanken an Vergewaltigung und Mord. Trotz lautstarker Proteste der beiden hatte er nicht angehalten. April hatte daraufhin ein Taschenmesser gezogen, mit dem sie ihren Entführer bedroht hatte, doch Ross war es ohne Probleme gelungen, sie zu entwaffnen. Er war ostwärts auf den Highway 138 gefahren, in Richtung des Städtchens Voluntown mit seinem nahe gelegenen See Beach Pond, der auf der Grenze zwischen den Bundesstaaten Rhode Island und Connecticut liegt.

Er hatte den Wagen an einem bis heute unbekannten Ort geparkt. Dann hatte er April die Jeans vom Leib gerissen und sie mit dem Taschenmesser in Streifen geschnitten, mit denen er seine Opfer an Händen und Füßen gefesselt hatte. Leslie hatte er in den Kofferraum seines Wagens gesperrt, danach hatte er April ein paar Meter vom Auto weggezerrt und auf die Knie gezwungen. Leslie muss im Kofferraum mitbekommen haben, wie ihre mutige Freundin mit Ross kämpfte. Wie er bereits ausgesagt hatte, hatte April tapfer um ihr Leben gerungen, doch er hatte sie erst vergewaltigt und dann erdrosselt.

Als die Polizei ihn später aufgefordert hatte, sich an den Mord an Leslie Shelley zu erinnern, hatte Ross auf einmal dichtgemacht und nichts mehr sagen wollen. Das war so geblieben bis zum 26. September 1994, als in der Justizvollzugsanstalt von Osborn die letzten Minuten vor der Kamera anbrachen. Seine Worte waren unterbrochen von Tränen und gelegentlichem hysterischen Gelächter. Und was er mir da erzählte, das hatte selbst Robert Satti in all seinen Jahren als einer der härtesten Staatsanwälte in den USA noch nicht erlebt.

Leslie habe einen bleibenden Eindruck bei ihm hinterlassen, sagte Ross mit flacher, jetzt wieder emotionsloser Stimme.

»Ich holte sie aus dem Kofferraum. Sie hatte weiches, blondes Haar. Sie war ganz ruhig, als ich ihr sagte, dass sie in den Wagen steigen solle. Ich erklärte ihr, dass ich sie nicht töten wolle. Als ich ihr sagte, dass ihre Freundin schon tot sei, fing sie an zu weinen.« Er hielt kurz inne und sah mir in die Augen. Vielleicht suchte er nach Ekel oder Abscheu, aber es gab dort nichts für ihn zu sehen. »Ja, ich glaube, sie fing an zu zittern«, redete er weiter. »Sie schien sich ihrem Schicksal ergeben zu haben, als ich sie zur Seite drehte. Was mich bis heute stört: Ich kann mich nicht erinnern, wie ich sie erwürgt habe. Bei den anderen war es, als hätte jemand anders es getan und ich hätte nur von Weitem durch einen unwirklichen Nebel zugeschaut. Es war real, aber irgendwie auch irreal. Eine Fantasie, aber auch keine wirkliche Fantasie. Aber ihr Tod … Leslie … Das war niemand anderes. Zum ersten Mal war ich es selbst. Ich beobachtete mich dabei, wie ich diese Dinge tat, und ich konnte mich nicht stoppen, so als wäre da eine unsichtbare Mauer zwischen uns. Ich wollte sie nicht töten.«

Während dieser letzten Augenblicke des Interviews zeigte Ross erstmals Anzeichen von Stress, vielleicht sogar einen Anflug von Reue. Er hörte auf zu reden, senkte den Kopf und holte tief Luft. Hinter mir war plötzlich Bewegung. Einer der Wärter, ein Vater zweier junger Töchter, wurde leise aufgefordert, den Raum zu verlassen. Als Ross seinen unerträglichen Bericht von Leslie Shelleys Mord fortgesetzt hatte, hatte der Mann Tränen in den Augen.

»Chris, ich konnte nichts anderes tun, als dabei zuzusehen, wie ich sie umbrachte. Und weißt du, was unfassbar ist, danach musste ich weinen. Außerdem, ach, ich weiß nicht … niemand weiß bisher davon.«

Ich zeigte noch immer keinerlei Reaktion, obwohl er so verzweifelt auf eine wartete. Doch ich spiegelte präzise seine Kälte, seine abscheuliche Herzlosigkeit und seine fehlende Empathie.

»Und? Was dann?«, fragte ich ihn.

Es gab eine lange Pause.

»Ich wollte, gleich nachdem ich April vergewaltigt und getötet hatte, Sex mit ihr haben, aber bekam keinen hoch. Also setzte ich mich mit Leslie eine Stunde oder so auf die Rückbank und wir redeten nur. Als sie dann wieder anfing zu heulen, weil sie Ärger bekommen würde, wenn sie so spät heimkam, musste ich sie umbringen. Aber dann, nachdem sie tot war, habe ich sie vergewaltigt, um den Druck loszuwerden. Das habe ich bislang noch niemandem erzählt.«

Dann lächelte er verlegen, bevor er weiterredete: »Du weißt, dass man mich einen Serienmörder nennt, oder? Dabei habe ich nur acht Frauen umgebracht. Als wäre das eine große Sache! Du hast schon mit Kerlen gesprochen, die Dutzende mehr getötet haben. Du hast also recht, so gesehen bin ich ein echt netter Kerl. Ich bin wirklich ein echt netter Kerl.«

Und damit brach er in einen unkontrollierten Lachanfall aus. Danach verriet er mir, dass er die Leichen von April und Leslie an einer bestimmten Stelle nahe des Beach Pond versteckt hatte, an die er hin und wieder zurückkehrte, um auf die Überreste zu masturbieren. »Manchmal saß ich einfach nur dort und sah mir die verwesenden Leichen an. Wie die Träume in meiner Kindheit waren sie immer für mich da und bereiteten mir Vergnügen, wenn ich es brauchte«, erinnerte er sich.

Ross hatte die Polizei kurz nach seiner Verhaftung am 28. Juni 1984 zu den Leichen von April und Leslie geführt, der exakte Tatort konnte aber nie ermittelt werden. Die Polizei des Bundesstaats Connecticut sprach damals von einem »Versehen«. Vor Gericht stellte sich später jedoch heraus, dass Absicht dahintersteckte, um einen Zuständigkeitsstreit mit den Behörden von Rhode Island zu vermeiden, die die Morde an den beiden jungen Mädchen hätten aufklären müssen. Dies war also ein weiteres fragwürdiges Vorgehen der Polizeibehörden im Zusammenhang mit Ross' Mordserie, die ihn deutlich amüsierte.

Als Robert Satti erfuhr, dass Ross mir gegenüber die Schändung von Leslie Shelleys Leiche gestanden hatte, flippte er völlig aus. Dies war ein weiterer schwerer Anklagepunkt, den er gegen ihn vorbringen konnte.

»Ich werde diesen verdammten Schweinehund auf den Stuhl bringen, und wenn es das Letzte ist, was ich tue«, tobte er.

Leider konnte sich die »Bulldogge« diesen Wunsch nicht erfüllen. Denn er starb, noch bevor der elektrische Stuhl ausgemustert und Ross am 13. Mai

2005 per Giftspritze hingerichtet wurde. Da Ross sich freiwillig für die Hinrichtung gemeldet hatte, hätte er es sich noch anders überlegen und sein Leben retten können, bevor die Nadel in seinen Arm eindrang – er tat es aber nicht!

DIE SUCHE NACH DEM HEILIGEN GRAL

Was ein mystisch-religiöses Artefakt mit einer Horde Psychopathen und Bestien zu tun hat? Was genau der Heilige Gral ist, wissen selbst jene, die ihn suchen, nicht so recht. Er mag ein juwelenbesetzter Kelch sein, ein schlichter Becher aus Zypressenholz, aus dem Jesus zum Letzten Abendmahl trank, oder vielleicht sogar dessen Blut. Andere wiederum glauben, es handele sich dabei um gar keine physische Sache, sondern um etwas weniger Greifbares, doch dafür umso Faszinierenderes – eine Doktrin, ein Glaubensbekenntnis, eine Lehre des christlichen Glaubens.

Aber um all das soll es hier nicht gehen!

Ich meine den »Heiligen Gral der Psychopathie«, den Psychiater und Mediziner suchen, seit der französische Psychiater Philippe Pinel im 19. Jahrhundert von einer Form des Wahnsinns berichtete, die Manie, Depression oder Psychosen umfasst. Bis heute ist es nicht gelungen, diesen »Psychopathie« genannten Wahnsinn vollumfänglich zu verstehen oder gar zu heilen. Man geht inzwischen davon aus, dass sie unheilbar ist. Sollte also jemand den Heiligen Gral – ein Heilmittel gegen Psychopathie – finden, er würde damit reicher werden, als er sich in seinen kühnsten Träumen vorstellen könnte. Aktuell wird unter Experten allerdings kein Versuch diesbezüglich unternommen. Entsprechende Ansätze dazu gab es in der Vergangenheit jedoch durchaus, etwa mit Michael Ross.

Als die Psychiater-Riege in den USA Wind davon bekam, dass dieser Psychopath an sexuellem Sadismus mit übermächtigen, unkontrollierbaren Zwängen litt – was theoretisch strafmildernde Auswirkungen gehabt hätte –, wurden in psychiatrischen Kliniken und anderen medizinischen Facheinrichtungen im ganzen Land Überstunden gemacht. Ärzte in den gesamten USA grübelten über dem *Diagnostischen und statistischen Leitfaden psychischer*

Störungen, um einen Zusammenhang zwischen sexuellem Sadismus und Psychopathie zu finden. Einige Psychiater waren der Überzeugung, dass Ross' Psychopathie heilbar sein könnte, wenn es gelänge, seine unkontrollierten sexuellen Gelüste zu zähmen oder gar gänzlich zu beseitigen.

Während meines ersten Besuchs in Ross' Todeszelle war er in Topform und ganz versessen darauf, mir zwei Berge von Briefen zu zeigen. »Sieh her, Chris«, sagte er, »diese Briefe sind alle von Ärzten und Psychiatern, die anderen hier von Frauen, die mich heiraten wollen. Briefe, überall Briefe – ich habe kaum noch Platz, um irgendwo zu schlafen.« Lachend deutete er auf die Zelle nebenan. »Schau mal, da drüben … Sie sagen, ich sei der einzige zum Tode Verurteilte in den USA, der zwei Zellen hat. Da lagere ich meine ganzen juristischen und medizinischen Fachbücher. Die Wärter ärgert das wahnsinnig, das kann ich dir versichern.«

Viel wurde geschrieben über Ross' angebliche Entschlossenheit, um herauszufinden, was genau in seinem Kopf nicht stimmte. Er hatte den übermächtigen Zwang, Tag und Nacht zu masturbieren und jungen Frauen nachzustellen, um sie brutal zu ermorden. Der hochgebildete Akademiker veröffentliche im Internet sogar sorgenvolle Gedanken zu seinem Geisteszustand und kam dabei äußerst überzeugend rüber, zumindest wenn man die Tatsache ausblendete, dass er ein durch und durch psychopathischer Sexualstraftäter war. Ob Ross auch nur einen Moment lang irgendein Gefühl von Reue für seine Verbrechen verspürt hat? Nein! Er hat sich um seinen Geisteszustand auch ganz sicher keine Sorgen gemacht, als er die vielen jungen Frauen und die beiden Schulmädchen umgebracht hat. Hat er seine Selbstreflexion also erst später begonnen, als er in der Todeszelle einsaß? Um Ross' Gedanken verstehen zu können, muss einem bewusst sein, dass es bei ihm nicht um einen »normalen Menschen« geht, man muss sich also in den Geist eines absoluten Psychopathen hineinversetzen – und das ist kein schöner Ort.

Ross liebte es, Spielchen zu spielen, und tat dies bis ans Ende seiner Tage. Aufgrund seines aggressiven Narzissmus verabscheute er jeden, der ihn nicht bewunderte. Er hielt sich für wichtiger, als er tatsächlich war. Und mit der deprimierenden Aussicht auf Tage, Wochen und Jahre ohne Beschäftigung deckte er sich eben mit juristischer und medizinischer Fachliteratur ein, darunter auch eine Ausgabe des *Diagnostischen und statistischen Leitfadens psychischer Störungen*, und begann, sich als »Experte« für diverse Themen zu gerieren.

Sein Meisterstück war ein Antrag auf operative Kastration – wohl wissend, dass diesem niemals stattgegeben werden würde –, mit dem er die gesamte Strafvollzugsbehörde beinahe in den Wahnsinn trieb. Ross hatte Zeit ohne Ende. Nachdem er also juristische Bücher und andere Fachliteratur durchgearbeitet hatte, schrieb er einen Brief nach dem anderen an Mediziner und die Gefängnisleitung. Als der Rechtsstreit um die Kastration bereits ein kleines Vermögen verschlungen hatte, einigte man sich letztlich auf folgende Vereinbarung: Ross wurde freigestellt, sich einer chemischen Kastration – oder wie er es nannte: der chemischen Keule – zu unterziehen, weshalb er in der Folge eine Reihe von Tests an sich vornehmen ließ.

Viele Fachleute, darunter einige Experten von der medizinischen Fakultät der renommierten Johns-Hopkins-Universität in Baltimore, glaubten offenbar, man könne mithilfe einer solchen Behandlung den möglicherweise ganz anständigen Michael Ross von dem Monster, das er in sich trug, befreien. Deshalb erhielt er über einen längeren Zeitraum hinweg gewaltige Dosen des weiblichen Empfängnisverhütungsmittels Depo-Provera, das seinen extremen Sexualtrieb bremsen sollte. Gleichzeitig verschrieb man ihm Fluoxetin, ein starkes Antidepressivum. Dieser Medikamentencocktail dämpfte Ross' abnormale Gelüste.

Es dauerte allerdings nicht lange, bis sich erste Probleme einstellten. Zunächst waren diese noch rechtlicher Natur: Upjohn, der britische Hersteller von Depo-Provera, hatte für eine Anwendung seines Präparats in derartigen Fällen keine Zulassung beantragt. Das zweite Problem war ein medizinisches: Aufgrund der exzessiven Einnahme von Depo-Provera nahm Ross innerhalb kürzester Zeit im zweistelligen Kilobereich zu, was zu pathologischen Veränderungen der Leberfunktion und seines Hormonspiegels führte. Kurzum: Er wurde schwerkrank, weshalb verständlicherweise auch seine Depression wieder auftrat. Er war also erneut eine tickende Zeitbombe auf zwei Beinen und sagte klipp und klar: Sollte er je mit einer Wärterin allein sein, würde er sie sofort töten. Der Versuch, Ross' extremes Bedürfnis nach sexueller Befriedigung mithilfe chemischer Kastration zu heilen, war also katastrophal gescheitert.

Als ich Ross fragte, warum er sich freiwillig zur Hinrichtung gemeldet hatte, erklärte er, vermutlich nicht ganz ernst gemeint, er wolle den Familien seiner Opfer keine weiteren Gerichtsverhandlungen mehr zumuten. Ein pensionierter Richter sagte mir dazu einmal: »Ross wird vermutlich jeden überleben, der mit diesem Fall zu tun hat. Wenn er wirklich unbedingt hingerichtet werden will, dann sollte er einfach Selbstmord begehen.«

Der Serien-Sexualmörder Keith Hunter Jesperson hatte eine andere Erklärung für Ross' Drängen auf Hinrichtung und lag damit vermutlich gar nicht so falsch: »Wenn man freiwillig sterben will, dann ist die Wahrscheinlichkeit groß, dass die Staatsanwaltschaft diesen Wunsch verwehrt, damit man seinen Willen nicht bekommt. Ich kenne einige Serienmörder, die während ihrer Verhandlungen um die Todesstrafe gebeten haben. Das ist umgekehrte Psychologie. Die Jurys entschieden dann oft auf lebenslange Haft, damit die Täter länger leiden. Das ist also keine schlechte Verteidigungsstrategie.«

Vielen Dank für deine fachliche Einordnung, lieber Keith!

»Er [Ross] war wirklich schüchtern. Wenn er mit dir geredet hat, sah er dir dabei nicht mal in die Augen. Er war äußerst gebildet, ein wirklich talentierter 21-jähriger Bursche. Er wirkte nicht wie einer, der abends in die Stadt zieht und solche Dinge anrichtet. Er hielt mehr oder weniger seine Klappe und war kleinlaut und schwächlich.«

Sergeant Lewis, vom Polizeirevier in La Salle, zu einem Journalisten nach Ross' endgültiger Verhaftung wegen der Tat in La Salle, am 28. September 1981

Wir können alle Psychopathie-Checklisten studieren, die je veröffentlicht wurden, doch wenn uns die Psyche und das Leben von Michael Ross, seine Verbrechen und Manipulationen eines gelehrt haben, dann dies, dass die Opfer seiner Vergewaltigungen und Morde den eiskalten Killer in ihm nicht erkannt haben, bevor es zu spät war. Seine Eltern, seine Tutoren in Cornell, Kommilitonen, Arbeitgeber, Vermieter und Vermieterinnen sowie seine verschiedenen Partnerinnen mögen vielleicht narzisstische Züge an ihm bemerkt haben, doch selbst in ihren wildesten Träumen haben sie sich nicht vorstellen können, dass Ross ein psychopathischer Mörder war.

»Wenn ich nachts in einer dunklen Gasse Schritte hinter mir vernommen hätte, wäre ich erleichtert gewesen, Michael Ross dort zu entdecken. Mit seiner Brille wirkt er wie ein Bücherwurm, wie der nette Junge von nebenan. So normal sieht er aus!«

Karen B. Clarke, New Yorker Investigativjournalistin,
über den berüchtigtsten Serienmörder Connecticuts,
den inzwischen hingerichteten Michael B. Ross

Der großspurige Ross – mit seiner Wortgewandtheit und dem oberflächlichen Charme, seinem aufgeblasenen Ego, dem zwanghaften Drang nach Befriedigung, dem pathologischen Lügen, seiner durchtriebenen und manipulativen Art und dem völligen Fehlen von Schuldgefühlen und Reue – erfüllte viele Punkte auf Professor Hares Checkliste. Hinzu kamen außerdem: Herzlosigkeit/fehlende Empathie, parasitärer Lebensstil, schwache Verhaltenskontrolle, promiskuitives Sexualverhalten, schon frühe Verhaltensauffälligkeiten, ein Fehlen realistischer und langfristiger Ziele, Impulsivität, Verantwortungslosigkeit, viele kurze Ehen oder Beziehungen, Jugendkriminalität sowie kriminelle Vielseitigkeit.

Als der erfahrene Ermittler Mike Malchik am 28. Juni 1984 zum ersten Mal bei Ross vor der Tür stand, glaubte er tatsächlich, der sympathische junge Mann, der ihm da öffnete, könne niemals ein Serienmörder sein. Während er sich nach dem kurzen Gespräch wieder verabschieden und zu seinem Kollegen, Detective Frank Griffen, in den Wagen zurückkehren wollte, bat Ross ihn, noch auf einen Kaffee hereinzukommen. Im selben Atemzug fragte er ihn, ob der Mörder, den er suchte, bei einer Verurteilung für unzurechnungsfähig erklärt werden könne und somit dem elektrischen Stuhl entkommen würde. Diese seltsam spezifische Frage veranlasste Malchik dazu, Ross tatsächlich in dessen Wohnzimmer zu begleiten.

Obwohl Ross' blauer Toyota grob zur Beschreibung des Wagens passte, der gesehen worden war, als er von der Stelle davonraste, an der Wendy Baribeault ermordet worden war, stand Malchik schon nach wenigen Minuten Smalltalk erneut auf, um sich ein zweites Mal zu verabschieden. Er war nur einige Schritte weit gekommen, als ihn sein Bauchgefühl dazu veranlasste, sich noch einmal umzudrehen und eine Frage zu stellen: »Wo waren Sie am

Freitag, dem 15. Juni, dem Tag, an dem Miss Baribeault verschwand?«

Ross war in der Lage, seine Aufenthaltsorte an diesem Tag geradezu minutiös herunterzubeten, bis auf etwa eine Stunde gegen 16:30 Uhr. Erstaunlich, dachte Malchik, denn dies war genau der Zeitpunkt, an dem Zeugen Baribeault am Straßenrand entlanglaufen gesehen hatten, gefolgt von einem Mann, auf den Ross' Beschreibung passte. Malchik fand es ungewöhnlich, dass sich jemand nach zwei Wochen noch so genau an all seine Aufenthaltsorte, inklusive Zeitangaben, erinnern konnte, und schloss daraus, dass der 15. Juni ein besonderer Tag für Ross gewesen sein musste. Deshalb fragte er ihn, was er an den Tagen vor und nach diesem besonderen Datum getan habe. Ross konnte sich an rein gar nichts erinnern. Malchik war schockiert, denn es war völlig klar, was das zu bedeuten hatte.

Ross wurde daraufhin sofort verhaftet.

In Anerkennung der Tatsache, dass die Arbeit des Autors entscheidend dazu beigetragen hat, die Geständnisse der Morde an Dzung Ngoc Tu und Paula Perrera zu erlangen, befinden sich die vollständigen Transkripte von Ross' Gesprächen mit Ermittlern der Polizei des Bundesstaats New York sowie Fotografien des Tatorts inzwischen bei Detective Chief Inspector Martin Brunning von der Ermittlungseinheit für Schwerverbrechen von Bedfordshire, Cambridgeshire und Hertfordshire. DCI Brunning war 2013 Chefermittler im Fall der Serienmörderin Joanne Christine Dennehy. Love of Blood (auf Deutsch etwa: Blutige Liebe), *das Standardwerk zu Dennehy von diesem Autor, wurde 2015 vom Londoner Verlag John Blake veröffentlicht. Ein ausführlicher Bericht des Autors zu den fürchterlichen Morden von Michael Ross findet sich im Buch* Wie Serienmörder denken, *das im Original erstmals 2003, ebenfalls vom Verlag John Blake, veröffentlicht wurde.*

FALLSTUDIE BESTIE

Kenneth Alessio Bianchi – Hochstapler par excellence

Ein weiterer zweckloser Versuch, einen völlig manipulativen, sadosexuellen Mörder von seiner »Krankheit« zu »heilen«, wurde etwa im März 1979 in Bellingham im US-Bundesstaat Washington unternommen. Führende Psychiater des Landes traten im Verfahren gegen Kenneth Bianchi als Gutachter für Verteidigung und Anklage auf und waren sich einig, dass der Angeklagte an einer dissoziativen Identitätsstörung (DIS) leide. Ich habe Ihnen Bianchi in diesem Buch bereits vorgestellt (siehe Seite 22).

Der »Hillside Strangler« wurde ursprünglich angeklagt für die Morde an Karen Mandic (22) und Diane Wilder (27), beide Studentinnen an der Washington State University. Als später zahlreiche weitere Anklagen folgten, versuchte Bianchi, einen Deal mit der Staatsanwaltschaft auszuhandeln, um dadurch dem Galgen zu entgehen. Sein Anwalt, Dean Brett, hatte ihm dazu geraten, auf »nicht schuldig wegen Unzurechnungsfähigkeit« zu plädieren. Bianchi besaß zwar nicht ansatzweise einen IQ von 150 wie Michael Ross aus dem vorherigen Kapitel – dennoch war auch er äußerst gerissen.

Wenn er angab, als Kind missbraucht worden zu sein, würde man das, so Bianchis Theorie, sicher als Ursache für seine missratene Psyche geltend machen. Und sofern er vorgab, sich an die Ermordung der beiden Studentinnen nicht erinnern zu können, würde ihm möglicherweise eine deutlich geringere Haftstrafe drohen. Wäre die Verteidigung mit dieser Strategie durchgekommen, hätte Bianchi nach einiger Zeit Anspruch auf Bewährung gehabt und – besser noch – seine Zeit in einer psychiatrischen Klinik absitzen dürfen, wo der wortgewandte Mörder dann so lange den Geläuterten gespielt hätte, bis er wieder auf freien Fuß gekommen wäre, wie es so viele andere Mörder auch geschafft haben. (Etwa der bereits erwähnte Paul Beecham, siehe die Seiten 22, 57–61, 155.)

Angeblich zeigte Bianchi Anzeichen einer dissoziativen Identitätsstörung. Solche Störungen werden offenbar durch schwere Traumata in der Kindheit verursacht wie sexuellen Missbrauch oder extreme Grausamkeit – was Bianchi beides nicht erlebt hat. Solche Erfahrungen können derart schmerzhaft sein, dass Opfer sie buchstäblich aus ihrem Gedächtnis löschen. Im späteren Leben kann ein Schockerlebnis dieses Trauma dann reaktivieren, was zur Folge hat, dass der »normale« Charakter des Betroffenen zurücktritt – daher die vorgebliche »Amnesie« bezüglich der Studentinnen-Morde.

Obwohl die dissoziative Identitätsstörung, früher noch multiple Persönlichkeitsstörung genannt, in der Medizin bereits seit dem frühen 19. Jahrhundert bekannt war, erfuhr die breite Masse erst 1957 von dieser »Krankheit«, als nämlich der Film *Eva mit den drei Gesichtern* erschien, der auf dem gleichnamigen Buch basierte, das von zwei Psychiatern geschrieben worden war. Kurz nach Bianchis Verhaftung wurde er in seiner Zelle dabei beobachtet, wie er exakt jenes Buch las. Er hatte auf einem Fernseher, der außerhalb der Gitter an einer Wand angebracht war, sogar den Film dazu gesehen.

Der bemerkenswerteste Fall von DIS war jener von Billy Milligan, der 1977 in Columbus, Ohio, wegen Vergewaltigung verhaftet wurde. Später versicherte er einem Sozialarbeiter, er heiße nicht Billy, sondern »David«. Eine darauf folgende Untersuchung durch ein Psychiater-Team ergab, dass Billy, alias David, tatsächlich an DIS erkrankt war.

Billy war als Kind von seinem Stiefvater sexuell missbraucht und zu einer anderen Persönlichkeit geworden, um seinem Elend zu entkommen. Am Ende war er in nicht weniger als 23 unterschiedliche Persönlichkeiten gespalten, darunter eine Lesbe, ein weltmännischer Brite, der auch Arabisch sprach, ein Elektronik-Fachmann und ein Serbo-Kroate, wobei bis heute nicht klar ist, wie er die fremden Sprachen gelernt hatte. All diese Persönlichkeiten waren derart ausgeprägt, dass nur ein ganz bemerkenswerter Schauspieler sie hätte simulieren können. Später fand man heraus, dass offenbar die lesbische Persönlichkeit die Vergewaltigung begangen hatte – während die übrigen 22 Persönlichkeiten vermutlich danebengestanden und zugesehen hatten. Eine war davon derart angewidert gewesen, dass sie Billy bei der Polizei verriet.

In den späten 1970ern wurde in den US-Medien viel über den Milligan-Fall berichtet. 1977 hatte ein »Dr. Kenneth Bianchi« eine Praxis für psychiatrische Beratung eröffnet – nur dass er gar kein Psychiater war. Als Referenzen verwendete der falsche Arzt echte Diplome, welche er sich trickreich von Studenten besorgte, die sich um eine Anstellung in seiner Praxis bewarben. Damit überzeugte er Dr. Weingarten, ein Büro in dessen Praxis mieten zu dürfen.

Später schrieb Bianchi mir in einem Brief: »Die Leute in Kalifornien betreiben viel Augenwischerei. Ich trat dem Buchclub von *Psychology Today* bei und besorgte mir dort einige Bücher [unter anderem eines über Billy Milligan], mit denen ich meine Regale dekorierte. Dort wurde mir auch Dr. Weingarten vorgestellt, den ich darum bat, einen Teil seiner Praxisräume mieten zu dürfen. Weil ich gebildet erschien und ein gemeinsamer Freund mich empfohlen hatte, sagte er zu. Ich musste mir keine sonderlich große Mühe geben, um den Arzt zu täuschen. Er hätte mich sofort durschaut, wenn er mir auch nur eine ganz einfache Frage zum Thema Psychologie gestellt hätte.«

Und weiter: »Ich schaltete Stellenanzeigen in der *Los Angeles Times*, auf die sich andere Psychologen und Studenten meldeten [unter anderem ein gewisser ›Steve Walker‹]. Ihren Bewerbungsschreiben legten sie auch Referenzen bei. Bei einer Druckerei besorgte ich mir weitere (gefälschte) Diplome, die ich mir an die Wände hängte und in die Regale stellte. Ich besaß von früher außerdem noch eine Reihe von Büchern zu den Grundlagen der Psychologie. Ich wusste, dass das, was ich tat, falsch war. Aber ich habe alle möglichen Vorsichtsmaßnahmen getroffen, damit niemand zu Schaden kommt.«

Unter den Büchern »von früher« war auch ein Lehrbuch aus seiner Studienzeit am Rochester Monroe Community College. Er war dort in vielen Kursen durchgefallen, unter anderem auch im Fach Psychologie.

Um seiner Hochstapelei einen noch seriöseren Anstrich zu verleihen, fälschte »Dr. Bianchi« Briefe von renommierten Institutionen, die ihm für seine »Großzügigkeit« und »kleinen Geldspenden« dankten sowie für seine »erhellenden Vorträge«. Gleichzeitig erzählte er seiner Lebensgefährtin Kellie Boyd und seiner eigenen Mutter, dass er in Rochester einen Abschluss in Psychologie gemacht habe und nun Dr. Weingarten helfe, der durch die immense Anzahl Patienten in seiner Praxis überlastet sei. Doch eines Tages fiel das Kartenhaus, wie alle von Bianchis Lügenkonstrukten, in sich zusammen.

Während eines Besuchs bei ihrem Sohn in Kalifornien fielen Frances Bianchi die vielen gefälschten Diplome auf, die in seiner Wohnung und in seinem Büro an der Wand hingen. Sie ließ sich nicht davon blenden, sondern beschimpfe ihren Sohn und drohte ihm, ihn als Hochstapler zu entlarven. Doch ihre Warnungen stießen auf taube Ohren. Er steckte weiterhin Geld in Werbeanzeigen, bis seine spärlichen finanziellen Rücklagen aufgebraucht waren. Gebracht hat das nichts, die Patienten blieben aus – vermutlich zu ihrem eigenen Glück, vor allem was junge, gut aussehende Patientinnen anging.

In der Personalakte aus Bianchis Haftzeit in Bellingham ist zu lesen, dass er 1976 die Miniserie *Sybil* angeschaut habe, die sich ebenfalls um das Thema dissoziative Identitätsstörung drehte. Sein Anwalt arrangierte eine Hypnosesitzung für seinen Mandanten, der noch viele weitere folgten.

Der forensische Psychiater Professor Dr. Donald T. Lunde empfahl, dass Bianchi unter der fachlichen Aufsicht eines Dr. John Watkins die Hypnosesitzung absolvieren solle. Dr. Lunde war Professor für Psychiatrie und Verhaltenswissenschaften und Dozent an der renommierten Universität Standford. Darüber hinaus war er Autor der beiden ganz exzellenten Bücher »*The Die Song: A Journey into the Mind of a Mass Murderer*« (auf Deutsch etwa: Das Lied vom Tod: Reise in den Verstand eines Massenmörders) und *Murder and Madness* (auf Deutsch etwa: Mord und Wahnsinn) sowie gemeinsam mit Herant A. Katchadourian Co-Autor von *Fundamentals of Human Sexuality* (auf Deutsch etwa: Grundlagen der menschlichen Sexualität). Er war außerdem Mitglied der Psychiatervereinigung American Academy of Psychiatry and the Law, also überaus qualifiziert dafür, Kenneth Bianchis Geisteszustand korrekt zu beurteilen. Und wenn jemand eine fundierte Aussage zu einem echten Fall von DSI treffen konnte, dann war es Dr. Watkins, den Professor Lunde empfohlen hatte.

Die These, dass Bianchi als Kind möglicherweise missbraucht worden war, fußte auf Recherchen des äußerst erfahrenen Sozialarbeiters John Johnson und seines Teams. Johnson sprach zwar nicht mit Bianchis Adoptivmutter Frances, entdeckte dafür aber einen Bericht aus dem Jahr 1960, der nach einem Besuch des damals Neunjährigen im Strong Memorial Krankenhaus in Rochester entstanden war. Grund für Bianchis Krankenhausbesuch war eine Beschwerde der Kinderschutzorganisation »New York Society for the Prevention of Cruelty to Children« (auf Deutsch etwa: New Yorker Gesellschaft zur Prävention von Kindesmissbrauch). Hinweise der Schule und der Adoptionsvermittlungsstelle hatten den Verdacht nahegelegt, dass der Junge vernachlässigt wurde, und es gab einige Gründe, dies auch zu glauben. Folgendes war in dem Krankenhausbericht zu lesen:

> *»Kenneth ist ein äußerst ängstlicher Knabe mit einer Reihe von Phobien und Kontraphobien. Er nutzt Verdrängung und Reaktionsbildung und ist stark von seiner Mutter abhängig, die ihn einerseits dominiert und andererseits, gemessen an ihren eigenen Bedürfnissen, verwöhnt hat. Er ist ängstlich und abwehrend und das kontrollierende Klammern seiner Mutter hat ihn ambivalent werden lassen. Seine feindseligen Aggressionen verdrängt er und die Abhängigkeit von der Mutter wird immer stärker.«*

Als ich den Serienmörder Keith Hunter Jesperson 2014 bat, mir seine Einschätzung zu diesem Bericht mitzuteilen, nahm er kein Blatt vor den Mund: »Na und? Sie ist schließlich von Rechts wegen seine Mutter. Er war ihr einziges Kind, und wenn man bedenkt, was mit seinem Vater passiert ist, dann ist doch völlig klar, dass sie den Jungen verhätschelt, beschützt und die meiste Zeit allein mit ihm daheim verbracht hat.«

Da hatte Jesperson nicht Unrecht. Bianchis Adoptivvater Nicolas Bianchi war ein unverbesserlicher Spieler, der den größten Teil seines Monatslohns beim Buchmacher verprasste. Ständig hämmerten Kredithaie an die Tür, die Frances bedrohten und die Spielschulden von Nicolas eintreiben wollten. Die Familie musste deshalb mehrfach umziehen, sodass der kleine Ken seine Schulen fast genauso oft wechselte wie seine Socken. 1953 wurde es so schlimm, dass die Bianchis aus ihrer Wohnung in der Saratoga Avenue in

Rochester, New York, in die Glide Street fliehen mussten, wo die Gläubiger sie aber schon bald wieder aufspürten. Also packte die Familie erneut ihre Koffer und zog nach Los Angeles. Dort wohnte sie zunächst bei Frances' Schwester Jennifer Buono, deren Sohn Angelo später Bianchis Komplize in den »Hillside Strangler«-Morden wurde. Die Verteidigungsstrategie »unschuldig wegen Unzurechnungsfähigkeit« basierte allerdings lediglich auf dem Bericht von John Johnson.

Professor Lunde wurde nicht über Bianchis psychiatrische Praxis in Los Angeles informiert und konnte auch nicht ahnen, dass er bald wegen mindestens zwölf Morden verhaftet werden würde, die zwischen 1977 und 1978 in LA begangen worden waren, oder dass er schon als Jugendlicher Mädchen sexuell missbraucht hatte, die zum Teil erst neun Jahre alt waren. Er wusste auch nicht, dass Bianchi der Hauptverdächtige für die drei »Alphabet-Morde« war (und bis heute ist), die zwischen 1971 und 1973 in Rochester begangen worden waren. Dass er und sein Halb-Cousin Angelo Buono in LA einen illegalen Service betrieben hatten, bei dem man sich per Telefon Prostituierte bestellen konnte. Oder dass er die 14-jährige Sonja Johnson und die 12-jährige Dolores »Dolly« Cepeda am 13. November 1977 vergewaltigt, gefoltert und erwürgt hatte, bevor er und Buono ihre nackten Leichen auf einer Müllhalde Ecke Landa und Stadium Way entsorgt hatten. Der Professor empfahl allein deshalb, dass Bianchi sich von Dr. Watkins hypnotisieren lassen sollte, um einer dissoziativen Identität auf die Spur zu kommen.

Am 23. März 1979 erschien Dr. Watkins, ein Spezialist für Hypnose und dissoziative Identitäten von der Universität von Montana, im Gefängnis von Bellingham zur ersten von vielen Sitzungen mit Bianchi. Auch Watson wusste von all den eben aufgezählten Fakten aus Bianchis Vergangenheit nichts und ebenso wenig, dass dieser sich *Sybil* und *Eva mit den drei Gesichtern* in seiner Zelle angeschaut und erst kürzlich das Buch *Eva mit den drei Gesichtern* sowie zwei Jahre zuvor in L.A. ein Buch zum Fall von Billy Milligan gelesen hatte.

Innerhalb weniger Minuten, so erschien es Dr. Watkins, war Bianchi in Trance verfallen. Er begann, mit einer seltsamen tiefen Stimme zu sprechen und stellte sich als »Steve Walker« vor. Dieser »Steve« schien ein ziemlich unangenehmer Zeitgenosse zu sein, der hämisch lachte und allen Anwesenden versicherte, Kenneth Bianchi zu hassen. »Ken hat keine Ahnung, wie man Weiber richtig behandelt«, knurrte er. »Denen muss man zeigen, wo's langgeht. Aber um die Pfeife habe ich mich gekümmert. Hab ihm so viel Ärger eingebrockt, dass er nie wieder aus'm Knast rauskommt.«

Der liebenswerte Dr. Watkins hatte keinen Zweifel daran, dass er gerade Zeuge davon wurde, wie tatsächlich eine zweite Persönlichkeit aus dem Inneren von Bianchis Kopf sprach. Ohne großes Drängen des Arztes und ohne zu wissen, dass er in Kürze Besuch von Beamten der Mordkommission L. A. erhalten würde, die im Fall der Hillside Strangler ermittelten, begann »Steve« über die Morde in Los Angeles auszupacken und erzählte, dass Bianchi eines Tages zufällig dazugekommen sei, als Angelo Buono gerade eine Frau ermordete. »Steve« gab zu, an diesem Punkt Bianchis Persönlichkeit übernommen und ihn zu Buonos willfährigem Komplizen bei all den Hillside-Morden gemacht zu haben.

Dr. Watkins lehnte sich über den Tisch und fragte sanft: »Sind Sie Ken?«

»SEHE ICH AUS WIE KEN? Es macht mir nichts aus, irgendeine Tussi kaltzumachen. Es macht mir verdammt noch mal nichts aus, IRGENDWEN kaltzumachen. Angelo kann ich gut leiden, von Kerlen wie ihm sollte es auf der Welt viel mehr geben. ABER ICH HASSE KEN!«, antwortete »Steve« (alias Bianchi) in aggressivem Ton.

Für Dr. Watkins war damit klar, dass in Kenneth Bianchi zwei verschiedene Persönlichkeiten steckten: der fürsorgliche Vater, liebe Freund und fleißige Arbeiter Ken (auf den in Wirklichkeit keine dieser Eigenschaften zutraf) und der bösartige Vergewaltiger und sadistische Serienmörder »Steve Walker«. Watkins war nun fest davon überzeugt, dass Bianchi »Steve« unterbewusst erschaffen hatte, um all die negativen Gefühle in Bezug auf seine Adoptivmutter Frances bei ihm abzuladen. Auf diese Weise konnte er der liebevolle, treu ergebene Sohn bleiben, der herzliche Mensch, den »jeder kannte und mochte«. Bianchi hatte zuvor nämlich ungefragt allen, die bereit waren, ihm zuzuhören, versichert, er sei der perfekte Gentleman. Angeblich ohne sein Wissen war »Steve« aber immer wieder ausgezogen, um sich auf schreckliche Weise an jungen Frauen zu rächen.

Bald war nach außen gedrungen, dass Bianchi über die Morde in L. A. »ausgepackt« und dabei auch Angelo Buono, der in Glendale, Los Angeles, einen Autopolsterbetrieb führte, als Komplizen beschuldigt hatte. Also machten sich Mordermittler von dort auf den Weg in den Bundesstaat Washington. Bianchis Name war während der Ermittlungen zu den Hillside-Morden schon vorher immer wieder aufgetaucht und nun hatte die Polizei von Bellingham ihren Kollegen in L. A. gemeldet, dass er bei ihnen in Gewahrsam war. Als die Ermittler aus Los Angeles wartend vor Bianchis Zelle saßen, fragten sie sich erwartungsvoll, was wohl als Nächstes geschehen würde. In seinem Gefängnistagebuch hatte Bianchi am 18. April 1979 folgenden Eintrag verfasst, damit ihn auch jeder lesen konnte:

> *»Wenn diese Person [Steve Walker] tatsächlich real und mehr als nur ein Traum ist, und wenn er dieselbe Person ist, die mich immer wieder heimsucht, was laut Dr. Watkins äußerst wahrscheinlich ist, dann ist diese Person vielleicht auch verantwortlich für all die unkontrollierbare Gewalt in meinem Leben und hat mich zu all meinen Lügen angestiftet. Für die Filmrisse und den Gedächtnisverlust, für die ich keine Erklärung habe, und den Tod all der Mädchen in Kalifornien und der beiden hier. Doch wenn er wirklich in mir steckt und mich benutzt hat, um diese Menschen zu töten – warum kann ich mich dann nicht daran erinnern? Ich möchte wissen, ob das alles wirklich stimmt – und was dann?«*

Als Detective Terry Wight von der Polizei Bellingham das hörte, war seine einzige Reaktion darauf: »Blödsinn!« In der Zwischenzeit wurden der adrette Detective James Ritter und dessen Kollege aus L. A. langsam ungeduldig. Sie wollten eigentlich erreichen, dass Bianchi schnellstmöglich nach Kalifornien ausgeliefert wurde. Stattdessen saßen sie nun hier und drehten Däumchen, während Bianchi von Psychiatern untersucht wurde und die Spannungen zwischen den Polizisten wuchsen.

»Hey Terry«, begann Ritter zu sticheln. »Ihr habt den Falschen verhaftet! Ihr hättet besser Stevie einbuchten und den armen Ken nach Hause schicken sollen.«

Darauf antwortete Wight: »Weiß du was? Vielleicht sollten sie auch diesen Steve mal hypnotisieren. Mal sehen, ob er Bianchis Blödsinn bestätigt. Das ist doch alles ganz großer Mist! Wenn ihr zwei Jungs so clever seid, warum buchtet ihr dann nicht Buono ein und fragt ihn mal, ob er einen ›Steve Walker‹ kennt?«

Um absolut sicher zu sein, dass Bianchi wirklich an einer dissoziativen Identitätsstörung litt, führte Dr. Watkins sowohl mit Bianchi als auch mit »Steve« den Rorschach-Test durch. Die Ergebnisse bestärkten ihn in seiner Diagnose. Beide Tests verliefen unterschiedlich und deuteten somit auf zwei verschiedene Persönlichkeiten hin. Also meldete er an Anwalt Dean Brett: »Dies ist einer der eindeutigsten Fälle von dissoziativer Störung und multiplen Persönlichkeiten, den ich in 40 Jahren diagnostiziert habe.«

Doch Dr. Watkins Aufgabe war es nicht, Bianchis Geisteszustand zu beurteilen, denn dafür war Professor Lunde zuständig. Watkins sollte nur herausfinden, ob es sich bei Bianchi tatsächlich um einen Fall von dissoziativer Identitätsstörung handelte.

Etwas herablassend schrieb mir Bianchi später in einem Brief: »Dr. Watkins ist ein freundlicher und ehrlicher Verhaltensexperte, der sich einfach von der Situation hat mitreißen lassen.« Tatsächlich tauchte »Steve« nie wieder auf, nachdem die Hypnosesitzungen beendet waren! Da war das Kind allerdings schon in den Brunnen gefallen. Jemand hatte dem *Time Magazine* Informationen zu dem Fall zugespielt. Das Blatt titelte daraufhin: »BIANCHI – EINE MULTIPLE PERSÖNLICHKEIT«. Dies machte Richter Kurtze derart wütend, dass er ein Expertengremium einbestellte, das Bianchi noch einmal untersuchen sollte. Dr. Watkins und Professor Lunde sollten für die Verteidigung auftreten, die Doktoren Ralph Allison und Charles Moffett repräsentierten das Gericht und die Ärzte Martin Orne und Saul Faerstein vertraten die Anklage. Dies war eine löbliche Entscheidung des Richters. Ein Polizist bezeichnete sie als »Versuch, den Blödsinn vom Blödsinn zu unterscheiden«.

Mit Ralph Allison besaß Dr. Watkins allerdings einen Verbündeten im Experten-Lager des Gerichts. Allisons Referenzen waren makellos und er hatte gemeinsam mit Ted Schwarz das bekannte Buch *Minds in Many Pieces: Revealing the Spiritual Side of Multiple Personality Disorder* geschrieben (auf Deutsch etwa: Ein Verstand in vielen Teilen: Die spirituelle Seite einer Persönlichkeitsstörung). Scheinbar unter Hypnose behauptete Bianchi alias

»Steve«: »Ich habe diese verdammten Weiber kaltgemacht ... diese Scheiß-Fotzen! Die blonde Fotze und die brünette Fotze auch.« Gemeint waren mit dieser ekelhaften Bemerkung Karen Mandic und Diane Wilder.

»Hier in Bellingham?«, wollte Allison wissen.

»So ist es.«

»Warum?«

»Weil ich verdammte Scheiß-Fotzen hasse.«

Allison wusste inzwischen über die vielen mutmaßlichen Opfer Bianchis in L. A. Bescheid. Nach diesem kurzen Dialog lenkte er das Gespräch deshalb auf dessen ersten Mord, den an Yolander Washington, am 18. Oktober 1977. »Steve« erklärte daraufhin zunächst, dass sie eine Prostituierte gewesen sei. »Angelo nahm sie mit dem Auto mit und ich wartete weiter vorn an der Straße. Er fuhr mit ihr zu mir herüber und ich stieg auch in den Wagen. Wir fuhren auf den Freeway und ich fickte sie und machte sie kalt. Danach entsorgten wir die Leiche und das war's. Keine große Sache.«

Das war Musik in den Ohren der Mordermittler aus L. A. Mit dieser Aussage hatten sie endlich hinreichende Verdachtsmomente, um Angelo Buono umgehend zu verhaften.

Nach einer kurzen Pause, in der Bianchi/Steve seine Gedanken sammelte, führte Dr. Allison Bianchi in dessen Kindheit zurück, genauer: ins Alter von neun Jahren. Dort fand Allison ein Umfeld voller Leid und Qualen vor, von dem er glaubte, es sei der Ursprung von Bianchis Alter Ego.

Unter Hypnose behauptete Bianchi, »Steve« kennengelernt zu haben, als er sich unter dem Bett versteckt hatte. »Mami hatte mich so doll verhauen, dass ich Stevie traf«, jammerte er mit kindlicher Stimme. Obwohl Bianchi Dr. Watkins zuvor erzählt hatte, er hätte »Stevie« erstmals im Alter von fünf Jahren getroffen, während er mit einer Spielzeugeisenbahn gespielt hatte, bohrte Dr. Allison noch etwas weiter nach. »Wie haben Sie ihn zum ersten Mal getroffen?«, fragte er leise.

»Ich schloss meine Augen und musste so doll weinen«, wimmerte Bianchi.

»Und auf einmal war er da und sagte ›Hallo‹ zu mir. Ich sagte, dass ich sein Freund bin. Ich meinte: ›Wenn Mami dich hier findet, dann bekomme ich mächtig Ärger.‹ Aber ich freute mich, dass ich einen Freund hatte, mit dem ich reden konnte.«

Professor Lunde begann seinen Bericht vom 23. Juli 1979, indem er erklärte, wie er zu seiner Beurteilung gekommen war und auf welche Quellen er seine Diagnose stützte. Laut seiner Aussage hatte er sich vier Monate mit der ganzen Sache beschäftigt und während dieser Zeit hatte es auch drei kurze Sitzungen mit Bianchi gegeben, am 11., 12. und 13. Juli 1979. Lunde hatte darüber hinaus mehr als 3000 Seiten Polizeiakten, Zeugenaussagen, medizinische und psychiatrische Gutachten und Schulunterlagen gelesen. Der Professor hatte auch Einsicht in die Akten von Anwalt Dean Brett, dem Sozialarbeiter John Johnson und – was erstaunlich ist – der Staatsanwaltschaft erhalten. Er hatte sich die Audio- und Videoaufnahmen der Gespräche mit Dr. Watkins angesehen und Berichte von Untersuchungen durchgearbeitet, die andere Kollegen durchgeführt hatten. Außerdem hatte Lunde auch mit Bianchis Lebensgefährtin Kellie Boyd (einer Zeugin der Verteidigung) sowie mit »Dutzenden anderen Menschen, die Bianchi kannten« gesprochen. Frances Bianchi hatte sich geweigert, mit ihm zu reden.

Nach vier Monaten Arbeit begann Professor Lunde mit seinem Bericht. Auf Basis der Unterlagen von Sozialarbeiter John Johnson behauptete er, Ken sei die ersten elf Monate seines Lebens in einer Pflegefamilie gewesen. Eigentlich waren es aber nur drei. Lunde schrieb außerdem, Nicolas Bianchi sei durch seine Frau »dominiert und unterdrückt« worden. Über Verstorbene soll man eigentlich nicht schlecht reden, aber Nick Bianchi war ein ganz großer Verlierer. Er war fleißig, ohne Frage, aber eben auch ein hoffnungsloser Zocker. Sobald seine Schicht in der Fabrik beendet war, verschwand er beim nächsten Buchmacher oder versteckte sich vor seinen vielen Gläubigern. In Wahrheit war er es, der das Leben von Frances zur Hölle machte.

Weil er sich auf John Johnsons Informationen verließ, gab Lunde auch falsche Daten zu Bianchis Schulzeit an. Er kam zu dem Schluss, Bianchis Bettnässen (Enurese) sei psychosomatisch gewesen. Und zu guter Letzt behauptete der Professor, Bianchis Geisteszustand sei der einer »dissoziativen Störung, die bei extremem Stress an eine Psychose grenzen kann«. In seinem Bericht schrieb er:

»Dieser Zustand der dissoziativen Störung existiert mindestens seit dem Alter von neun und manifestiert sich in Phasen, in denen der Angeklagte

ohne Bewusstsein für seine Taten handelt, an die er sich später auch nicht mehr erinnert. Während mancher dieser Phasen tritt die unbewusste (unterdrückte), extreme Feindseligkeit gegenüber Frauen zutage, die der Mann in sich trägt. Sehr gut erkennen kann man dies auf einigen der Videoaufnahmen, die während Bianchis Hypnosen aufgezeichnet wurden, während denen er als eine andere Persönlichkeit auftrat und sich selbst ›Steve Walker‹ nannte.«

Professor Lunde sagte allerdings auch, es sei fraglich, ob Bianchi tatsächlich einen echten Fall von dissoziativer Identitätsstörung darstelle. Wir erinnern uns: Watkins, der Arzt, den Lunde beauftragt hatte, schloss seinen Bericht mit den Worten: »Dies ist einer der eindeutigsten Fälle von dissoziativer Störung und multiplen Persönlichkeiten, den ich in 40 Jahren diagnostiziert habe.« Lunde war der Meinung, dass Bianchi seine Symptome durchaus auch nur gespielt haben könnte. Letztlich kam er aber dann doch zu folgendem Schluss: »Bianchi ist weder psychologisch erfahren noch intelligent genug, eine so wohldurchdachte Historie zu konstruieren, um im Fall einer Anklage die Möglichkeit zu haben, seine Verteidigung auf eine psychische Störung zu stützen.«

Und weiter schrieb der Professor: »Man müsste ansonsten schließlich davon ausgehen, dass Bianchi seine Strategie für diese Verbrechen und seine Verteidigung bereits seit seinem neunten Lebensjahr vorbereitet hat, als die ersten dokumentierten Symptome seiner psychischen Störung auftraten.«

Dr. Watkins hatte berichtet, dass dies etwa im Alter von fünf der Fall gewesen sei, und diese Aussage auf Informationen des Sozialarbeiters John Johnson gestützt, der diese wiederum in einem Gespräch von Bianchi selbst erhalten hatte. Professor Lunde schloss seinen Bericht an den Anwalt der Verteidigung, Dean Brett, mit der Aussage, Bianchi sei mental zu einer Verhandlung in Bellingham imstande, und stimmte Dr. Watkins' Diagnose zu, dass Bianchi an einer dissoziativen Störung leide.

»Dies [die dissoziative Störung] hatte derart starke Auswirkungen auf ihn, dass er die Art und das Ausmaß der Taten, für die er angeklagt ist, nicht wahrnehmen konnte. Ich bin der Überzeugung, dass der Angeklagte kein

moralisches Bewusstsein dafür hatte, was richtig und was falsch ist, sich aber wohl bewusst war, dass das, was er tat, gegen das Gesetz verstieß, und aus diesem Grund Vorkehrungen traf, um belastende Beweise zu vermeiden.«

Professor Lunde glaubte also, dass »Steve« nur dann die Kontrolle über Bianchi hatte, wenn es an der Zeit war, zu vergewaltigen und zu morden, ansonsten aber nicht – was für einen Angeklagten, dem die Todesstrafe droht, ein erstklassiger Grund für Strafmilderung wäre.

Auftritt Dr. Charles Moffett, der das Gericht vertrat.

Moffett hatte die Akten zu Bianchis Fall studiert und über acht Stunden mit ihm gesprochen. Sein Fazit: Bianchi sei »psychotisch und möglicherweise schizophren«.

Drei angesehene Psychiater waren also der Meinung, Bianchi leide an einer dissoziativen Identitätsstörung, während ein vierter eine gänzlich andere Diagnose stellte. Wie Lunde und Watkins war auch Dr. Moffett der felsenfesten Überzeugung, dass Bianchi tatsächlich hypnotisiert worden war. Im Gegensatz zu seinen Kollegen hielt er »Steve« allerdings für das Ergebnis einer »Abspaltung von Ego oder Identität« und nicht für eine »andere Persönlichkeit«. Moffett ergänzte: »Wo ist der Unterschied zu einem Patienten, der die Stimme des Teufels hört oder glaubt, von Außerirdischen kontrolliert zu werden?«

Dr. Moffett diagnostizierte, dass Bianchi an »Größenwahn« leide, und schrieb: »Ken lebt stets begleitet von einer kindlichen, geradezu infantilen Angst. Wahrscheinlich wacht er nachts in seiner Zelle auf und versteckt sich vor lauter Furcht unter dem Bett.«

Ken wachte tatsächlich nachts auf und versteckte sich unter seiner Pritsche. Mehrere Vermerke im Haftprotokoll bestätigten, dass Bianchi nachts weinte, lachte oder »Stevie« anflehte, ihn in Ruhe zu lassen.

Dr. Moffett zog in seinem Abschlussbericht an Richter Kurtze schließlich folgendes Fazit: »Er [Bianchi] ist geistig dazu in der Lage, Recht und Unrecht voneinander zu unterscheiden. Die Kombination aus seinem großspurigen Alter Ego und einer dissoziativen Störung sowie das fehlende Bewusstsein für die gewalttätigen Aspekte seiner Existenz erlauben es ihm nicht, seine Handlungen auf wirksame Weise zu kontrollieren oder zu steuern.«

Doch mit dem vierten Gutachter begann sich die Schlinge um Bianchis Hals doch enger zu ziehen.

Als Dr. Orne von der psychiatrischen Fakultät der Pennsylvania Medical School in Bellingham auftauchte, entlarvte er Bianchi mit einem einzigen Schachzug, den man rückblickend nur als genial bezeichnen kann. Dr. Orne war bewusst, welche Vorteile eine DIS-Diagnose für Bianchi hätte. Er beschloss daher, weniger Bianchis Persönlichkeit selbst zu untersuchen, sondern vor allem die These der dissoziativen Identität. Und ich schätze, dies ist auch der Grund, warum Richter Kurtze (ein sehr fairer und objektiver Richter) eine zusätzliche, unabhängige Meinung von ihm einholen wollte. Dr. Ornes clevere Idee war eine Art Gegenprobe. Seine These: Wenn Bianchi nicht an einer dissoziativen Identitätsstörung litt, würde dies bedeuten, dass die Hypnose nicht funktioniert hatte. Er versuchte deshalb herauszufinden, ob Bianchi überhaupt hypnotisiert worden war oder nicht. In Dr. Orne sah sich Bianchi mit einem Skeptiker konfrontiert, der das Bestehen der dissoziativen Identitätsstörung insgesamt anzweifelte.

Bevor er versuchte, Bianchi zu hypnotisieren, erwähnte Dr. Orne betont beiläufig und bewusst gerade noch in Bianchis Hörweite, es sei bei Fällen einer DIS extrem selten, dass nur zwei Persönlichkeiten auftraten. Bianchi bekam das natürlich mit, und kurz nachdem er in Trance verfallen war, verwandelte er sich plötzlich in »Billy« – Persönlichkeit Nummer drei.

Einige Minuten später bat Dr. Orne »Billy« – nicht »Steve/Stevie« –, sich zurückzulehnen und sich mit seinem Anwalt zu besprechen, der gar nicht anwesend war. An diesem Punkt übertrieb Bianchi es mit seinem Schauspiel. Denn »Billy« hatte natürlich gar keinen Anwalt, was Bianchi allerdings nicht davon abhielt, sich über den Tisch zu beugen und die Hand des nicht anwesenden, offenbar unsichtbaren Anwalts zu schütteln. Anschließend ließ Dr. Orne Dean Brett in den Raum kommen. »Billy« richtete seine Aufmerksamkeit sofort auf den soeben erschienenen, nun tatsächlich sichtbaren Anwalt und wunderte sich: »Wie ist es möglich, dass ich ihn zweimal sehe?« Dabei hätte Billy den Anwalt von Bianchi gar nicht kennen können. Dieses Verhalten brachte Dr. Orne zu der Schlussfolgerung, dass Bianchi nicht wirklich hypnotisiert worden war und – einige weitere Tests später – dass er auch nicht an DIS litt.

Als ich Bianchi später fragte, wie er so plötzlich auf »Billy« gekommen war, antwortete er: »Ich habe gespürt, dass Dr. Orne auf Zack war. Er hatte mir einen Ball zugespielt und mich damit überrascht, also nahm ich den ersten Namen, der mir einfiel. Vermutlich weil Orne den Namen [Billy Milligan] erwähnt hatte, kurz bevor er mich hypnotisieren wollte. Als Dean den Raum betrat, wusste ich, dass ich am Arsch war.«

Wie die meisten Serienmörder ist auch Bianchi von Kopf bis Fuß ein pathologischer Lügner. Er streitet seine eigene Schuld auf jede denkbare Weise ab, und wenn es richtig eng für ihn wird, dann lügt er immer und immer wieder, ohne mit der Wimper zu zucken, um seinen Hals aus der Schlinge zu ziehen.

Bis vor wenigen Jahren hat Bianchi noch immer Berufungsverfahren gegen seine Verurteilungen für die Morde an Karen Mandic und Diane Wilder angestrengt. Offenbar hatte er dabei ganz vergessen, dass er selbst der Polizei Details der Morde geschildert hatte, die nur der Mörder wissen konnte. Er hatte sich zudem ein lächerliches Szenario zusammengesponnen, nach dem ein ehemaliges Mitglied der Sicherheitsfirma Whatcom Security Agency (in der er als selbst ernannter »Captain« tätig gewesen war) sich mit Karen Mandics beiden Liebhabern verschworen habe, um die beiden Studentinnen zu töten und ihm die Taten in die Schuhe zu schieben. Nachdem ich erfahren hatte, dass Bianchi nun versuchte, diese »Karte« zu spielen – was den Bundesstaat Washington ein kleines Vermögen gekostet hätte –, landeten Kopien all seiner Briefe an mich auf mysteriöse Weise auf dem Tisch des zuständigen Staatsanwalts. Das Berufungsgericht lehnte den Fall daraufhin ab.

Und was war mit Professor Lunde und den Doktoren Watkins, Allison und Moffett? Ich begann einen kurzen Briefwechsel mit Donald Lunde, der mir bestätigte, dass meine Überlegungen hinsichtlich Bianchis krankhaft verändertem Bewusstsein korrekt waren.

Dr. Ralph Allison ist der Ansicht, Bianchi habe einen, wie er es nennt, »internalisierten imaginären Begleiter (IIB)«. Er bleibt bei seiner Theorie, »Steve« sei von Bianchi geschaffen worden, um sich an seiner Mutter rächen zu können, die ihn »während der Jugend zu Hause ständig angebrüllt hat«. In jener Phase habe Bianchi »Steve« erdacht, der daraufhin quasi als eine

Art Auftragsmörder dabei half, dessen Hass auf Frauen wie seine Mutter auszuleben.

Als die investigative Autorin Christine Hart Dr. Allison befragte, was genau ein solcher IIB sei, antwortete er wie folgt:

> *»Ein IIB ist etwas, das wir in der parapsychologischen Literatur als ›Gedankenform‹ bezeichnen oder in der Kinderpsychologie als eingebildeten Spielkameraden oder Fantasiefreund. Kinderärzte gehen davon aus, dass alle Fantasiefreunde außerhalb der Körper jener Kinder existieren, die sie erdacht haben. Dies ist jedoch falsch. Das Kind kann seinen imaginären Freund überall verorten, wo es will: draußen auf einem Stuhl, in einer Puppe oder eben im eigenen Körper, den er immer dann übernimmt, wenn er die Taten des Kindes vollbringen soll. Er wird vom Kind so gestaltet, dass er dessen emotionale Bedürfnisse erfüllt, also etwa Einsamkeit bekämpft oder die Übergriffe eines aggressiven Erwachsenen rächt. Er wird von Kindern mit lebhafter Fantasie willentlich geschaffen und kann demzufolge auch vom selben Kind wieder vernichtet werden, wenn es erwachsen ist.«*

Dr. Allison führte außerdem aus:

> *»IIB ist eine Bezeichnung, die ich zur Beschreibung eines anderen ›Selbst‹ kreiert habe, das eben keine fremde Persönlichkeit ist. Zuerst nannte ich solche Fälle IBP, für ›internalisierte bösartige Persönlichkeit‹, änderte die Bezeichnung jedoch, als mir auffiel, dass nur manche von ihnen bösartig sind und andere wiederum gut. Ich wählte daher die neutralere Bezeichnung IIB – internalisierter imaginärer Begleiter.«*

Anschließend fragte Hart Dr. Allison, wer Dr. Martin Orne sei und warum dieser zu einer gänzlich anderen Diagnose gekommen sei als er. Nach einer längeren Vorrede antwortete Allison Folgendes:

> *»Er war der Staatsanwaltschaft als DIS-Skeptiker bestens bekannt und wurde engagiert, um die ursprüngliche DIS-Diagnose von Dr. Watkins zu widerlegen. Uns war bewusst, dass Dr. Orne vermutlich für niemanden*

eine solche DIS-Diagnose ausstellen würde. Dementsprechend waren wir auch nicht sonderlich überrascht, als er behauptete, Ken sei nur ein Lügner. In Rahmen von Buonos Voruntersuchung hatte Dr. Orne zudem gesagt, Ken sei von keinem von uns tatsächlich hypnotisiert worden. Dem würde ich entschieden widersprechen. Ich war in einen Wettstreit der Experten hineingeraten: auf der einen Seite Dr. Orne, der meinte, Ken sei nur ein Lügner, und auf der anderen Seite Dr. Watkins, der davon überzeugt war, Ken weise tatsächlich eine dissoziative Identitätsstörung auf. Ich wusste, dass er keine multiple Persönlichkeit war, ich wusste damals allerdings nicht, was genau er sonst war.«

Quelle: *In for the Kill: A True Story of Hunting Evil* von Christine J. Hart, 2012 (auf Deutsch in etwa: In for the Kill: Eine wahre Geschichte über die Jagd auf das Böse)

Über die folgende Werbung würde Bianchi sich sicher freuen. Er hat/hatte eine Website, auf der er sich ganz bescheiden als »gottesfürchtigen Mann« darstellte:

»Hi, mein Name ist Kenneth Bianchi. Ich sitze seit vielen Jahren unschuldig hinter Gittern. Ich möchte Freundschaften außerhalb dieser Mauern schließen. Einerseits, weil ich mit der Mär aufräumen möchte, ich besäße keinerlei Menschlichkeit, andererseits, weil meine Familie und Freunde entweder bereits verstorben sind oder nichts mehr mit mir zu tun haben wollen.«

Mühsam um Worte ringend fuhr er schließlich fort:

»Mein Interesse gilt der Rechtswissenschaft, Philosophie und Spiritualität. Ich möchte Menschen mit einer gewissen geistigen Reife kennenlernen, die in der Lage sind, durch einen angenehmen Gedankenaustausch eine für beide Seiten inspirierende Beziehung aufzubauen. Ich freue mich über Zuschriften von Frauen aller Ethnien. Ich wiege 95 Kilo, habe immer ein Lächeln auf den Lippen, bin gesund, herzlich, aufrichtig, liebevoll, offen und gut aussehend.«

> *Um Geld für Gegenstände des täglichen Bedarfs sowie für diverse künstlerische Utensilien zu sammeln, wäre ich bereit, Drucke meiner Bilder in kleineren Auflagen zu verkaufen. Vielen Dank für Ihre Aufmerksamkeit. Ich freue mich, von Ihnen zu hören. Gez. Hochwürden Bianchi*

Um mir zu beweisen, was für ein talentierter Künstler er ist, schickte Bianchi mir ein halbes Dutzend von ihm signierter Bleistiftzeichnungen mit einer Notiz an mich: »Chris, ich übersende dir diese Bilder als Zeichen unserer Freundschaft. Bewahre sie doch bitte auf, um sie auch deinen Kindern zu zeigen. Falls du sie nicht behalten möchtest, so kannst du sie teuer im Internet verkaufen. In diesem Fall wäre ich dankbar für eine kleinere Spende. Kenneth.« Einige der Bilder waren tatsächlich ziemlich gut, sehr detailliert und man erkannte darin ein gewisses Talent. Andere waren dagegen ziemlich schlecht.

Die lange Liste seiner Morde erwähnte der »Hillside Strangler« auf seiner Website selbstverständlich nicht. Vielleicht verbuchen wir diesen kleinen Lapsus einfach als Versehen, schließlich dürfen wir nicht vergessen, dass Bianchi ein viel beschäftigter Mann ist, der neben seinem Studium der Rechtswissenschaft auch noch jede Menge Zeit für seine Interessen Philosophie und Spiritualität aufwendet.

Kenneth Bianchi bekannte sich später für sieben der Hillside-Morde schuldig und sagte gegen seinen Komplizen Angelo Buono aus. Er sitzt eine lebenslange Haftstrafe im Gefängnis des Bundestaats Washington in Walla Walla ab. Falls Sie als Leser nun das Bedürfnis verspüren, Bianchi einen Brief zu schicken – alle Informationen und die vollständige Adresse dazu finden sich auf der Webseite der Strafvollzugsbehörde. Schreiben Sie einfach, sie kämen von mir. Das wird ihm sicher gefallen. Falls Sie lieber Angelo kontaktieren möchten, muss ich Sie leider enttäuschen. Er starb am 21. September 2002 im kalifornischen Staatsgefängnis in Calipatria an einer Herzerkrankung. Er wurde 64 Jahre alt. Und was »Stevie« und »Billy« angeht … zumindest ich habe keine Ahnung, was die beiden gerade so treiben.

FALLSTUDIE PSYCHOPATH

Das Shawcross-Geständnis

»Das Gesetz ist nicht die Gerechtigkeit. Es ist ein höchst unvollkommener Mechanismus. Wenn man genau auf die richtigen Knöpfe drückt und obendrein Glück hat, mag im Ergebnis Gerechtigkeit erscheinen.«

Raymond Chandler, *Der lange Abschied*, 1953

Das US-Strafjustizsystem kann vermutlich von Glück reden, dass der bestialische Sex-Mörder Kenneth Bianchi kurz nach seiner Inhaftierung in Bellingham die Morde an den beiden Studentinnen Diane Wilder und Karen Mandic gestanden hatte. So musste er sich gar nicht erst lange vor Gericht verantworten und keine Jury bestimmte über sein Schicksal.

Ihnen als Leser mag es bizarr erscheinen, dass ein Mörder wie Michael Bruce Ross etablierte Psychiater vorführen und die Strafvollzugsbehörden von Connecticut mehrere Jahrzehnte lang derart manipulieren konnte. Ich war ehrlich gesagt geschockt, als ich erfuhr, dass der schizophrene Massenmörder Paul Beecham nach gerade mal 16 Jahren aus der Anstalt in Broadmoor entlassen wurde – nur um anschließend erneut zu töten, obwohl er laut Dr. Pat McGrath, einem der führenden Psychiater Großbritanniens, nicht länger eine »Gefahr für die Gesellschaft« darstellte.

Kommen wir nun zum Fall von Arthur »Art« John Shawcross. Das »Monster of the Rivers«, wie die Medien ihn nannten, wurde für die Morde an dem zehnjährigen Jack Blake, am 7. Mai 1972, und der achtjährigen Karen Hill, am 2. September desselben Jahres, verhaftet. Obwohl er in der Verhandlung am 17. Oktober 1972 auf »nicht schuldig« plädierte, verurteilte ihn ein angewiderter Richter Wiltse für den Mord an Karen Hill zur Höchststrafe von 25 Jahren. Den Mord an Jack Blake musste man mehr oder weniger unter den Tisch fallen lassen, Details zur Tat gab Shawcross erst preis, als ich ihn 1994 interviewte.

Shawcross verbrachte allerdings nur etwas mehr als 14 Jahre im Gefängnis, wo die anderen Insassen ihm das Leben ziemlich schwer machten. Zwar brüsten sich schwere Jungs untereinander gerne mit allen möglichen Verbrechen, jedoch nicht mit Vergewaltigung und Mord an Kindern. Mit seiner Einlieferung in die Haftanstalt von Attica begann sein Martyrium aus Misshandlungen und Prügeln, das ihn durch alle Gefängnisse begleitete, in denen er einsaß, bis er schlussendlich im berüchtigten Knast Green Haven in Stormville, im Bundesstaat New York, landete. (Zufällig interviewte ich dort später auch Ronald »Butch« DeFeo jr., der durch die Filmreihe *Amityville Horror* berühmt wurde.)

Etwa 65 Kilometer nördlich von New York City, im zerklüfteten Bergland zwischen Hudson River und der Grenze zu Connecticut gelegen, beherbergt dieses Gefängnis einige der schlimmsten Verbrecher des Bundesstaats. Während ich dieses Buch schreibe, machen Vergewaltiger und bestialische Mörder wie Shawcross mindestens 33 Prozent der Häftlinge in Green Haven aus. Dennoch war er auch dort nicht wirklich sicher.

Nachdem ich exklusiven Zugang zu Shawcross' Krankenakten erhalten hatte, erfuhr ich, dass Gefängnispsychiater ihn als »gefährlichen, schizophrenen Pädophilen« einstuften, der eine »zeitweilig explosive Persönlichkeit« besaß und »Stimmen hörte, wenn er niedergeschlagen war oder sich zur Bedürfnisbefriedigung in Fantasien erging«. Laut einem Arzt hatte Shawcross zudem »als Folge eines körperlichen Schutzbedürfnisses eine oral-erotische Fixierung«.

Dieselbe Gefängnisakte verriet auch, dass Shawcross aus Sicherheitsgründen in den A-1-Trakt des Gefängnisses verlegt worden war, wo er zu seinem eigenen Besten isoliert und vor den meisten anderen Häftlingen geschützt seine Zeit absaß. (Kenneth Bianchi lebt bis heute in einem solchen Trakt.) Shawcross' Akte belegt, dass er unter den 41 Häftlingen des Spezialtrakts zu jenen gehörte, die immer wieder Ärger verursachten. Während der Haft täuschte er ständig Krankheiten oder psychische Probleme vor, um

Aufmerksamkeit zu bekommen. Wie so viele Psychopathen war Shawcross jedoch nicht auf den Kopf gefallen.

Irgendwann fing er an, sich besser zu benehmen, und wurde zum Vorzeigehäftling. Er machte seinen Schulabschluss nach und eine Ausbildung zum Schreiner. Viele Jahre später verfasste er das bis heute unveröffentlichte Manuskript *A Cannibal's Cookbook* – ein Kochbuch für Kannibalen –, dessen einzige Kopie in meinem Besitz ist. Nachdem er einige Zeit abgesessen hatte, zeigte Shawcross dessen ungeachtet alle begrüßenswerten Verhaltensmerkmale eines »geläuterten« Mannes. Er hatte inzwischen eingesehen, dass es besser für ihn war, die Verantwortung für den Mord an Karen Hill zu übernehmen, und begann außerdem, den Gefängnisgottesdiensten beizuwohnen, wo er zum »Herrn« fand, außerdem wurde er als Berater im Trakt für psychisch Kranke eingesetzt.

Lassen Sie sich das mal auf der Zunge zergehen: Der Gefängnispsychiater lässt einen verurteilten Kindsmörder und kaltblütigen Psychopathen andere Häftlinge beraten, von denen einer vermutlich verrückter ist als der andere. Und das Beste daran: Während seiner Arbeit dort eignete sich Shawcross den Psychologie- und Psychiatrie-Wortschatz an und sicherte sich so – wenig überraschend – die Unterstützung eines dreiköpfigen Bewährungsausschusses, der ihn schließlich wieder auf freien Fuß setzte.

Am 28. April 1987 marschierte Shawcross deshalb durch die Tore von Green Haven zurück in die Freiheit. Obwohl er von einer Gruppe von Psychiatern exzellente Beurteilungen erhalten hatte, teilten viele Kollegen deren fachliche Einschätzung nicht, dass er den Wandel vom mordenden Wahnsinnigen hin zu einem wertvollen Mitglied der Gesellschaft vollzogen habe. In einem seiner Berichte vermerkte der leitende Bewährungshelfer Dr. Robert T. Kent: »Auf die Gefahr hin, dramatisch zu klingen: Dieser Mann ist mit hoher Wahrscheinlichkeit das gefährlichste Individuum, das wir seit vielen Jahren wieder in die Gemeinschaft entlassen haben.« Green Havens Gefängnispsychiater Dr. Y. A. Haveiwala pflichtete ihm bei und schrieb: »Das Rückfallrisiko von Mr. Shawcross ist lebensgefährlich hoch. Er weist eine dissoziale Persönlichkeitsstörung (Sozio-/Psychopathie) auf sowie eine schizoide Persönlichkeitsstörung mit psychosexuellen Tendenzen.«

Dennoch wurde dieses Monster zehn Jahre vor Ablauf seiner 25-jährigen Haftstrafe entlassen. Daraufhin tötete er zwischen März 1988 und Dezember 1989 mindestens neun weitere Frauen, bevor er erneut verhaftet und lebenslang ins Gefängnis gesteckt wurde.

Im Rahmen der Recherchen für meine TV-Dokumentation *The Monster of the Rivers* (auf Deutsch etwa: Das Monster der Flüsse) sowie mein Buch *Wie Serienmörder denken: Ein schockierender Blick in die Abgründe des Bösen* sprach ich nicht nur mit den Ärzten Dr. Kent und Dr. Haveiwala, sondern stattete auch Edwin Elwin, dem damaligen Leiter des zuständigen Bewährungsausschusses, einen Besuch ab. Er erklärte mir: »Mr. Shawcross hat die Bewährungsanforderungen bestens erfüllt. Natürlich finden wir es ganz furchtbar, wenn einer unserer Leute wieder straffällig wird. Auf Wiedersehen.«

Richter in der Verhandlung der späteren Rochester-Morde war Donald J. Wisner, einer der freundlichsten und bescheidensten Menschen, die ich je kennengelernt habe. Als ich mich mit ihm während der Pause einer anderen Mordverhandlung, in der es um einen Mann ging, der seine Freundin vor einen fahrenden Zug gestoßen hatte, traf, erzählte er mir nach einiger Überlegung: »Die Staatsanwaltschaft hätte Shawcross für die beiden frühen Morde (Jack Blake und Karen Hill) nicht nur wegen Mord zweiten Grades anklagen sollen, sondern wegen Mord ersten Grades. Das hätte eine Bewährung unmöglich gemacht. Man hätte sogar noch weitergehen und auf besondere Schwere der Schuld plädieren können – dann wäre er garantiert nie wieder rausgekommen. Er wäre in diesem Fall mit Sicherheit zu lebenslanger Haft verurteilt worden. Doch irgendein Psychiater hat Belege für mildernde Umstände vorgelegt, weshalb man sich für eine weniger gravierende Anklage entschied. Die Staatsanwaltschaft hat dabei vollkommen amteurhaft agiert.«

Wenn man bedenkt, dass Shawcross den Penis und das Herz von Jack Blake gegessen und welch unbeschreibliche Grausamkeiten er Karen Hill angetan hat, dann sollte jedem halbwegs normalen Menschen klar sein, dass Richter Wisner vollkommen recht hatte und der für Mord ersten Grades notwendige Tatbestand der »besonderen Grausamkeit« hier definitiv erfüllt gewesen wäre. Dieser Meinung war auch der Staatsanwalt in der Verhandlung zu den Rochester-Morden, Charles »Chuck« Siragusa, der später

Richter am Obersten Gerichtshof wurde und mir einmal gestand, dass er es »abscheulich« finde, dass Shawcross schon nach 14,5 Jahren aus dem Gefängnis freigekommen war, nur um wieder und wieder zu töten.

»Meine Position verlangt, dass ich all meine persönlichen Gedanken und Emotionen bezüglich Mr. Shawcross für mich behalte. Bitte verstehen Sie das, Christopher«, sagte er. »Ich bin allerdings der Meinung, dass der Staat New York sich hier eine Menge zuschulden hat kommen lassen. Das war institutionalisiertes Versagen.«

Während meiner Zeit in Rochester, New York, bekam ich eines Tages die Gelegenheit für ein Interview mit Shawcross' Lebensgefährtin Clara Neal. Die extrem beleibte Dame war 1994 58 Jahre alt und hatte zehn Kinder und 17 Enkel. Sie hatte »Art« bereits Jahre vor seiner Verurteilung wegen der Rochester-Morde kennengelernt und ihre Liebe für ihn kannte keine Grenzen. Sie erzählte mir, dass er sich immer ihre Autos für Tagesausflüge ausgeliehen habe oder um angeln zu gehen – entweder einen kleinen metallic-blauen Dodge Omni Saloon oder einen grauen Chevrolet. Mit diesen Fahrzeugen hatte Shawcross auch seine Opfer zu den Tatorten am Ufer des gemütlich dahinfließenden Genesee River gebracht.

»Wissen Sie, Chris«, meinte sie, »ich liebe Arthur und er hat mir erzählt, dass sie vielleicht sein Trauzeuge auf unserer Hochzeit sein werden. Ich habe mit einem Psychiater gesprochen, und der hat gesagt, dass er Art, wenn er aus dem Gefängnis entlassen würde, Medikamente verschreiben könnte, durch die es ihm besser geht.«

»Aber Clara, er ist immer wieder zu einigen der verwesenden Leichen zurückgekehrt, um dort zu masturbieren … mit ihnen über sein Leben zu sprechen«, entgegnete ich.

»Davon glaube ich kein Wort«, sagte sie überzeugt. »Mir gegenüber war er immer ein echter Gentleman. Ich liebe ihn wirklich. Er ist so ein wundervoller, liebenswürdiger Mann.«

All das ist – zumindest für mich – Beweis genug, dass wir tatsächlich in einer Welt leben, in der Elefanten fliegen und Bleikugeln hüpfen können und Feen herrschen.

Und ja, so abstoßend und unprofessionell es auch erscheinen mag, es ist wahr, dass Arthur Shawcross mich gebeten hatte, Trauzeuge bei seiner bevorstehenden Hochzeit mit Clara zu sein. Und es ist ebenso wahr, dass ich zugesagt habe – aus gutem Grund natürlich.

Ich wollte diesen Wahnsinnigen so manipulieren, dass er mir ein umfassendes Geständnis zum Mord an Jack Blake ablegte.

Vor meinem Interview mit Shawcross in der Sullivan-Justizvollzugsanstalt in New York hatte ich Mary Blake, die Mutter von Jack Blake, in ihrem Zuhause am Stadtrand von Watertown besucht. Sie war unheilbar an Krebs erkrankt, trotzdem hatte sie sich große Mühe gegeben, die Wohnung schön herzurichten, weil sie wusste, dass ich mit einem Filmteam auftauchen würde. Auch beim Frisör war sie gewesen. Für eine Familie, die jeden Cent zweimal umdrehen musste, bedeutete das erhebliche Unkosten, sie hatte sogar eine Teekanne gekauft, weil sie wusste, dass wir Briten Tee mögen. Außerdem gab es Apfelkuchen und Plätzchen für meine Crew und mich.

Überall standen Fotos von Jack herum und sie hatte Tränen in den Augen, als sie mir erklärte, dass sie sich jahrelang eingeredet hatte, die zerstückelten und verwesten Überreste, die damals von der Polizei am Kelsey Creek gefunden worden waren, seien sicher nicht die ihres Sohnes, sondern gehörten jemand anderem, da Shawcross den Mord an Jack nie gestanden hatte. »Wissen Sie, Christopher«, sagte sie. »Es vergeht kein Tag, an dem ich nicht aus dem Fenster schaue und hoffe, Jack zu sehen, der wieder nach Hause kommt. Ich glaube an Gott. Ich bin eine anständige Frau.«

Jack war zehn Jahre alt, als er 1979 die Schule schwänzte, um mit Shawcross angeln zu gehen. Wäre er während meines Besuchs bei seiner Mutter tatsächlich auf einmal nach Hause gekommen, wäre er da 32 Jahre alt gewesen.

Plötzlich brach Mary Blake zusammen. »Es tut mir so leid«, weinte sie. »Wir können einfach nicht glauben, dass Jack tot ist, das ist unmöglich. Können Sie bitte Mr. Shawcross dazu bringen, uns die Wahrheit zu sagen?«

Ich fand das unglaublich traurig und bedrückend. Also schwor ich mir, dieses Geständnis zu beschaffen, und wenn es das Letzte war, was ich tat. Und um es zu bekommen, würde ich meine Freundschaft zu Clara und das Versprechen an Arthur Shawcross nutzen, Trauzeuge auf seiner Hochzeit zu sein.

Bevor ich das Gespräch mit Shawcross begann, hatten Vollzugbeamte mich gewarnt, dass er noch immer ein extrem gefährlicher und schrecklicher Killer war. »Wenn Sie ihn wütend machen, kann er in Bruchteilen von Sekunden wieder in alte Muster verfallen«, wurde mir gesagt. »Bevor wir Sie zu ihm lassen, müssen Sie und Ihr Team daher diese Erklärung unterschreiben, damit die Strafvollzugsbehörde nicht haftbar gemacht werden kann, falls Sie attackiert werden.« Anschließend gab der Aufseher mir noch folgenden Rat mit auf den Weg: »Meine Kollegen und ich werden während Ihrer Interviews nicht mit im Raum sein, wir müssen draußen warten. Sobald Shawcross bleich wird, seine Gesichtszüge sich verkrampfen oder er beginnt zu schwitzen, dann suchen sie schnellstmöglich das Weite. Er ist stark genug, um Ihnen den Kopf abzureißen. Sollte er durchdrehen, brauchen wir mindestens 15 Sekunden, bis wir bei Ihnen sind. Und dann ist es sicher zu spät.«

Vielleicht möchten Sie an dieser Stelle Mr. Shawcross etwas besser kennenlernen, indem Sie sich eines der zahlreichen TV-Interviews anschauen, die auf meines folgten, denn ich war der Erste, der mit ihm vor laufender Kamera gesprochen hat. Sie finden die Sendungen im Internet oder können eine Kopie meines Interviews online kaufen. Die TV-Serie heißt *The Serial Killers* (auf Deutsch: Die Serienkiller) – und nein, ich erhalte keine Tantiemen aus den Verkäufen.

Zugegeben: Falls Sie »Art« in einem dieser Videos sehen, mag er erst einmal harmlos erscheinen. Tatsächlich wog er aber 127 Kilo und war 1,80 Meter groß. Mit seinem unförmigen Kopf, dem silbrigen Haar, der Knollennase und den kleinen, dunklen, eng beisammenstehenden und ständig wässrigen Augen bot dieser abstoßende Mensch aber in Wirklichkeit doch einen furchteinflößenden Anblick, vor allem, wenn man nur knapp 2 Meter von ihm entfernt saß. Zwei kräftige Arme hingen an starken, abfallenden Schultern und seine Brust ging in einen dicken Kugelbauch über, der über seinen Gürtel hing. Von der Hüfte abwärts zeigte sich ein ganz anderes Bild. Unter den Fettrollen, die seine Körpermitte umgaben, endeten kurze, stämmige Beine in eher kleinen Füßen. Alles in allem machte er auf mich den Eindruck, als wäre sein Oberkörper schwerer als der Unterkörper – wie bei einer Zeichentrickfigur oder einem auf dem Kopf stehenden Kegel – und als könnte er jederzeit umkippen. Die Aufseher hatten mich aber davor gewarnt, dass Shawcross schnell sein konnte, wenn die Situation es erforderte. Das hatte ihm möglicherweise in Green Haven das Leben gerettet, wenn andere Häftlinge ihn über den ganzen Hof jagten, weil sie ihm dafür, dass er ein kleines Mädchen vergewaltigt und umgebracht hatte, ein Messer in seinen fetten Hintern schieben wollten.

Fazinierend fand ich Shawcross' Hände. Er zappelte ständig mit ihnen herum, so als leide er an einer Art nervöser Störung. Bei einem Interview saß ich ganz allein mit »Art« in seiner winzigen Zelle, während er gerade sein Mittagessen zu sich nahm. Er stopfte sich gierig das Essen in den Mund und blickte sich dabei die ganze Zeit verstohlen um, so als würde ihm jemand gleich den Teller wegnehmen.

Nachdem er sich Fett und Essensreste aus dem Gesicht gewischt hatte, fragte ich ihn, warum er die Geschlechtsteile einiger Opfer verspeist habe – darunter auch eine Vagina. Da lächelte Shawcross und sagte: »Ja, das habe ich wirklich getan. Menschliches Fleisch … hmmm, ja, es schmeckt wie Schwein. Ich esse Fleisch gerne roh und das schmeckt genauso. Hamburger, Steak, Schweinefleisch, das esse ich alles roh. Warum ich Körperteile von Menschen gegessen habe, weiß ich nicht. Ich hab's einfach getan.«

Danach war er einen langen Augenblick still. Mit seinen dicken Fingern nestelte er nervös an einem Styroporbecher herum. Seine Augen suchten den Raum ab, so als würden sie eine unsichtbare Fliege verfolgen. Dann meinte er: »Ja und ich habe noch eine [Vagina] mit Knochen gegessen. Das fiel mir nur gerade ein.«

»Mein Gott«, dachte ich damals. »Wie kann jemandem das ›nur gerade‹ einfallen?«

Shawcross hatte von Beginn an deutlich gemacht, dass er unter keinen Umständen über den Mord an Jack Blake sprechen wolle. Auch wenn er nicht sonderlich intelligent war, so besaß er doch eine gewisse animalische Gerissenheit und witterte eine List 100 Meter gegen den Wind. Mir war deshalb bewusst, dass es nicht einfach werden würde, das Thema dennoch anzuschneiden.

Bei meinem letzten Gespräch mit dem »Monster of the Rivers« hatte ich die ganze Zeit über Mary Blakes verzweifelte Bitte im Hinterkopf, die Wahrheit über den Mord an ihrem Sohn herauszufinden. Um ein wenig das Eis zu brechen, sprach ich Shawcross zunächst auf die 14,5 Jahre an, die er bereits in Green Haven abgesessen hatte. Ich erklärte ihm, dass wir diese Jahre nicht einfach unter den Tisch fallen lassen konnten, als hätte es sie nie gegeben, wenn ich sein Leben ausführlich dokumentieren sollte, so wie er es sich gewünscht hatte. Der folgende Dialog ist wortwörtlich dem im TV ausgestrahlten Interview entnommen, das allerdings etwas bearbeitet wurde, um zart besaitete Zuschauer nicht allzu sehr zu schockieren:

AS: *»Also, was willst du darüber wissen?«*

CBD: *»14 Jahre Knast, Art. Wie gehen wir damit um?«*

AS: *»Gar nicht. Du bringst mich nicht dazu, darüber zu sprechen, also versuch's verdammt noch mal erst gar nicht. LASS DAS VERDAMMTE THEMA SEIN!«*

CBD: *»Alles klar. Ich soll also den Radiergummi rausholen und einfach so 14 Jahre verschwinden lassen?«*

AS: *»Genau.«*

CBD: *»Was ist mit Jack Blake?«*

Mit dieser Frage bewegte ich mich auf dünnem Eis, das wusste ich. Denn wenn die anderen Häftlinge in Sullivan erfahren hätten, dass Shawcross zwei kleine Kinder vergewaltigt und ermordet hatte, dann hätten sicher wieder einige von ihnen versucht, ihn umzubringen.

Shawcross' Gesichtsausdruck veränderte sich im Bruchteil einer Sekunde. Seine Haut spannte sich wie bei den Flügeln einer Fledermaus und eine merkwürdige Blässe überzog sein Gesicht. Auf seiner Stirn bildeten sich Schweißperlen, die ihm in glitzernden Rinnsalen das Gesicht hinabliefen und den Kragen seines Häftlingshemds tränkten. Nur einen Augenblick zuvor hatte ein selbstgefälliges Grinsen den in ihm brodelnden Zorn überdeckt. Nun fiel diese Maske vermeintlicher Normalität zum ersten Mal und das mörderische Feuer des Wahnsinns flackerte in seinen Augen. Shawcross saß in der Patsche und versuchte, die gefährlichen Emotionen zu kontrollieren, die in ihm hochkochten. Im Besuchsraum war es still. Totenstill – wie in einem alten Grab, dessen Wände langsam einfallen. Dann packte er plötzlich wütend meinen Arm mit einem Griff, so fest wie eine Schraubzwinge.

»Du weißt nicht, mit wem du's hier zu hast, du Arschloch«, knurrte er. »Du weißt nicht, WER ich bin oder WAS ich bin.«

Seit diesem Interview werde ich immer wieder gefragt, ob Shawcross mir damals Angst eingejagt hat, als er so durchgedreht ist. Meine Antwort ist stets ein kategorisches Nein, denn Shawcross war nur in der Lage, kleine Kinder oder manchmal Frauen oder Prostituierte zu vergewaltigen und umzubringen, die zur falschen Zeit am falschen Ort waren. Genau wie bei einem Angriff von Bianchi löste sich all das prahlerische Alphatier-Gehabe in Luft auf, als ich ihm ohne Furcht in die Augen starrte, denn Menschen wir Shawcross oder Bianchi sind im Grunde nichts als feige Tyrannen.

»Du musst das hier nicht tun, Arthur«, antwortete ich. »Okay, du hast ein Problem mit Jack und nun hast du offenbar auch eins mit mir. Und du bekommst garantiert ein noch viel größeres VERDAMMTES Problem mit Clara! Wenn du dieses Interview hier vergeigst, wird Clara vor Wut die Wände hochgehen. Wir haben gestern mit ihr zu Abend gegessen. Sie ist ein guter Mensch, Art. Sie steht in diesem Augenblick draußen vor dem Gefängnis und wartet auf uns.«

Die Erwähnung von Claras Namen schien einen Schalter in seinem Kopf umzulegen. Sein Gesichtsausdruck normalisierte sich wieder und er ließ meinen Arm los. Er wirkte nun völlig irritiert, schüttelte immer wieder den Kopf und begann, eine Art Entschuldigung zu murmeln.

Als er sich in seinen Stuhl zurücklehnte, lehnte ich mich nach vorn. Ich konnte nun direkt in den düsteren Abgrund von Shawcross' psychopathischem Verstand blicken. Tick, tick, tick … »Clara, Clara, Clara. Trauzeuge auf meiner Hochzeit. Mein Freund, der von so weit gekommen ist, um zu reden und um mich zu verstehen.« Tick, tick, tick … »TV-Interview.« Tick, tick … »Clara wartet draußen.« Tick, tick …

Dann verpasste ich ihm den Gnadenstoß. Ich kam ganz nah an sein Ohr heran und tat dasselbe, was er gerade bei mir gemacht hatte: Ich umfasste sein

Handgelenk, allerdings auf eine beruhigende, geradezu tröstende Art und Weise. Ich befand mich nun in seiner persönlichen Zone und ganz tief drin in seinem Kopf, also flüsterte ich: »Arthur, Clara liebt dich so sehr. Enttäusche sie nicht.«

»Okay«, sagte er mit zitternder Stimme. Dann riss er seine Augen auf – sie waren voller Tränen. Er wirkte, als würde er gerade einen inneren Kampf ausfechten. Dann hielt er noch einmal inne, blickte sich kurz im Raum um und gestand schließlich: »Ja, ich habe ihn getötet, okay? Ich habe ihm [Jack] gesagt, er soll heimgehen, aber er wollte nicht. Und dann bin ich irgendwie wütend auf ihn geworden. Ja, ich habe ihn getötet und seine Leiche im Dreck vergraben, dann bin ich angeln gegangen. Es war seine Schuld, dass er gestorben ist. Mit mir hat das nichts zu tun … tut mir leid.«

CBD: *»Und die Kleidung, Arthur. Was ist mit Jacks Sachen passiert?«*

AS: *»Er hat sie ausgezogen und ich hab ihm gesagt, dass er sie zusammenlegen soll und so.«*

CBD: *»Warum?«*

AS: *»Keine Ahnung. Vielleicht, damit er die Klappe hält. Damit er denkt, dass er sie dann wieder anziehen kann. So was eben. Keine Ahnung. Ich bin am nächsten Tag noch mal zu ihm hin und habe paar Sachen mit ihm gemacht.«*

CBD: *»Was hast du mit der Leiche gemacht, Art?«*

AS: *»Dazu sage ich nichts.«*

CBD: *»Wieso nicht?«*

Ich erinnerte ihn noch einmal daran, dass Clara wirklich sauer sein würde, wenn ich jetzt aufstünde und das Interview abbräche, denn sie erwartete von ihm, dass er mir gegenüber vollkommen aufrichtig war. Dann ließ ich ihn für einen Augenblick vom Haken und befragte ihn zu Karen Hill.

CBD: *»Was war mit der kleinen Karen Hill? Warum hast du die umgebracht?«*

AS: *»Aus demselben Grund, verstehst du? Irgendwie wollte sie es auch. Sex und so was. Und als ich anfange, fängt sie plötzlich an zu heulen und nach ihrer Mama zu rufen, also habe ich sie erstickt. Nicht mit meinen Händen, sondern ich habe ihren Mund mit Dreck und so zugestopft.«*

CBD: *»Aber du hattest trotzdem Sex mit ihr, vaginal und anal, Arthur.«*

AS: *»Ja, aber das war erst, nachdem sie schon tot war. Danach bin ich nach Hause gegangen.«*

Ein paar allgemeine Fragen zu seinen Morden später, sagte ich zu ihm: »Arthur, da draußen steht eine Frau, Mrs. Blake. Ich habe sie vor einiger Zeit besucht. Sie ist eine anständige Frau und sie hat mich aufgefordert, dich zu bitten, ihr zu helfen, sodass sie mit Jack abschließen kann. Denn sie glaubt immer noch daran, dass er eines Tages heimkommen wird. Stell dir vor, es wäre deine Clara, die dich darum bitten würde. Ich habe all die Fotos gesehen, von dir und Clara, mit all ihren Kindern. Schöne Familienfotos, Art. Ein Album voller Erinnerungen, das ihr eine Menge bedeutet. Kannst du also bitte in die Kamera schauen und zu Mary Blake sprechen? Sie ist eine Mutter, genau wie Clara.«

Einen kurzen Augenblick lang erkannte ich so etwas wie einen anständigen Menschen in diesem »Monster of the Rivers«. Nun würde meine Falle gleich zuschnappen. Ich streckte erneut meine Hand aus, weil Körperkontakt manchmal dabei hilft, eine verborgene Gutherzigkeit anzusprechen, die sonst nur selten zutage tritt – selbst bei jenen, die keinerlei Mitgefühl oder Empathie besitzen, sondern nur von einer seltsamen Kälte erfüllt sind, die der Großteil von uns niemals verstehen wird. Und laut der zugegeben etwas naiven Clara Neal trug Shawcross diese Gutherzigkeit wohl in sich.

»Schau in diese Kamera«, forderte ich ihn auf. »Sprich jetzt bitte mit Mrs. Blake.«

Shawcross musste wirklich hart mit sich ringen, um die Worte auszusprechen. Aber schließlich schaffte er es:

»Mrs. Blake, es tut mir leid«, murmelte er. »Christopher hat mich gefragt, ob ich Ihren Sohn getötet habe. Ja, das habe ich getan. Es war nicht meine Schuld, doch ich habe ihn getötet. Er wird nicht mehr nach Hause kommen. Es tut mir leid.«

> *»Chris, wir müssen Ihnen mitteilen, dass Mr. Shawcross gerade im Loch einsitzt [Isolationshaft]. Nachdem wir ihn zurück in den Schlafsaal gebracht hatten, gab er vor den anderen Häftlingen damit an, dass Sie der Trauzeuge auf seiner Hochzeit sein würden. Danach sahen alle Ihr Interview, das Sie kurz darauf diesem Sender aus Rochester gegeben hatten. Er ist nun wirklich sauer auf Sie.«*
>
> Pressesprecher der Justizvollzugsanstalt Sullivan in einem Telefonat mit dem Autor, der den Medien nur wenige Minuten nach seinem Besuch der Haftanstalt gesagt hatte, Shawcross sei ein »mordender Mistkerl«

Zum Abschluss dieses Kapitels möchte ich klarstellen, dass ich nach diesem letzten Interview mit dem »Monster of the Rivers« nie wieder gesprochen habe. Als wir auseinandergingen, haben wir uns weder die Hände geschüttelt noch »Auf Wiedersehen« gesagt. Shawcross verließ einfach den Besuchsraum, bekam von Aufsehern Handschellen angelegt und wurde fortgebracht. Er drehte sich nicht einmal um, um noch einmal nach mir zu sehen. Sein Job im Gefängnis war es, Schlösser und Funkgeräte zu reparieren.

Auch mit Clara Neal habe ich nie wieder gesprochen. Ich hatte Shawcross während des letzten Gesprächs an der Nase herumgeführt, weil ich ihm vorgegaukelt hatte, sie warte draußen vor dem Gefängnis auf mich, was nicht stimmte. Allerdings besuchte ich mit meinem Filmteam noch einmal Mary Blake. Aus Respekt ließen wir die Kameras dabei aber draußen. Was ich dann erlebte, war einer der herzzerreißendsten Momente meines Lebens. Als wir uns verabschiedeten, sagte sie: »Ich danke Ihnen vielmals, dass sie zurückgekommen sind, um mir mitzuteilen, was Mr. Shawcross gesagt hat. Aber ich weiß, dass ich meinen Jack bald wiedersehen werde. Er ist nicht wirklich tot und ich werde weiter darauf warten, dass er irgendwann wieder nach Hause kommt.«

Aufgrund der Gespräche, die der Autor mit Arthur Shawcross und Clara Neal geführt hat, und der tollen Zusammenarbeit mit Captain Lynde M. Johnston von der Polizei Rochester wurde der bis dato ungeklärte Mord an Kimberly Logan aufgeklärt, einer 30-jährigen stummen Schwarzen, die am 15. November 1989 getötet wurde.

Am 10. November 2008 starb Häftling # 91-B-083 Arthur Shawcross unter natürlichen Umständen in der Sullivan-Justizvollzugsanstalt in Fallsburg, im Bundesstaat New York.

FALLSTUDIE BESTIE

John David Guise Cannan – ein äußerst britisches Monster

Mit einem Geschick, auf das jeder Psychotherapeut stolz wäre, haben die Autoren Cannan dazu gebracht, umfassend Rechenschaft über sich selbst und seine Taten abzulegen ... Wir erfassen dabei das Denken eines Mörders klarer, als er es selbst je könnte.

David Canter, Professor für Angewandte Psychologie im Vorwort zu *Ladykiller* von Christopher Berry-Dee und Robin Odell, Erstauflage erschienen 1992 bei John Blake, London

Die Psychotherapeutin Dr. Alice Miller sagte: »Großspurige Menschen sind niemals wirklich frei. Erstens, weil sie in extremem Maße auf die Bewunderung anderer angewiesen sind, und zweitens, weil ihre Selbstachtung von Eigenschaften, Fähigkeiten und Erfolgen abhängt, die jederzeit und mit weitreichenden Konsequenzen hinfällig sein können.«

John David Guise Cannan ist ein Räuber, Serienvergewaltiger und vermutlich auch Serienmörder. Auf jeden Fall hat er am 8. Oktober 1987 im englischen Bristol eine gewisse Shirley Banks umgebracht. Die Polizei glaubt, dass er am 28. Juli 1986 in London auch Suzy Lamplugh getötet hat, allerdings musste er sich dafür nie vor Gericht verantworten.

Außerdem kommt er für den Mord an Sandra Court am 3. Mai 1986 in Bournemouth als Täter in Betracht. In Briefen an mich stritt Cannan vehement ab, an besagtem Datum in Bournemouth gewesen zu sein. Ich fand jedoch unter seinen Habseligkeiten, die in der Polizeiwache von Bristol aufbewahrt wurden, einen zusammengeknüllten Parkschein. Zeit, Datum und Ort darauf belegen, dass Cannan zweifellos nicht die Wahrheit sagte. Als mein Kollege Tony Brown und ich dies dem leitenden Ermittler mitteilten, lachte der uns nur aus. Der ungeklärte Mord an Sandra Court ist bisher nicht ad acta gelegt, sondern gilt noch immer als ungelöster Fall. Meine Hoffnung ist deshalb, dass all die Informationen, die ich in meinem Buch *Ladykiller: Inside the Mind of John Cannan* (auf Deutsch etwa: Ladykiller: Ein Blick in die Gedankenwelt von John Cannan) veröffentlicht habe und von denen einige in gekürzter Form auch im vorliegenden Buch vorkommen, einen Anreiz für die Behörden darstellen, weiter in dem Fall zu ermitteln.

Doch in diesem Buch soll es weniger um John Cannans Verbrechen oder seine Vorgehensweise gehen, sondern darum, was im bösartigen Verstand dieses Mannes vorgegangen ist, der durch Eitelkeit und eine unterschwellige extreme Grausamkeit gekennzeichnet ist.

Wir können seine Entwicklung genau nachzeichnen – vom wohlerzogenen Jungen, seiner immer stärker ausgeprägten Eitelkeit, über seinen unkontrollierten Absturz bis hin zur mörderischen Bestie mit abartigen sexuellen Neigungen. Tatsächlich lässt sich fast jede Station, an der er in seiner »Karriere« als Gewaltverbrecher eine Wandlung vollzogen oder einen neuen Weg eingeschlagen hat, exakt benennen.

Vereinfacht gesagt, lautet die Frage: Kommen Mörder wie er schon böse zur Welt oder werden sie mit einem »normalen« Verstand geboren und werden erst mit der Zeit böse? Diese sogenannte Anlage-Umwelt-Debatte wird in der Wissenschaft seit vielen Jahrzehnten geführt und ist für Kriminologen und Psychiater natürlich ganz besonders interessant. Meine Freunde beim FBI und viele der forensischen Psychologen aus meinem Bekanntenkreis beschäftigen sich seit Ewigkeiten mit dieser Frage, vor allem dann, wenn sie möglichst genau zu bestimmen versuchen, wann diese »Stationen« im Leben eines bestimmten Täters, mit dem sie sich gerade beschäftigen, erreicht sind.

Die Ermittler vor Ort interessieren sich dagegen meist weniger für Dinge wie die Anlage-Umwelt-Diskussion. Wenn die Leiche eines Mordopfers gefunden wurde, ist ihre wichtigste Aufgabe, den Täter aufzuspüren und vor

Gericht zu stellen. Ist der Job erledigt, müssen sie sich schon wieder um die nächste Leiche kümmern, die in ihrem Revier entdeckt wurde. Für jene aber, deren Job es ist zu verstehen, wie diese Mörder ticken, ist das Bestimmen dieser Stationen wie die Suche nach der Nadel im Heuhaufen. Sie müssen dafür versuchen, sich in die abartigen Gedanken der Täter hineinzuversetzen, und nachvollziehen, wie diese Monster sich immer weiter gesteigert haben, etwa vom Spanner zum Stalker, der irgendwann erste kleinere sexuelle Übergriffe wagt, bevor er erst Vergewaltiger, dann Serienvergewaltiger wird und irgendwann als Mörder und schließlich Serienmörder endet. Und sie wollen erkennen, an welchen Momenten im Leben des Täters welche Auslöser dazu geführt haben, dass sich die Verbrechen derart verschlimmern konnten. Nun aber zurück zu John Cannan. Um dessen Geschichte und die Stationen seiner mörderischen Karriere zu verstehen, musste ich mich in seinen Kopf hineinversetzen – und Sie, verehrter Leser, werden dies nun auch tun.

Erstmals aufmerksam wurde ich auf Mr. Cannan im Oktober 1987, als die lokalen Medien über einen Mann berichteten, der am 29. Oktober um 15:55 Uhr mit einem Motorradhelm auf dem Kopf die Ginger-Boutique in der Regent Street im britischen Örtchen Leamington Spa betreten hatte. Nachdem er die Tür des Ladens geschlossen hatte, stöberte er erst kurz in den ausgehängten Sachen herum und zog schließlich ein gezacktes Messer mit orangem Griff hervor, mit dem er die Besitzerin Carmel Cleary und ihre Angestellte Jane Child bedrohte. Der Mann hatte den Laden mit der Absicht betreten, zu stehlen und zu vergewaltigen. Später wurde der Name Cannan immer wieder mit einem der mysteriösesten und medial präsentesten ungeklärten Mordfälle der britischen Kriminalgeschichte in Verbindung gebracht – dem der vermissten Immobilienmaklerin Suzy Lamplugh.

Der Vorfall in Leamington Spa machte mich neugierig. Ich sah mir John Cannans Fotos in der Zeitung an, und während manche Frauen seinen dunklen Typ, die blauen Augen, die schlanke Figur und seine kräftigen Augenbrauen, die über dem Nasenbein zusammentrafen, vielleicht als attraktiv angesehen hätten, nahm ich sofort etwas Teuflisches wahr. Eitelkeit und Bestialität waren in Cannans arrogantes Gesicht eingeschrieben und die auffallende Frisur, die dünnen Lippen und der grausame Mund passten da perfekt ins Bild.

> *»Bevor wir das hier vertiefen, Ihnen ist hoffentlich bewusst, dass ich ein direkter Nachfahre des Heiligen Ordens der Tempelritter bin? Mein Name lautet ›Guise‹, benannt nach dem Herzog von Guise. Das Motto meiner Familie lautet ›A chacun son tour‹ [Meine Zeit wird kommen].«*
>
> John Cannan zum Autor, nun in Korrespondenz mit der Polizeibehörde von Greater London

Nach Cannans Verurteilung für den Mord an Shirley Banks (zu der wir später noch kommen werden) dominierte er die Schlagzeilen im gesamten Vereinten Königreich. »True-Crime-Autoren stehen Schlange, weil sie ein Buch über mich schreiben wollen«, behauptete er im Antwortschreiben auf meinen ersten Brief. Wie bei Kenneth Bianchi, Femme fatale Melanie Lyn McGuire und Michael Ross galt es auch im Fall von Cannan, eine verborgene Geschichte aufzudecken, denn es war – und ist bis heute – unser Ziel, das mysteriöse Verschwinden von Suzy Lamplugh aufzuklären.

Da er angeblich von so bedeutender historischer Abstammung war, erwartete John Cannan selbstverständlich auch, als Nachfahre jener Tempelritter anerkannt, geschätzt und entsprechend behandelt zu werden – warum sonst hätte er diese vermeintliche Tatsache mir gegenüber erwähnen sollen? Ich verwendete deshalb edles cremefarbenes Briefpapier und einen dazu passenden Umschlag, den ich mit rotem Siegelwachs verschloss, und versicherte ihm, dass ich mit Dr. John Dee, dem Hofastronomen von Königin Elisabeth I. sowie mit dem Künstler Sir Joshua Reynolds (»Onkel Josh«) verwandt sei, was sogar stimmt. Ich schrieb, ich hätte schon damit gerechnet, dass er bereits mit einem qualifizierteren Autor als mir zusammenarbeiten würde. Außerdem erwähnte ich kurz, dass die überregionale Presse ihn in einem schlechten Licht dargestellt hatte (Cannan war es verboten, Zeitung zu lesen, weshalb er diesbezüglich im Dunkeln tappte) und man nicht glauben dürfe, was in den Artikeln stand.

»Meine Sorge ist, dass man Ihnen keine faire Chance geben wird«, versicherte ich ihm. Und dann kam das Beste: »Im Anhang finden Sie Abbildungen der Einbände einiger meiner Publikationen [Bilder sagen schließlich mehr als 1000 Worte] sowie die Auftragsbestätigung meines Verlegers [die ich mir selbst ausgestellt hatte], dass ich an meinem Buch weiterarbeiten soll. Es ist wirklich schade, dass Sie mich dabei nicht mit den Fakten zu Ihrem Fall unterstützen können. Doch ich wünsche Ihnen alles Gute.«

Spiel, Satz und Sieg! Hätten Sie damals in Cannans Zelle Mäuschen spielen können, wären Sie Zeuge geworden, wie dieser Manipulator auf einmal begriff, dass sein Selbstwertgefühl, seine Wortgewandtheit, sein oberflächlicher Charme und all die Kartenhäuser, die seinen kranken Geist ausmachten, ebenso wie das Bedürfnis, andere zu kontrollieren, auf einmal hinfällig waren. Nun lagen die Fakten zu seinem aufgeblasenen Ego – so wie er sie sah – und sein drohender Niedergang in den Händen von jemand anderem: mir. Ich hatte sein Ego nicht nur verletzt, es stand kurz davor zu platzen. Und das ist etwas, was eingebildete Menschen mehr fürchten als alles andere. Man könnte dies als »Gedankenkontrolle« bezeichnen, als Manipulation des Bewusstseins. Denn der einzige Ausweg für John Cannan war es nun, mit mir zu kommunizieren, zu verhandeln und mich zu besänftigen, um zurückzubekommen, was er im Begriff war zu verlieren. Und das tat er mit Bergen von Briefen. Je mehr Gedanken er mit seinem Kugelschreiber auf dem Gefängnis-Briefpapier niederschrieb, umso mehr Beweise für sein abgrundtief böses Inneres gab dieser sadistische Mörder preis.

Cannans Behauptung, er sei ein Nachfahre der Tempelritter, war sowohl für mich neu als auch für mehrere exzellente Historiker, die ich diesbezüglich konsultierte. Die Behauptung ähnelte einer Aussage, die zuvor bereits der Serienmörder Arthur John Shawcross (siehe Seiten 28–30, 155–68) getätigt hatte, nämlich dass er ein entfernter Cousin des früheren britischen Generalstaatsanwalts und Chefanklägers in den Nürnberger Prozessen, Sir Hartley Shawcross, sei (was nicht stimmte).

Ich begann also einen Briefwechsel mit Mr. Cannan und bediente mich dabei meiner psychologischen Angel-Technik, die ich bereits im Kapitel zu Melanie »Mel« Lyn McGuire (siehe Seite 99) beschrieben habe: Ich warf zunächst einen Köder aus. Dieser Köder war ähnlich exklusiv wie jener, den ich bei McGuire verwendet hatte, nur diesmal perfekt zugeschnitten auf einen männlichen Adressaten.

Nach meiner Korrespondenz mit Cannan und der Lektüre der Akten hatte ich keinerlei Zweifel mehr, dass er ein besonders aufgeblasenes Ego besaß, das wie ein Luftballon an einem seidenen Faden hing, und dass die Folgen, wenn es platzen würde, unkalkulierbar waren. Scheinbar stabile Egos werden plötzlich ganz fragil und fallen wie ein auf Sand errichtetes Gebäude in sich zusammen, sobald das Fundament, auf dem sie fußen, zu bröckeln beginnt. Wie sagte noch der Wolf im Märchen von den drei Schweinchen? »Ich werde husten und prusten und dir dein Haus zusammenpusten!«

Ich muss betonen, dass ich Ihnen an dieser Stelle keine fachlichen Gründe für die folgende Herangehenweise liefern kann. Aber mir kam die Idee, einige der angeborenen Eigenschaften zu nutzen, auf die Cannan angewiesen war, um sein Ego zu stützen, und sie Baustein für Baustein abzutragen, sodass seine Fassade im Laufe der Zeit bröckeln würde. Sobald Cannans ach so wichtiges Ego bedroht wurde, musste er mit allem, was seine eitle Persönlichkeit ausmacht, mit aller Kraft gegen diese Bedrohung ankämpfen. Allerdings hatte dieses Ego längst keine Kontrolle mehr (auch wenn es das unterbewusst noch glaubte), da es – ohne dass sein manipulativer Besitzer es ahnte – selbst manipuliert und kontrolliert wurde.

John Cannan konnte nicht durchschauen, was ich vorhatte. Um eine solche Persönlichkeit wirklich zu verstehen, muss man sich direkt in ihren Kopf hineinversetzen. Nichts von alledem ist eine bahnbrechende Erkenntnis, sondern es ist bereits aus dem Konsumerismus oder der umgekehrten Psychologie bekannt. Wenn Sie etwa eine Kundenkarte beantragen und Treuepunkte damit sammeln, verraten Sie dem dazugehörigen Unternehmen beispielsweise, was Sie kaufen, wann Sie es kaufen, wo Sie leben, Ihren demografischen Status, ob Sie Single oder verheiratet sind, ob Sie Kinder haben, wie alt diese sind und wann Sie alle Geburtstag haben. Im Gegenzug erhalten Sie regelmäßig Gutscheine und Rabatte.

Nehmen wir ein Beispiel: Sie kaufen eine Flasche Marken-Ketchup bei einer namhaften Discounter-Kette. Eine Woche später erhalten Sie plötzlich eine E-Mail des Herstellers, in der Ihnen ein KOSTENLOSES Kochbuch angeboten wird, das italienische Rezepte mit Fertigsoßen des Herstellers sowie andere Produkte enthält, die Sie vielleicht interessieren könnten. Klicken Sie auf »akzeptieren«, werden Sie sofort zu einer vierseitigen Eingabemaske weitergeleitet, in der Sie unter anderem gefragt werden, ob sie »mit dem Produkt zufrieden sind und es einem Freund empfehlen würden«. Füllen Sie diese Maske aus, erhalten Sie dafür einen Rabattgutschein in Höhe von 10 Prozent und werden erneut mit lästigen Anrufen bombardiert, in denen man ihnen etwa mitteilt, dass Sie aufgrund des Autounfalls (den Sie gar nicht hatten) Anspruch auf Schadenersatz hätten, oder Sie gefragt werden, ob Sie nicht vielleicht eine kleine Spende für »Mutts Hundepension« übrighätten, da sie regelmäßig Hundefutter kaufen. Ich denke, Sie wissen, was ich meine!

Wenn Sie – vor allem beim Online-Shopping – nicht auf das ganz besonders klein Gedruckte achten, werden Sie bald mit Angeboten von Firmen überhäuft, von denen Sie noch nie etwas gehört haben und die Ihnen etwas verkaufen wollen, was Ihnen zuvor selbst in Ihren wildesten Träumen niemals in den Sinn gekommen wäre. Häufig erkennen wir Verbraucher dabei die eigentliche Intention der Unternehmen nicht. Die versuchen nämlich, direkt in den Kopf der Konsumenten zu gelangen und sie so zu manipulieren, dass sie etwas kaufen. Dies ist ein raffiniertes, aber nicht selten auch teuflisches Marketing-Instrument und praktisch Gedankenkontrolle. Ich würde außerdem Geld darauf verwetten, dass eine Online-Dating-Plattform nach Ihrer Anmeldung (was ich nie tun würde) Ihre Daten sofort an vergleichbare Portale weitergibt, darunter auch Hersteller von Produkten und Software aus der Sex-Industrie.

In der sogenannten Marketingpsychologie geht es einzig darum, wie man in den Kopf des Verbrauchers gelangt, um herauszufinden, was er mag oder vielleicht mögen könnte, und ihm anschließend etwas zu verkaufen, über das er vorher noch nie nachgedacht hat. Mehr oder weniger dasselbe tue ich, wenn ich mit Kriminellen kommuniziere, die ich interessant finde. Ich nehme mir die Zeit, meine Zielperson kennenzulernen und zu verstehen, wie sie tickt, was sie mag oder gern besitzen würde. Ich versuche, eine zwischenmenschliche Beziehung aufzubauen und sie in Gespräche über unverfängliche Themen zu verwickeln. So ermuntere ich sie, mit mir über sich und ihr Leben zu sprechen. Eingebildete Persönlichkeiten finden Gefallen an dieser Form der Aufmerksamkeit, an der Massage ihres Egos. Sie lassen sich gerne bauchpinseln, wollen bewundert, gefeiert und wertgeschätzt werden, weil dies ihrem Naturell guttut.

Schließen Sie nun die Augen, denn als Nächstes werden Sie John Cannan in vollem Maße verstehen lernen. Stellen Sie sich vor, er würde in diesem Moment auf einem Podest vor Ihnen stehen. Wenn Sie bereits Fotos von ihm gesehen haben, wissen Sie ja, wie er aussieht. Da steht er also, ganz starr, wie eine stumme Figur aus Madame Tussauds Wachsfigurenkabinett. Betrachten Sie ihn, während Sie in Gedanken um ihn herumschreiten. Studieren Sie sein Gesicht, den Mund, das gepflegte dunkle Haar, die Augenbrauen, die sich über der Nase treffen, und seine schlanke, sportliche Figur. Was für Kleidung trägt er? Ein makellos weißes Hemd mit Manschettenknöpfen, eine breite Krawatte, einen gut geschnittenen und eleganten dunklen Anzug und auf Hochglanz polierte Schuhe. Sein Outfit ist tadellos.

Drücken Sie nun auf den Knopf an der Steuereinheit, die sich direkt neben Mr. Cannan befindet, und Sie hören eine Tonaufnahme von ihm. Seine Stimme klingt sanft, beinahe vornehm – vielleicht ein wenig gekünstelt, mögen sie denken. Er spricht mit Bedacht, selbstbewusst und ist offenbar ein weltgewandter Mensch, der es in jedem beliebigen Unternehmen ganz bestimmt zu etwas bringen würde. Er erzählt Ihnen von seinen Hobbys – Reisen und Philosophie – und dass er, wie man es von einem Nachfahren der Tempelritter erwarten kann, die schönen Dinge des Lebens schätzt, darunter Champagner, schnelle Autos und sonnige Gefilde.

»Doch das Materielle ist für mich nicht von Interesse«, versichert er voller Überzeugung. »Ich suche eine anständige und gottesfürchtige Frau, mit der ich mein Interesse für Theologie teilen kann. Auch für eine geschiedene Frau mit Kindern wäre ich der perfekte Ehemann und Vater.« (Dies sind Cannans eigene Worte, entnommen aus einem Vorstellungsvideo für ein Dating-Portal.)

So weit, so gut. Bisher können Sie nichts an Cannan ausmachen, das Ihnen Sorgen bereiten würde, oder? Doch Vorsicht, denn das, was Sie sehen, ist nur eine Fassade, hinter der erwiesenermaßen ein Monster lauert. Er ist wie eine gefälschte Rolex-Uhr: viel Schein, wenig Sein – und sobald Sie sie aufziehen, bricht das Gehäuse. Dann erst tritt seine entfesselte Bestialität zum Vorschein.

Sie können diese ungewöhnliche (und unterhaltsame) Übung bei jedem ausprobieren, den Sie mögen oder nicht mögen, oder falls Sie jemandem gegenüber noch Vorbehalte besitzen. Das kann ein potenzieller Sexualpartner sein oder ein Lebensgefährte, den sie zum ersten Mal ihren Eltern vorstellen wollen. »Sieh nur Papa, er hat mir Blumen mitgebracht«, sagt die frisch verliebte Tochter. »Draußen steht sein schicker Wagen, er ist ein hohes Tier bei sich in der Arbeit.« Dem sorgenvollen Papa ist da aber längst schon aufgefallen, dass der Kerl ein Sakko mit viel zu langen Ärmeln trägt, sein Hemd keine Manschettenknöpfe, dafür aber einen ausgefransten Kragen besitzt, die Schuhe nicht aus Leder und nicht einmal geputzt sind und die Haare des Verehrers strähnig und schlecht geschnitten wirken. Außerdem, und da sind wir wieder beim Thema, versucht der Papa bereits, dem jungen Mann in den Kopf zu schauen, denn er weiß, dass nicht alles Gold ist, was glänzt. Sie verstehen, worauf ich hinauswill?

Bei den Mördern, die ich spannend finde, mache ich es genauso: Ich schreite in Gedanken um sie herum und untersuche ihre Fassade. Ohne dass sie es wissen, habe ich bereits ihre ganze Lebensgeschichte studiert, bevor ich mich das erste Mal mit ihnen treffe – meist von Angesicht zu Angesicht im Gefängnis. Erst dann – und nur dann – vergleiche ich die Fakten mit der Fiktion, die sie aufbauen (oder sollte ich sagen: dem Müll, den sie von sich geben?).

Übermäßig eitle Persönlichkeiten lieben es, wenn man ihnen schmeichelt, und gut gebildete Psychopathen tun dies umso mehr. Je mehr Honig man ihnen ums Maul schmiert und je häufiger man sie um Rat bei bestimmten Angelegenheiten bittet, in denen sie sich für »Experten« halten, umso mehr werden sie antworten und umso mehr kann man demzufolge von ihnen erfahren. Und weil ihr Charakter es ihnen nicht erlaubt, erkennen sie dabei eben nicht, dass ich ihnen ein Märchen nach dem anderen auftische.

Hier ist ein Beispiel: John Cannan hielt sich für einen Experten in Sachen Luxus-Autos. Deshalb bat ich ihn um seinen »fachlichen Rat«, ob ich mir eher einen Jaguar XJS mit 5,3-Liter-V12-Motor oder doch lieber einen Aston Martin V8 zulegen sollte. Ich gab an, dass ich den Jaguar gern in »Feuerwehrrot« hätte, vielleicht mit cremefarbener Innenausstattung aus Conolly-Leder und Pedalen in Sonderausführung aus poliertem Aluminium. Cannans Antwort umfasste sechs Briefseiten und enthielt allerlei unsinniges Geschwafel wie: »Rot ist viel zu auffällig, darauf stehen die Mädels nicht. Ich empfehle stattdessen ganz klar Silber, nimm lieber das!« Oder: »Ein Aston war schon immer mein Lieblingsschlitten. Ich hatte einmal einen grünen DB6, der strahlte Understatement aus und passte wunderbar zu mir. Immer schön unaufdringlich und elegant.«

Natürlich wusste ich, dass Cannan in seinem ganzen Leben nie in einem Aston Martin gesessen hatte. Ich spielte einfach mit, ging auf seine angeberische Geschichte ein und ließ ihn so in meine Falle tappen.

»Als du Freigänger im Gefängnis von Wormwood Scrubs warst und Auto-Auktionen im West Country besucht hast, hattest du ja keinen Aston. Womit warst du damals unterwegs?«, wollte ich wissen.

»Oh ja, da hatte ich mir einen roten Ford Sierra vom Bewährungsheim ausgeliehen«, erklärte er. »Der war natürlich nicht ganz nach meinem Geschmack, zum Rumfahren reichte es aber.« Welche immense Bedeutung diese Erwähnung eines roten Ford Sierras hatte, wird Ihnen in Kürze bewusst werden, aber ich will nicht vorgreifen.

Zurück zum Überfall in Leamington Spa: Carmel Cleary war geistesgegenwärtig zur Eingangstür ihres Ladens gerannt und von dort aus schreiend auf die Straße geflüchtet: »Hilfe, Hilfe, in meinem Laden ist ein Mann mit einem Messer!« Ihre verzweifelten Hilferufe erregten die Aufmerksamkeit des Bauarbeiters Andrew Riley, der die Regent Street gerade aus Richtung Portland Street kommend betreten hatte. Er lief auf sie zu und fragte: »Was ist los?« – »Er hat ein Messer«, stieß die Boutiquebesitzerin keuchend hervor. In der Zwischenzeit hatte der Angreifer den Laden verlassen, hatte sich nach links gewendet und lief die Portland Street hinunter. »Ich beschloss, ihn zu verfolgen«, erinnerte Riley sich später. »Dabei schloss sich mir sofort ein weiterer Mann an [Robert Filer], sodass wir dem Kerl nun zu zweit in der Portland Street hinterherrannten.«

Inzwischen hatte das laute Geschrei auch die Polizei auf den Plan gerufen, darunter die beiden Constables George Sears und Robert Calvert sowie einen Diensthundeführer, die nun alle zum Ort des Geschehens eilten. Mithilfe von Rile und Filer stoppten die Polizisten den Mann schließlich nahe einer Autowerkstatt. Sie führten ihn in eine Seitenstraße neben einem Kino, um ihn abseits der neugierigen Blicke von den inzwischen zahlreich versammelten Schaulustigen zu befragen. Da der Mann kaum etwas von sich gab, wurde er mit dem Verdacht auf versuchten Raub verhaftet und in die Polizeidienststelle von Leamington Spa verbracht.

Dort angekommen, wurde er als John David Guise Cannan identifiziert, wohnhaft in Wohneinheit 2 des Foye House in der Bridge Road in Leigh Woods, Bristol. Während des Verhörs stritt er überheblich alle gegen ihn erhobenen Vorwürfe ab und sprach dabei gekünstelt vornehm. Darüber hinaus verlangte er, mit einem Rechtsbeistand sprechen zu dürfen, und bat um eine Schachtel Zigaretten. Er wurde daraufhin erst einmal in eine Zelle gesteckt.

Constable Sears Aufmerksamkeit galt nämlich auch einem »verdächtigen Kfz«, wie es im Polizeisprech heißt, genauer gesagt einem schwarzen BMW, der am Dorner Place geparkt war. Das Fahrzeug mit dem Kennzeichen A936 FJU stand etwa 50 Meter von der Boutique entfernt. Eine Kennzeichenüberprüfung mithilfe des Polizeicomputers ergab John Cannan als registrierten Fahrzeughalter. Als Besitzer des Fahrzeugs war zudem die Mercantile Credit eingetragen, ein Finanzierungsdienstleister, bei dem Cannan den Wagen auf Raten gekauft hatte. Viel wichtiger war für die Polizisten jedoch die Erkenntnis, dass es sich bei Cannan um einen verurteilten Räuber und Serienvergewaltiger handelte, der bereits einige Zeit hinter Gittern verbracht hatte. Wie sein Wagen sollte nun auch er aus dem Verkehr gezogen werden.

Kurz darauf wurde der BMW auf das Polizeigelände abgeschleppt, wo Inspector Robert Kitchen bei einer kurzen Untersuchung des Innenraums den Nachbau eines Revolvers der Marke Smith & Wesson im Handschuhfach fand. Kitchen konfrontierte Cannan mit der Attrappe und fragte ihn, ob sich noch etwas anderes im Wagen befände, das von polizeilichem Interesse sein könnte. »Nein, nichts Zweifelhaftes«, entgegnete der scharf. Auf die Frage, ob er denn einen Motorradhelm besäße, verlangte Cannan erneut nach einem Anwalt. Die Frage, ob er an jenem Tag irgendwann ein Damenbekleidungsgeschäft betreten habe, verneinte er: »Soweit ich mich erinnern kann, war ich in keinem Damenbekleidungsgeschäft.« Jede weitere Frage beantwortete er anschließend mit: »Kein Kommentar.«

Am nächsten Morgen untersuchte Detective Inspector Fletcher den schwarzen BMW erneut und nahm dabei eine schwarze Aktentasche vom Beifahrersitz. Kurz darauf erschien auch Peter Ablett, ein nach Leamington einbestellter Forensik-Experte, und die beiden Ermittler begannen in Schutzanzügen mit einer systematischen Untersuchung des Wagens, innen wie außen.

Für die meisten Menschen sind Autos eine Art Erweiterung ihres Zuhauses und werden häufig unbewusst zu einer Lagerstätte für alle möglichen Dinge. Das war bei Cannans Wagen nicht anders. Nach außen wirkte der BMW mit seinem glänzenden schwarzen Lack elegant, obwohl es sich dabei nur um das Einsteigermodell handelte – einen 3er mit 1,6-Liter-Maschine, kleinen Felgen und schmalen Reifen. Der Kofferraum war allerdings voller Unrat und Gerümpel. Unter anderem fanden sich darin persönliche Dokumente, Hygieneartikel und Kleidung, darunter ein Blazer, ein Herrensakko, ein Mantel, eine Stoffhose, eine Jeans, zwei Krawatten, ein Hemd, ein Paar Socken, Slipper und eine pinke Decke. Dazu drei Kleiderbügel und zwei Regenschirme für verregnete Tage – einer für Damen, einer für Herren.

Bei den Dokumenten handelte es sich um ein praktisch leeres Sparbuch der Woolwich-Bausparkasse sowie ein für J. D. G. Cannan personalisiertes Scheckbuch der Lloyd's Bank. Im Laufe der Ermittlungen stellte sich heraus, dass Mr. Cannan sein Konto massiv überzogen hatte. Unter dem restlichen Krimskrams befanden sich eine Flasche After-Shave-Balsam von Paco Rabanne, ein Raumspray, ein Einwegrasierer, Kaugummis, diverse Strafzettel wegen Falschparkens, einige Zeitungen, eine Broschüre für Küchengeräte sowie ein einzelner Sektkorken. Daneben tauchten allerdings auch noch einige unheimliche Dinge auf, etwa Seilstücke im Handschuhfach und eine noch originalverpackte Wäscheleine. Im Wagenheberfach des Kofferraums entdeckten die Ermittler zudem Handschellen, einen auf Cannan ausgestellten britischen Reisepass, einen Führerschein sowie die Zulassungspapiere eines Austin. Dieses Auto mit dem Kennzeichen HWL 507N gehörte allerdings nicht Cannan, sondern einer vermissten Frau namens Shirley Banks, die am 8. Oktober 1987 ihre Wohnung verlassen hatte, um einkaufen zu gehen, und von ihrem Mann Richard seitdem nie mehr gesehen worden war.

Das elegante Äußere des eher günstigen BMW-Einstiegsmodells und die großspurige Fassade des wortgewandten Cannan passten überhaupt nicht zum zugemüllten, unordentlichen Innenraum des Wagens. Außen hui, innen pfui sozusagen. Solche kleinen Details verraten forensischen Psychologen oft mehr über einen Verdächtigen und sein Innenleben als viele andere Dinge. Cannan war ein »desorganisierter« Täter, weshalb er letztlich auch wegen versuchten Raubs verhaftet wurde, was am Ende eine lebenslange Haftstrafe wegen Mordes zur Folge hatte.

Liebe Leserinnen: Seien Sie stets skeptisch, wenn ein gut aussehender, vorgeblich hochdekorierter Sergeant der US-Marine, der in Afghanistan gedient hat, auf einem Dating-Portal im Internet auf der Suche nach »Liebe und Partnerschaft« verzweifelt um Frauen wirbt. Spätestens dann, wenn der vermeintliche Kriegsheld beginnt, Sie um Geld anzupumpen, sollten Sie den Kontakt sofort abbrechen. Vermutlich handelt es sich bei Ihrem Traumprinzen dann nämlich in Wirklichkeit nur um einen übergewichtigen Schuhverkäufer, der mit seiner Mutter in einer Wohnwagensiedlung am Ende der Welt haust und keinen Cent auf dem Konto hat. Glauben Sie mir! Cannan verriet mir später, dass er lediglich nach Leamington Spa gekommen sei, um einen Raub zu begehen, da er nur noch sechs Pfund besessen hatte. Die Boutique hatte er für einen »schnellen Raubzug« ausgewählt. Auf die Frage, ob er auch eine Vergewaltigung geplant hatte, als er den Laden betreten hatte, antwortete er: »Sex stand absolut nicht zur Debatte. Im Gegenteil – dies war das Letzte, was ich in diesem Moment im Kopf hatte.«

Ich bohrte weiter und deutete an, dass die Polizei die Handschellen, die Seilstücke und die Revolver-Attrappe als Hilfsmittel für eine Vergewaltigung auslegen könnte, ähnlich jenen, die er zuvor bereits für den schrecklichen Überfall auf eine schwangere Ladenbesitzerin in Sutton, in Anwesenheit von deren kleinem Sohn, benutzt hatte, für den er am 26. Juni 1981 zu acht Jahren Gefängnis verurteilt worden war. Cannan, ein pathologischer Lügner, durchtrieben und manipulativ, kaltherzig und ohne jede Empathie, dafür mit einem großspurigen Ego, antwortete: »Du und ich, wir sind hochintelligente Menschen, da würdest du mir doch zustimmen, oder? Deshalb habe ich dich ja unter den Dutzenden Autoren ausgewählt, die alle meine Geschichte haben wollten. Die wollten alle nur den Sensationskram, du aber wolltest mich wirklich kennenlernen. Ich hatte mal einen Oberklasse-BMW [was nicht stimmte] und du fährst einen roten Jaguar XJS [was damals tatsächlich wahr war]. Als äußerst erfahrener Autoverkäufer [der er nicht war] schätze ich

Menschen, die einen ähnlich guten Geschmack haben wie ich. An deinem Briefpapier kann ich erkennen, dass du ein Perfektionist bist [bin ich nicht]. Ich würde Geld darauf verwetten, dass du statt billiger Plörre lieber Remy Martin und Moët & Chandon trinkst. Davon lassen sich die Mädels viel eher beeindrucken, stimmt's?«

(Tatsächlich ist es so, dass Autoren heutzutage nicht viel verdienen und ich deshalb praktisch alles trinke!)

»Aber was ist mit den vermeintlichen Hilfsmitteln für eine Vergewaltigung, John?« Ich blieb hartnäckig.

»Ach, da würde ich nicht zu viel hineininterpretieren«, entgegnete er. »Ich habe keine Ahnung, warum diese Pistole in meinem BMW gefunden wurde. Wahrscheinlich steckt eine Verschwörung der Polizei und führender Mitglieder der Freimaurer dahinter. Die Wäscheleine habe ich gekauft, weil meine zu Hause kaputt war. Dass sie noch mit Preisschild versehen und originalverpackt war, belegt das. Von den Handschellen erzähle ich dir später. Die Geschichte dazu ist lang und kompliziert und ich will dich nicht mit blöden Nebensächlichkeiten ablenken, wo du dich doch auf wichtigere Dinge konzentrieren musst.«

Richtig groß wurde die Bredouille, in der Cannan saß, als die Polizei nach seiner Verhaftung in Leamington Spa seine Garage im Foye House öffnete und dort einen erst kürzlich blau lackierten Austin Mini mit dem Kennzeichen SLP 3 86 S fand. Das Nummernschild war gefälscht und der Mini gehörte einer Shirley Anne Banks (geb. Reynolds).

Shirley Banks war am 4. August 1958 in Edinburgh geboren worden, war verheiratet und lebte und arbeitete in Bristol. Am 8. Oktober 1987 war sie bei einem Einkaufsbummel im Stadtzentrum spurlos verschwunden. Der ursprünglich orangefarbene Mini aus Cannans Garage war auf sie zugelassen. Das eigentliche Kennzeichen des Wagens lautete HWL 507N, was den Fahrzeugpapieren entsprach, die in Cannans BMW von der Polizei gefunden worden waren.

Das gefälschte Nummernschild mit dem Kennzeichen SLP 3 86 S tauchte im Register der Polizei von Avon & Somerset nicht auf. Dafür stach mir ein bemerkenswerter Zufall ins Auge: Das Kürzel »SLP« konnte für Suzy

Lamplugh stehen und die »86« für das Jahr, in dem die damals 25-jährige Immobilienmaklerin verschwunden war.

Viel später fragte ich Cannan einmal, warum er damals ausgerechnet SLP 3 86 S als falsches Kennzeichen gewählt hatte. Seine Antwort: »Oh, das hatte keinen besonderen Grund. Ich hatte den Wagen von einem Kollegen bei St. Phillip's Bristol Car Auction gekauft. 25 000 Pfund, ein Bargeldgeschäft unter der Hand. An den Namen des Mannes kann ich mich nicht mehr erinnern, das habe ich auch dem Ermittler Saunders gesagt. Als ich las, dass Shirley vermisst wurde, bekam ich Angst, weil ich zufällig ihren Wagen gekauft hatte. Deshalb stellte ich den Wagen in meine Garage und lackierte ihn um.«

Ich rief daraufhin Bryan Saunders an, der die Ermittlungen im Fall Shirley Banks leitete, und erklärte ihm die mögliche Bedeutung von SLP 3 86 S. Saunders verriet mir, dass er mit Astrologie vertraut war und bei seiner verzweifelten Suche nach Shirley sogar bereits die Sterne konsultiert hatte. Mit meiner Deutung des Kennzeichens rannte ich deshalb offene Türen bei ihm ein. Das gefiel mir … überhaupt mochte ich Bryan sehr!

Seine Briefe an mich fertigte Cannan stets mit größter Sorgfalt an. Handschrift und Grammatik waren tadellos. Da ihm nur eine begrenzte Menge Briefpapier zur Verfügung stand, musste er sich vor jedem Wort, jedem Satz und jedem Absatz gut überlegen, was er schreiben wollte. Dadurch wirkte nichts daran spontan oder ehrlich. Alles klang sorgfältig geplant, geradezu künstlich.

Er faselte davon, sich an einer »wirklich guten Uni« bewerben zu wollen wie Oxford oder Cambridge. »In akademischen Kreisen habe ich mich schon immer wohlgefühlt.« (Tatsächlich lag er zu der Zeit seinen Eltern auf der Tasche, raubte mit vorgehaltenem Messer Tankstellen aus und überfiel und vergewaltigte junge Frauen, darunter seine eigene Lebensgefährtin.)

Er war der Handelsmarine beigetreten, schon bald aber wieder ausgetreten. Eine ganz kurze Zeit war er Autoverkäufer gewesen – oder so etwas Ähnliches. Sein Vater Cyril war Geschäftsführer in einem Autohaus von Reeve & Stedeford gewesen, dessen prächtige Ausstellungsräume in Birmingham stets mit den »neuesten Modellen bekannter Marken der britischen Automobilindustrie« gefüllt gewesen waren. »Dadurch wuchs ich mit einer Vorliebe für Marken wie Austin, Morris Oxford oder MG Abingdon auf«, prahlte Cannan. Und dennoch hatte er in Leamington und Bristol nur einen einfachen BMW gefahren, den er auf Raten gekauft hatte, die er nicht hatte bezahlen können, weil sein Konto bereits überzogen gewesen war. Cannan hatte allerdings keine Ahnung, dass ich all das wusste, und fuhr unbeirrt mit seiner großspurigen Story fort: »Das Leben eines Autoverkäufers hat natürlich seine Vorteile. Meine Kollegen wussten, wie man das Leben genießt. Wir feierten rauschende Partys, gingen ins ›Belfry‹ [ein Luxushotel] tanzen und machten mit dem Jaguar, dem TR7 und anderen Vorführwagen die Straßen von Sutton unsicher. Wie waren super ausgebildete Verkäufer, die sich mit Abschreibungsmöglichkeiten, Marktprognosen und Technik bestens auskannten und sechsstellige Umsätze einfuhren.«

Ich sprach auch mit Cannans Mutter Sheila, einer altmodischen Dame mit adrettem Äußeren und kurzen, akkurat frisierten blonden Haaren. Bei meinem Besuch servierte sie Tee und Gebäck. Ihr verstorbener Gatte Cyril war ein grundsolider, wenn auch etwas herrschsüchtiger Mann gewesen, wie sie mir erzählte. Als ich sie fragte, ob sie bestätigen könne, dass ihr Sohn einmal bei Reeve & Stedeford als Verkäufer gearbeitet hatte, entgegnete sie: »Mein Mann hatte dem kleinen Johnnie den Job vermittelt. Cyril hatte allerdings hohe Ansprüche und wurde schnell wütend. Im Zweiten Weltkrieg war er Hauptmann bei der Royal Air Force und diente als Ausbilder für Triebwerktechnik. Hier in der Region wurde er in der Autobranche sehr respektiert. John begann als Hilfsarbeiter bei Reeve & Stedeford. Seine Aufgabe war es, die Autos zu waschen und innen zu reinigen. Doch nicht einmal das konnte er richtig, weshalb mein Mann fast verzweifelte und ihn schließlich feuerte.«

»Kannte sich Johnnie denn mit Abschreibungsmöglichkeiten der Fahrzeuge und mit Marktprognosen aus?«, wollte ich wissen.

»Oh, da meinte er wohl den … heißt er ›Glasses Car Guide‹?«, antwortete sie. [Ein Dienstleister für den internationalen Automobilhandel, der inzwischen von der »Autovista Group« übernommen wurde.] Vorsichtig hakte ich weiter nach und Mrs. Cannan erzählte: »Johnny betrachtete sich stets als den ›Oberboss ‹. ›Große Klappe, viel dahinter‹, sagte er über sich selbst, während Freunde und Kollegen ihn nur ›Billy, den Lügner‹ nannten.«

»Oberboss«, »große Klappe, viel dahinter« und »Billy, der Lügner«, das war auch zwischen den Zeilen aller Briefe zu lesen, die John Cannan mir geschrieben hatte. »Ich verließ die Firma meines Vaters, weil die anderen Verkäufer dort mit meiner Arbeitsmoral und meinen exzellenten Umsätzen nicht mithalten konnten«, versicherte er mir. »Sie waren neidisch, was meinen Alltag dort unerträglich machte. Ansonsten hätte mir die Firma innerhalb weniger Jahre gehört.«

Der Widerspruch zwischen Sheila Cannans Aussage und dem verlogenen Bericht ihres Sohnes hinsichtlich seiner Anstellung bei Reeve & Stedeford zeigt klar und deutlich, wie der Verstand dieses Mannes funktioniert. Anfang der 1970er-Jahre versuchte er immerhin tatsächlich, sich fortzubilden (das muss man ihm lassen). Dabei wurde er immer eingebildeter und verabscheute jeden, der ihn nicht bewunderte und schätzte. Er fand sich wichtiger, als er tatsächlich war, übertrieb, wenn er von seinen Leistungen berichtete, und behauptete, in allen Bereichen des Automobilhandels ein absoluter Experte zu sein.

Im Mai 1978 lernte Cannan June Vale kennen und heiratete die hübsche, häusliche Frau mit hellbraunem Haar. Sie arbeitete in einem Spirituosengeschäft in der Nähe der Autowerkstatt von Cannans Vater. Laut Cannan war sie die einzige feste Freundin, die er je gehabt hatte. Ihre Beziehung hielt sieben Jahre. (Allerdings betrog er June in dieser Zeit, so oft er konnte.) Er schrieb mir, dass June schon vor der Ehe andere Partner gehabt hatte und dass er bei Männern äußerst beliebt war. In Wahrheit war er allerdings ein Einzelgänger mit wenigen bis gar keinen Freunden, wie mir Paul Scott, ein ehemaliger Autohaus-Kollege von Cannan, bestätigte.

»John Cannan? Der war echt ein komischer Kauz«, erzählte er. »Weil sein Vater der Chef war, glaubte er, ihm stünde unter allen Angestellten eine Sonderbehandlung zu. Die Mechaniker in der Werkstatt behandelte er wie Dreck. Sein Vater Cyril hatte ihm erklärt, dass er selbst mal ganz klein angefangen und sich hochgearbeitet hatte und dies auch von all seinen Angestellten erwartete. Deshalb ließ er ihn die Autos waschen, Kaffee kochen und derlei Dinge erledigen. John hasste das. Er war ein Angeber, der so tat, als wüsste und könnte er alles besser. Wir mochten ihn nicht. Ob er mal einen unserer Jaguars gefahren ist? Wie bitte? Nein, es war ihm streng verboten, unsere Vorführfahrzeuge zu benutzen. Er musste sogar mit dem Bus zur Arbeit kommen.«

Diese Aussagen sind glaubwürdig. Als Cannan und June in der Four Oaks Methodistenkirche in Birmingham heirateten, war Cannans jüngerer Bruder Anthony Trauzeuge. Zum obligatorischen Junggesellenabschied kamen überwiegend Freunde von Anthony, nicht von John. »Dank der Firma war das eine richtige Luxus-Hochzeit, denn die Kollegen hatten uns für den Tag zwei dunkelblaue Rolls-Royce Shadows zur Verfügung gestellt.« (Die beiden Luxuskarossen entsprangen natürlich nur Cannans Fantasie und auch von den Kollegen aus der Firma war niemand bei seinem Junggesellenabschied.)

Später beschuldigte Cannan seine Eltern, ihn zu früh zur Heirat gedrängt zu haben: »Rückblickend hätte ich June niemals zur Frau nehmen sollen, aber alle haben mich unter Druck gesetzt, vor allem die Familie von ihr.« Da das Paar keine eigene Bleibe hatte, wohnte es bei seinen Eltern. Dann wurde June schwanger. »Den zusätzlichen Ärger hätte ich eigentlich nicht unbedingt gebraucht«, schrieb er mir später aus dem Gefängnis heraus. »Das machte all die Erfolge und das Glück der vergangenen Jahre kaputt. Spirituell gesehen, wurde mir ab diesem Punkt alles zu viel und es ging nur noch bergab für mich.«

Wir können seinem Charakter nun weitere Eigenschaften zuschreiben: eine offensichtliche Selbstzentriertheit in interpersonellen Beziehungen und Schwierigkeiten, gesunde Beziehungen aufrechtzuerhalten.

1980, im Alter von 26, war Cannan praktisch Alkoholiker. Er hatte June und die gemeinsame Tochter Ende 1979 verlassen. Im Februar 1980 lernte er Sharon Major kennen (der Name wurde zum Schutz ihrer Identität verändert). Die 32-jährige lebensfrohe Frau mit einem offenen, vertrauensvollen Gesicht, das von langen blonden Haaren eingerahmt wurde, stand kurz vor der Scheidung. Als John sie erstmals um eine Verabredung bat, sagte sie zu. Er erzählte ihr, dass er geschieden sei (was zu diesem Zeitpunkt gelogen war) und als Verkaufsleiter in einem örtlichen Autohaus arbeite (ebenfalls gelogen).

Nachdem er entlassen und von den genervten Eltern zu Hause rausgeschmissen worden war, lebte Cannan im »Sutton House«, einer kleinen Pension in der Chester Road von Erdington. Er hatte dort zuvor schon einige Male übernachtet, als er June betrogen hatte. »Ich habe immer die Hotspots in Birmingham besucht«, gab er an. »Dann habe ich den Mädels einen Drink ausgegeben und ihnen gesagt, dass ich sie liebe und sie das Tollste der Welt sind. Anschließend nahm ich sie mit ins ›Sutton House‹ und verbrachte mit ihnen dort eine Nacht – ein günstiger Lustgewinn, der nicht weiter in Erinnerung blieb.«

Erkennen Sie die Misogynie in diesen Zeilen?

Die Beziehung lief anfangs blendend, doch als Cannan bei ihr eingezogen war, offenbarten sich Major bald schon all seine Charakterschwächen. Bei einer zufälligen Begegnung mit June in einem Supermarkt fand Major zudem heraus, dass er noch immer verheiratet war und sogar eine Tochter hatte, wovon sie bis dato nichts gewusst hatte. Die Spannungen wurden immer größer. Cannan hatte nach wie vor keinen Job und stahl Geld, wo immer er konnte. Major nörgelte zunehmend an ihm herum, was ihn in seiner Eitelkeit kränkte. Ohnehin kaum kritikfähig, reagierte er nun extrem empfindlich selbst auf kleinste Hinweise und erging sich in unkontrollierbaren Wutanfällen. Mehrfach erschien Major mit einem blauen Auge und blauen Flecken an den Armen bei der Arbeit. Cannan trank inzwischen eine Flasche Scotch pro Tag und stand ständig unter Druck, Geld für Junes Unterhalt aufzutreiben.

»Ich hatte nun erkannt, dass John eine böse Seite in sich trug, tat aber dennoch mein Bestes, um ein normales Leben mit ihm zu führen«, erzählte Major mir unter Tränen während unseres einzigen Gesprächs. »Ein Teil von mir wollte immer noch mit ihm zusammenbleiben, aber mein gesunder Menschenverstand sagte mir, dass ich schlussmachen musste.«

Kurz vor Weihnachten 1980 spitzte die Situation sich zu. Major bat Cannon, ein paar Tage lang woanders zu übernachten, da ihr Ex-Mann über die Feiertage zu Besuch kommen würde. »Er wollte natürlich nicht bei mir übernachten«, erklärte sie mir, »nur zum Mittagessen vorbeikommen, um den Kindern ihre Geschenke zu bringen.«

Doch Cannan war stinksauer. Schwer gekränkt und extrem eifersüchtig, kehrte er in seine alte Pension zurück. Dort angekommen, betrank er sich heftig und wurde dabei immer wütender. Als die Feiertage vorbei waren, kehrte er zu Sharon Major zurück und rechnete offenbar mit einer herzlichen Begrüßung. Doch die blieb aus. Stattdessen erklärte sie ihm, dass ihre Beziehung beendet sei.

Was dann folgte, muss einer der bestialischsten und abscheulichsten sexuellen Gewaltakte gewesen sein, der je einer Frau angetan wurde. Major überlebte die Attacke nur um ein Haar. Cannan wurde zwar verhaftet, erstaunlicherweise aber schon kurze Zeit später ohne Strafe wieder freigelassen. Erst sechs Jahre danach wurde er noch einmal zu dem Übergriff auf Sharon Major befragt, als er nämlich in Bristol in U-Haft saß, weil er unter Verdacht stand, Shirley Banks ermordet zu haben.

In seinen Briefen an mich zeigte Cannan nicht den kleinsten Anflug von Reue und behauptete, der brutale Angriff auf Major sei nur ein sexuelles Rollenspiel gewesen, das etwas außer Kontrolle geraten war. Er erzählte mir auch, dass er ihre beiden Kinder liebe – einen vierjährigen Jungen und eine sechsjährige Tochter. »Ich nahm meine Rolle als Ersatzvater sehr ernst«, versicherte er und behauptete, den Kindern gelegentlich Spielzeug gekauft und den Jungen zu seinem ersten Fußballspiel mitgenommen zu haben, einem Derby zwischen Aston Villa und Birmingham City. »Wir saßen im Stadion und futterten Hamburger«, erinnerte Cannan sich. »Und er lernte von mir, dass man den Schiedsrichter einen ›Vollidioten‹ schimpfen darf.« Das Mädchen sei für ihr Alter etwas zurückgeblieben gewesen, weshalb er und Major sie zu einem Spezialisten im Kinderkrankenhaus gebracht hätten.

Nach der Trennung von Major, die er in einem Moment als »die bezauberndste Frau der Welt« bezeichnete und im nächsten als »Schlampe«, war Cannan nach eigenen Worten am Boden zerstört. »Ich habe meine Ehefrau verlassen und bin bei ihr eingezogen, habe sie und ihre Kinder zwölf Monate lang durchgefüttert, alle Rechnungen bezahlt für Gas, Strom, Miete, Kredite, für den Haushalt, die Kinder, Unterhaltung, Bekleidung, Essen, den Unterhalt für meine Ex-Frau und unsere gemeinsame Tochter Louise – und dann war unsere Beziehung zu Ende.« Er liebte Sharon Major, sagte er und behauptete mit stark übertriebener Betonung, er wäre »sehr, sehr, sehr, sehr, sehr, sehr, sehr traurig wegen der Trennung gewesen und weil er sie geschlagen hatte.«

Cannans Gefühle waren gemischt. Einerseits gab er an, dass er Major und die Kinder vermisse, andererseits sah er in ihr aber auch den Auslöser für seine anschließende Pechsträhne. »Alles, was ich jahrelang geliebt hatte, war einfach weg. Glaub mir, die Weiber, der Schnaps und die Clubs waren mir egal«, versicherte er mir. »Ich wollte nur meine Familie zurück.« Seiner Auffassung nach war die Geschichte mit Sharon Major und ihr unrühmliches Ende von zentraler Bedeutung für sein späteres Verhalten. »Als unsere Beziehung zerbrach, zerbrach auch in mir etwas«, erklärte er. »Mein Leben war plötzlich ein einziger Scherbenhaufen.«

Voller Selbstmitleid jammerte er weiter: »Ich hatte keine Wohnung, kein Geld, keinen Job und keine Hoffnung. Nur der Suff, Schulden und meine Verzweiflung waren mir noch geblieben. Ich begann, die Kontrolle zu verlieren, ließ mich gehen und dachte wirklich, ich würde das nicht länger aushalten. Tränen, Zittern, Depressionen, das war eine schlimme Zeit. Es schien, als wäre alles umsonst gewesen. Sharon war der Auslöser, aber nicht der Grund.«

Einige Tage nachdem Major ihn verlassen hatte, betrat Cannan, mit einem Klappmesser bewaffnet, eine wenige Hundert Meter von seiner Pension entfernte Tankstelle. Dort ängstigte er zwei junge Frauen und erbeutete um die 260 Pfund. Nachdem er nun wieder Geld hatte, zog er sich um und kaufte dann eine Flasche Brandy.

Major bestritt die Behauptung ihres ehemaligen Lebensgefährten, er habe sie finanziell unterstützt, kategorisch: »John war immer pleite«, erzählte sie mir bei unserem Treffen in einem Café in Bristol am Ufer des Avon. »Er hat mir nie irgendwelches Geld gegeben. Die normalen Rechnungen hat alle mein Ex-Mann bezahlt. Davon abgesehen habe ich meine Familie durch die Einkünfte aus meiner Arbeit in einem Spirituosengeschäft selbst ernährt.«

Und was die Zeit anging, die Cannan angeblich mit ihren Kindern verbracht hat, so war seine Darstellung laut Major stark übertrieben. Er hatte ihrer Tochter einmal ein gebrauchtes Fahrrad für 10 Pfund gekauft und es in der Küche neu angemalt, aber sicher keine Stunden damit zugebracht, ihr Lesen beizubringen. »Geduld ist nicht seine Stärke«, so Major. »Wissen Sie, Christopher, es gibt tief in John drin auch eine gute Seite, die immer mal wieder zum Vorschein kommt. Aber obwohl er das Gefängnis nie wieder verlassen wird, habe ich noch immer eine Todesangst vor ihm, bis heute.«

Blicken wir etwas weiter zurück. Am 6. März 1981 spazierte Cannan um 14:45 Uhr in ein Strickwarengeschäft für Damen in Sutton Coldfield und vergewaltigte dort eine 37-jährige schwangere Frau auf bestialische Weise vor den Augen ihres Sohnes. Kurz darauf wurde er verhaftet und zu acht

Jahren Gefängnis verurteilt. Als er in der Haftanstalt in Portland, Dorset, im halboffenen Vollzug war, versuchte er über eine Anwältin aus Bristol Zugang zu seiner Tochter zu erlangen. Die extrem attraktive, dunkelhaarige Annabel Rose war genau Cannans Geschmack: Sie war elegant, gut gekleidet und hatte eine Ausstrahlung, die ihn annehmen ließ, er könne sie »abschleppen« (den Begriff verwendete er in einem Brief an mich). Rose war allerdings mit einem renommierten Anwalt verheiratet, den Cannan später als »langweiligen Kopfarbeiter« bezeichnete.

Die Beziehung, die sich zwischen ihm und seiner Anwältin entwickelte, habe ich in meinem Buch *Ladykiller: Inside the Mind of John Cannan* (auf Deutsch etwa: Ladykiller: Ein Blick in die Gedankenwelt von John Cannan) bereits detailliert beschrieben. Sie ist ein extremes Beispiel dafür, wie manipulativ ein Mann wie Cannan sein kann. Annabel Rose besaß alles, wonach Cannan immer erfolglos gestrebt hatte: Geld, Status und Privilegien. Und trotzdem verliebte sie sich hoffnungslos in ihn. Cannan eroberte ihr Herz tatsächlich im Sturm.

> *»Sie hielt mich für einen romantischen Rebellen, der das Leben leidenschaftlich liebte und Entscheidungen ohne Vorsicht und Zurückhaltung aus dem Bauch heraus traf.«*
> John Cannan über Annabel Rose, in einem Briefwechsel mit dem Autor

Nun mag man Annabel Rose vorwerfen, dass es gewiss naiv war, sich auf Cannan einzulassen, der sie als eine seiner »heißesten Liebhaberinnen« bezeichnete. Es ist allerdings durchaus möglich, dass sie als Anwältin, die das Umgangsrecht für seine Tochter erstreiten sollte, die Details der Vergewaltigung, wegen der er damals einsaß, gar nicht kannte. Cannan war zu überzeugenden Charmeoffensiven fähig, vielleicht hat die Liebe sie also einfach blind gemacht. Als Cannan 1986 aus dem Gefängnis entlassen wurde, war die Beziehung zwischen den beiden bereits so innig, dass er nach Bristol zog, wo sie lebte. Dort führten sie ihre heiße Affäre fort, bis Mr. Rose eines Tages Wind davon bekam und Cannan wieder einmal abserviert wurde. Rose beendete die Affäre mit ihm, doch so einfach wollte Cannan es ihr offenbar nicht machen.

Er begann, ihr und ihrem Mann nachzustellen. Mit 2000 Pfund aus dem Erbe seines inzwischen verstorbenen Vaters und weiteren 5000 Pfund, die ihm ein entfernter Verwandter mit dem passenden Namen John Perks geschenkt hatte (*perks* lautet der englische Begriff für finanzielle Zuwendungen), engagierte er den Privatdetektiv Tom Eyles, von Tom Eyles Legal Services in Fishponds, Bristol, und beauftragte ihn, Rose zu überwachen, ihre Wohnung und ihr Büro zu observieren und ihm beinahe täglich Bericht zu erstatten.

Mit den erhaltenen Informationen versuchte Cannan, Rose zu erpressen, er drohte auch damit, ihrem Mann alles über ihre Affäre zu erzählen. Da sie aber bereits alles gebeichtet hatte, verpufften seine Drohungen.

Inzwischen ist Tom Eyles verstorben, doch zuvor konnte ich ihn noch einmal bei sich zu Hause zu einem Gespräch treffen. Dabei war auch seine Frau anwesend, die sich noch sehr gut an Cannan erinnern konnte und ihn ganz und gar nicht mochte. Die große, aparte Dame erklärte mir, sich stets unwohl gefühlt zu haben, wenn Cannan da gewesen sei. »Bei dem Kerl lief es mir eiskalt den Rücken runter«, sagte sie. »Er versuchte ständig, mich anzubaggern. Seine perversen Gedanken lagen wie ein offenes Buch vor mir.«

Am 28. Juli 1986 verließ die 25-jährige Suzy Lamplugh, die Freunde und Kollegen später als »umwerfende Frau« beschrieben, kurz vor der Mittagspause ihr Büro, um einen Klienten namens »Mr. Kipper« bei einem Außentermin in der Shorrolds Road, Hausnummer 37, zu treffen. Ihr Terminkalender bestätigt das, dort hatte sie die konkrete Adresse eingetragen und mit folgender Anmerkung versehen: »12:45 Uhr o/s«. (Das Kürzel o/s stand für »outside«, also Außentermin.) Etwa um 14:45 Uhr wurde Lamplugh von Barbara Whitfield gesehen, einer guten Freundin, die in einer Wohnungsvermittlungsagentur arbeitete. Whitfield war auf ihrem Rad die Fulham Palace Road unterwegs. »Ich habe ihr zugewunken, aber sie sah mich nicht«, sagte sie später bei der Polizei aus. »Neben ihr saß ein Mann im Auto [ein weißer Ford Fiesta mit dem Kennzeichen B396 GAN]. Ich war mir absolut sicher, dass sie es war … sie sah verängstigt aus. Ich kannte sie seit etwa fünf Monaten. Wir haben häufig gemeinsam neue Wohnungen besichtigt. Sie war einer meiner besten Kontakte.«

Suzy Lamplugh wurde danach nie wieder lebend gesehen. Mehrere Zeugen aus dem Haus in der Shorrolds Road 37 erinnerten sich an einen Mann, der sich mit einer hübschen und gut gekleideten jungen Frau unterhalten habe. Die Polizei nimmt an, dass es sich dabei um John Cannan handelte. Lamplughs Auto wurde später verlassen in der Stevenage Road, nahe des Fulham-Stadions und gut 1,5 Kilometer von der Shorrolds Road entfernt gefunden. Es gibt eine Menge Hinweise darauf, dass der Wagen dort in großer Eile abgestellt wurde: Die Handbremse war nicht angezogen, die Fahrertür nicht abgeschlossen, Lamplughs Strohhut befand sich noch auf der Hutablage hinter den Rücksitzen und ihre Geldbörse lag in der Türablage auf der Fahrerseite.

Eine Anwohnerin namens Wendy Jones gab später gegenüber der Polizei an, am Montag, dem 28. Juli, gegen 15 Uhr den weißen Fiesta gesehen zu haben. Es sei ihr seltsam vorgekommen, dass der Wagen so schräg abgestellt worden war. Später ging die Frau ins Kino. Als sie abends gegen 22:30 Uhr wieder nach Hause kam, war das Fahrzeug von Polizisten umstellt. Die Polizei glaubt, dass Suzy Lamplugh zwischen 14:45 Uhr, als sie von Barbara Whitfield im Auto gesehen wurde, und dem Bemerken ihres verlassenen Wagens nur 15 Minuten später von John Cannan in ein anderes Fahrzeug gebracht und ermordet worden ist.

Im November 2002 hielt die Polizei eine Pressekonferenz ab, bei der sie Cannan öffentlich des Mordes an Suzy Lamplugh verdächtigte. Allerdings wurden keinerlei Beweise gefunden, dass Cannan der Täter war, und er stritt immer konsequent ab, irgendetwas damit zu tun zu haben.

Aber was war mit Sandra Court? Gab es vielleicht etwas, das Cannan mit dem Mord an ihr in Verbindung brachte? Während Cannan im Bewährungsheim übernachtete, borgte er sich vom Koch der Einrichtung immer wieder dessen roten Ford Sierra aus, um ins West Country zu fahren – nach Bristol, um genau zu sein, wo er sich mit Annabel Rose traf – und um Auto-Auktionen im Küstenstädtchen Poole zu besuchen, wo der »super ausgebildete« Verkäufer sich schlaumachte, um, sobald er endgültig wieder auf freiem Fuß wäre, Gebrauchtwagen zu kaufen und zu verkaufen. Dem Koch hatte er versichert, während des Bankfeiertags bei Freunden zu übernachten, von denen einer am Stadtrand von Southampton wohnte.

Die 27-jährige Versicherungsangestellte Sandra Court wurde am 2. Mai 1986 nach einer Party im Nachtclub »Steppes«, im Zentrum von Bournemouth, als vermisst gemeldet. Zuletzt war sie Samstagmorgen gegen 2:45 Uhr lebend gesehen worden, als sie barfuß und offenbar betrunken durch Lansdowne, einen Vorort von Bournemouth, gelaufen war. Um 19 Uhr am darauffolgenden Tag wurde ihre nackte Leiche in einem kleinen Bach am Avon Causeway nahe des Dörfchens Hurn gefunden.

Es gab keinerlei Anzeichen für einen Raubüberfall oder sexuellen Übergriff. Würgemale am Hals deuteten auf Tod durch Strangulierung hin, allerdings gab es keinerlei Spuren eines vorangegangenen Kampfes. Einige von Courts Habseligkeiten wurden an verschiedenen Orten in der näheren Umgebung gefunden. Ein Schuh lag am Rand der A31 nahe Picket Post. Vermutlich war er aus dem Fenster eines Autos geworfen worden, das in Richtung Southampton unterwegs gewesen war.

Zehn Tage später traf bei der Kriminalpolizei Dorset ein Brief ein, der an DCI Rose adressiert war, der die Mordermittlung leitete. Darin stand, dass Sandra Courts Tod ein Unfall gewesen sei und es dem Mörder wirklich leidtue. Eine forensische Untersuchung des Schreibens ergab, dass der Autor es, obwohl er Rechtshänder war, mit der linken Hand verfasst hatte, um seine Identität zu verschleiern. Der Brief trug einen Poststempel aus Southampton.

Obwohl ich den New-Forest-Nationalpark wie meine Westentasche kenne, ist es für meine Arbeit elementar wichtig, nach Möglichkeit Tatorte und andere mit dem Verbrechen im Zusammenhang stehende Schauplätze aufzusuchen. Diesmal tat ich das gemeinsam mit meinem Kollegen Tony Brown, dem kein Detail entgeht. Wir begannen bei der Auto-Auktion in Poole und fuhren anschließend nach Lansdowne, wo Sandra Court zuletzt lebend gesehen worden war, als sie nach Hause getaumelt war – in wenigen Hundert Metern wäre sie in Sicherheit gewesen.

Als Nächstes untersuchten wir den Bachlauf, in dem ihre Leiche gefunden worden war. Der Bach führte unter einer kleinen Brücke hindurch, über die eine kaum befahrene Straße führte. Nachts musste es hier totenstill sein. Kinder, die mit ihren Fahrrädern unterwegs gewesen waren, hatten die Leiche entdeckt, woraufhin die Polizei verständigt worden war. Mithilfe einer

Karte der Polizei suchten Tony und ich alle Orte auf, an denen Gegenstände von Court aufgetaucht waren, darunter ihre Handtasche und Geldbörse. Zu guter Letzt erreichten wir den Ort, an dem ihr Schuh gelegen hatte – am Rand der A31, nahe Picket Post, in östlicher Richtung nach Southampton. Entlang der Strecke waren noch weitere Gegenstände aus dem Auto geworfen worden.

Wir beschlossen, dass Tony den Brief von mehreren unabhängigen Experten untersuchen lassen sollte, um die Handschrift darauf mit verschiedenen Proben von John Cannan zu vergleichen. Obwohl der Schreiber seine Schrift verstellt hatte, indem er statt der rechten die linke Hand verwendet hatte, fand man mehr als 25 Gemeinsamkeiten. Beide Schriftstücke wiesen eine starke Ähnlichkeit hinsichtlich Schreibstil und Zeilenabstand auf. Bislang war John Cannan im Court-Fall nicht als Tatverdächtiger in Betracht gekommen, weshalb Tony und ich eine eingehende Untersuchung der Polizei nun für angebracht hielten.

Während die lief, schrieb ich Cannan einen weiteren Brief zu allgemeinen Dingen, fragte ganz nebenbei aber auch, ob er an besagtem Bankfeiertag in Poole gewesen sei. Er stritt ab, jemals ein Wochenende in Poole verbracht zu haben, korrigierte sich dann aber selbst und schrieb: »Einmal im September oder Oktober 1986, zusammen mit der ehemaligen olympischen Eiskunstläuferin Gilly Paige. Ich bin mir nicht mehr sicher, ich vergesse solche Sachen.« Tatsächlich waren Cannan und Paige eine kurze Zeit lang ein Paar gewesen. Während ihrer letzten Verabredung bog er mit dem Auto in eine Tankstelle ein, hatte seine Hände um ihren Hals gelegt und begonnen, sie zu würgen. Dabei hatte er geknurrt: »So wurde Suzy Lamplugh vielleicht ermordet!« Die bildhübsche Eiskunstläuferin sagte der Polizei später, sie sei von Cannans plötzlicher Wesensveränderung derart entsetzt gewesen, dass sie ihn danach nie wieder getroffen hätte.

Während er für den Mord an Shirley Banks – deren nackte Leiche wie die von Sandra Court ebenfalls in einem abgelegenen Bachlauf gefunden worden war – nun eine lebenslange Haftstrafe in der Justizvollzugsanstalt HMP Wakefield absaß, war John Cannan an eine Ausgabe meines Buchs über ihn (*Ladykiller*) gekommen. Das Vorwort stammte von David Canter, einem

Professor für Angewandte Psychologie, der zum damaligen Zeitpunkt noch an der Universität von Surrey lehrte.

Als Cannan dieses Vorwort las, flippte er vollkommen aus und schrieb der Polizei, mein Buch sei totaler Blödsinn. Er behauptete, ich hätte mir die Zitate aus seinen Briefen allesamt nur ausgedacht und dass er einige der Briefe, auf die ich mich in dem Buch bezog, überhaupt nicht geschrieben habe. Dies wiederum erregte die Aufmerksamkeit der Sonderermittlungseinheit für Mord und Schwerverbrechen SOII der Metropolitan Police, der Polizeibehörde von Greater London, die ebenfalls eine Ausgabe des Buchs besaß. Eines Nachmittags erhielt ich einen Anruf der Polizei. Ein Ermittler fragte mich, ob ich noch immer alle Briefe von Cannan besäße. Ich versicherte ihm, dass dies der Fall sei.

»Sir, wir würden uns diese Briefe, wenn möglich, gerne einmal ansehen«, bat der Ermittler so freundlich wie nur irgend möglich.

»Das können Sie sehr gerne tun, unter der Bedingung, dass Sie Kopien davon anfertigen und mir diese wieder zurücksenden«, antwortete ich.

»Vielen Dank, Sir«, antwortete der Polizist. »Ich komme gleich heute Nachmittag nach Portsmouth und hole sie ab.«

Zwei Wochen später wurde ich gebeten, in die Polizeistation in der Buckingham Palace Road zu kommen, um mich dort mit den beiden Ermittlern Jim Dickie und Stuart Ault zu treffen.

Fairerweise muss man sagen, dass die beiden gar nicht die Zeit hatten, sich auf der Suche nach etwas, mit dem sie ihn für den mutmaßlichen Mord an Suzy Lamplugh drankriegen konnten, das aber vielleicht gar nicht vorhanden war, durch die Berge ellenlanger und wirrer Briefe von Cannan zu arbeiten. Zu meiner Freude bestätigten die beiden aber, dass alles, was ich in meinem Buch geschrieben hatte, korrekt war. Cannan hatte mir tatsächlich all die Informationen gegeben, die er nun abstritt. »Billy, der Lügner« hatte mal wieder zugeschlagen.

»In diesen Briefen finden sich viele Verweise auf die Bibel«, stellte Stuart Ault fest. »Er liebt es offenbar, aus der Bibel zu zitieren. Glauben Sie, Christopher, dass sich dahinter eine versteckte Bedeutung verbergen könnte?«

Ich versprach, mir das Ganze noch einmal näher anzusehen. Weil sich die Metropolitan Police so dafür interessierte, dass Cannan leugnete, mir all die Dinge mitgeteilt zu haben, die er eindeutig geschrieben hatte, war mein Interesse an dem Fall neu entfacht. Mir kam wieder Cannans Ausflug zur Auto-Auktion in Poole in den Sinn und der Wagen, den er an diesem Bankfeiertag benutzt hatte.

Poole und der zerknüllte Parkschein, den ich in seinen Sachen auf der Polizeistation von Bristol gefunden hatte … Plötzlich schrillten die Alarmglocken in mir los. Cannan wusste, dass ich früher in Southampton gelebt hatte. Daher hatte er einmal ganz beiläufig erwähnt, dass er sich in der Stadt ziemlich gut auskannte und Freunde hatte, die entweder in oder am Rande der Stadt wohnten. Und er hatte eine Kamera in einem Fachgeschäft im Stadtzentrum von Southampton gekauft. Außerdem besaß er ein Faible für den nahe liegenden New-Forest-Nationalpark, insbesondere für den Weiler Buckler's Hard, wo er sich mal einen Drink genehmigt hatte. »Den New Forest kenne ich wie meine Westentasche«, hatte er behauptete. »Ich war zweimal bei der Auto-Auktion in Poole …«

Die Behörden hatten mir damals erlaubt, mehrere schwarze Müllsäcke zu untersuchen, die all die Dinge und den Papierkram aus Cannans BMW enthielten. Bryan Saunders und sein Kollege Tim Bryan hatten mir das ganze Material zur Verfügung gestellt, als ich das Polizeihauptquartier in Avon & Somerset besucht hatte. Und dabei hatte ich einen zusammengeknüllten Parkschein aus dem Küstenort Poole gefunden. Ich fuhr also nach Bristol, um das zu überprüfen. Ja, das Ticket war tatsächlich in Poole ausgestellt worden, und zwar am 3. Mai 1986 – einem Bankfeiertag.

Jahrelang hatten die Ermittler versucht herauszufinden, welchen Wagen Suzy Lamplughs Entführer und Mörder benutzt hatte, um die junge Frau an den noch unbekannten Ort zu bringen, an dem er sie getötet hatte, und um die Leiche zu entsorgen. Lamplughs weißer Ford Fiesta konnte es nicht gewesen sein, denn den hatte die Zeugin Wendy Jones nur eine Stunde nach Lamplughs Treffen mit dem mysteriösen Mr. Kipper verlassen in der Stevenage Road vorgefunden. In seinen Briefen am mich hatte Cannan ja erwähnt, dass er sich oft den roten Ford Sierra vom Koch seines Bewährungsheims ausgeliehen hatte. Diese Information teilte ich nun den Ermittlern Dickie und Ault mit, die mir verrieten, dass sie bis dato keinerlei Zusammenhang zwischen den Fällen Suzy Lamplugh und Sandra Court gesehen hatten. Auch die Polizei der Grafschaft Dorset hatte keinerlei Verbindung zwischen dem Mord an Court, der in ihren Zuständigkeitsbereich fiel, und dem Verschwinden von Lamplugh hergestellt, für das die Metropolitan Police zuständig war.

Die Sonderermittlungseinheit SOII interessierte sich nicht nur sehr für den Parkschein, den ich ihnen zeigte, ich konnte der Metropolitan Police noch etwas anderes anbieten. Die Ermittler Dickie und Stuart hatten mir gegenüber zwar keinerlei Andeutungen gemacht, dass sie Cannan wegen des Mordes an Suzy Lamplugh befragen wollten, ich ahnte es aber, als sie mich fragten, wie sie ihn bei einer Vernehmung am besten angehen sollten. Sie hatten sogar Kollegen in Bristol kontaktiert und darum gebeten, ihnen Transkripte von deren Vernehmungen Cannans bereitzustellen.

Leider war seit diesen Vernehmungen schon einige Zeit vergangen und die Akten waren bereits vernichtet worden. (Es gab keinen Grund, sie länger aufzubewahren, da es im Fall des Mordes an Shirley Banks im Mai 1989 zu einer Verurteilung gekommen war.) Diese Akten hatten auch Details zu Cannans Vernehmung durch die Polizei des Thames Valley enthalten, unter anderem wegen der Vergewaltigung von Donna Tucker in der Stadt Reading.

Während meiner »Beziehung« zu John Cannan hatte mir sein Anwalt Jim Moriarty von Blackham, Maycock & Hayward einmal auf dessen Anweisung hin einen ganzen Satz Aktenordner ausgehändigt (es müssen um die acht gewesen sein). Die enthielten nun die einzigen noch existierenden Aufzeichnungen von Cannans polizeilichen Verhören. Gerne übergab ich sie alle der Sonderermittlungseinheit.

Die Ermittler versuchten daraufhin, durch fleißige und sorgfältige Polizeiarbeit den Koch des Bewährungsheims ausfindig zu machen, nur um zu erfahren, dass er bereits verstorben war. Allerdings konnten sie über den Namen des Mannes das Jahr der Zulassung und andere wichtige Daten über den roten Ford Sierra bei der Zulassungsstelle ermitteln, in der Hoffnung, den Wagen damit noch aufzuspüren. Und tatsächlich fanden sie den Wagen auf einem Londoner Schrottplatz und ließen ihn abholen. Bei einer forensischen Untersuchung des Fahrzeugs wurde DNA von Cannan und Suzy Lamplugh gefunden. Leider suchten die Forensiker nicht auch nach DNA-Spuren von Sandra Court.

»Wir sind sehr erleichtert, dass der Mann, der Suzy unserer Meinung nach getötet hat, niemals wieder jemanden töten kann.«

Diana Lamplugh (Suzys Mutter), Die Suzy-Lamplugh-Stiftung

»Beeindruckend … ein detailliertes und ausgewogenes Porträt eines Mörders.«

Diana Lamplugh über das Buch *Ladykiller*
von Christopher Berry-Dee und Robin Odell

Es existierten damals keinerlei Sach- oder Indizienbeweise für eine Verbindung zwischen John Cannan und Suzy Lamplugh. Auf viele Beweise wurden die Ermittler erst durch meine Arbeit mit Cannan für das Buch *Ladykiller* aufmerksam. Die Metropolitan Police leitete die Akte an den übergeordneten Crown Prosecution Service (CPS) weiter. Die Behörde kam zu folgendem Schluss: »Im Fahrzeug wurde DNA gefunden, die sich Miss Lamplugh zuordnen ließ. Ebenfalls im selben Fahrzeug gefunden wurde DNA, die sich Cannan zuordnen ließ. Dies impliziert allerdings nicht zwingend, dass beide Personen zur selben Zeit im Wagen saßen.«

Die beiden leitenden MetPol-Ermittler Jim Dickie und Stuart Ault beriefen eine Pressekonferenz ein, die im Fernsehen übertragen wurde. Auf noch nie da gewesene Weise machten sie ihrem Ärger vor laufenden Kameras Luft.

Etwa zur selben Zeit fuhren Tony Brown und ich mit den Proben von Cannans Handschrift, einer Kopie des Briefs mit Poststempel aus Southampton und einer Kopie des Parkscheins zur Polizeistation von Bournemouth, wo wir einen Termin mit einem Kriminalbeamten hatten. Der Termin dauerte nicht einmal zehn Minuten. Der Kriminalbeamte gab zu, dass ein Abgleich der Handschriften von seinen Ermittlern nicht gemacht worden war, und forderte uns dann mit einer verächtlichen Handbewegung auf zu gehen. »Ach, und wenn sie noch mal vorbeikommen sollten, nutzen Sie bitte den öffentlichen Besucherparkplatz«, gab er uns noch mit auf den Weg, bevor er uns die Tür vor der Nase zuschlug.

Zum Zeitpunkt der Entstehung dieses Buchs ist der Mord an Sandra Court noch immer nicht aufgeklärt. Hin und wieder bläst ein Ermittler im

Rahmen einer Überprüfung ungeklärter Mordfälle den Staub von der Akte. Soweit ich weiß, hat die Polizei von Dorset seit Courts Tod nicht ein einziges Mal Kontakt zur Sonderermittlungseinheit SOII der Metropolitan Police aufgenommen, die für die Ermittlung im Lamplugh-Fall zuständig ist. Falls doch, so waren sie zumindest nicht so freundlich, mich darüber zu informieren!

Wie dem auch sei, einige Jahre später saß ich mit dem früheren Leiter der Polizei in Dorset beim Mittagessen zusammen. Der ehemalige Kriminalbeamte wollte nur ungern mit mir über den Fall Sandra Court sprechen und erklärte mir noch einmal, dass der Mord zwar in seinem Zuständigkeitsbereich gelegen habe, zum Verschwinden von Suzy Lamplugh aber von der Metropolitan Police ermittelt werde.

»Nein, mit der Metropolitan Police haben wir gar nicht gesprochen ... zumindest nicht, dass ich wüsste. Wir sind mit denen ohnehin nicht sonderlich gut klargekommen«, sagte er.

»Sie haben doch aber sicher von meinem Treffen mit Detective Stent gehört«, konterte ich.

Da blickte er mir geradewegs in die Augen und sagte: »Nein. Wie ich Ihnen gerade erklärt habe, ging mich der Lamplugh-Fall nichts an.«

Am meisten regt mich auf, dass die Polizei von Dorset die Initiative der SOII offenbar nicht weiterverfolgt hat, Cannan aus der Haftanstalt in Wakefield zu einer weiteren Vernehmung in die Polizeistation in der Buckingham Palace Road bringen zu lassen, nachdem sich gezeigt hatte, dass er mit einem roten Ford Sierra unterwegs gewesen war. Cannan hatte mit seiner üblichen »Leck mich«-Attitüde alles abgestritten. Dabei hätten die Ermittler so die einmalige Gelegenheit gehabt, ihn zu seinem Ausflug nach Poole über die Bankfeiertage am 2. und 3. Mai 1986 zu befragen. Vermutlich hätte Cannan ihnen gesagt, dass sie ihn am Allerwertesten lecken können, aber es wäre zumindest interessant gewesen, wie er den Parkschein von dort erklärt hätte – schließlich hatte ich der Polizei dieses wertvolle Beweisstück gemeinsam mit einem Handschriftvergleich nicht umsonst auf dem Silbertablett serviert. Und haben sie überhaupt in Erwägung gezogen, die Metropolitan Police zu bitten, ob ihre eigenen Forensiker den roten Sierra nach möglichen DNA-Spuren von Sandra Court untersuchen könnten?

Um 13 Uhr am 6. Oktober 1986 versuchte ein Mann in der Whiteladies Road von Bristol, eine junge Frau zu entführen. Obwohl das Phantombild des Mannes eine verblüffende Ähnlichkeit mit John Cannan aufwies, wurde der nie für die Tat angeklagt. Zudem zeigte einer von Cannans Kontoauszügen, dass er an jenem Tag um 13:31 Uhr – also gut 30 Minuten nach dem Überfall – Geld an einem Automaten an der Lloyds Bank in Clifton abgehoben hatte, der sich in unmittelbarer Nähe des Tatorts befand.

> *»Mir tut das alles sehr leid. Haben Sie Kinder?«*
>
> John Cannan zu Donna Tucker, nach der Vergewaltigung 1986

Später am selben Tag war Cannan in der Stadt Reading in der Grafschaft Berkshire (auch dies belegt eine Bargeldabhebung an einem Geldautomaten). Die 30 Jahre alte Donna Tucker hatte Streit mit ihrem Ehemann und war mit dem Auto davongefahren, um irgendwo in aller Ruhe ein Buch zu lesen, damit sich die Gemüter ein wenig beruhigen konnten. Es war schon spät, als ein Mann auf sie zukam und sie nach dem Weg fragte: »Können Sie mir bitte sagen, wie ich zum Balfour Drive komme?« Einen Sekundenbruchteil später wurde Tucker mit einem Messer bedroht und in ihrem Auto in ein Industriegebiet gefahren und dort von Cannan vergewaltigt. Anschließend fuhr er mit ihr zum Bahnhof von Reading, ließ sie dort zurück und nahm den ersten Zug zurück nach Bristol.

Zum Glück überlebte Tucker den Vorfall, bei dem sie durchaus auch hätte getötet werden können. Nach der Vergewaltigung (die sie sofort zur Anzeige brachte), baten Ermittler der Polizei in Reading sie, ihnen die Kleidung auszuhändigen, die sie während des Übergriffs getragen hatte. Ihr gelber Sweater, ein blauer Rock, der Unterrock, Schuhe, BH und Unterhose wurden in durchsichtigen Plastiktüten versiegelt. Ihre Unterhose – Asservat AJB/6, ein weißer Damenschlüpfer der Marke M&S – wurde später zu einem wichtigen Beweisstück. Tucker hatte den Ermittlern auch mehrere Taschentücher übergeben, mit denen sie sich Vagina und Anus gereinigt hatte. Auch die wurden in einer Tüte mit der Aufschrift AJB/7 versiegelt. Am Tatort fand die Polizei zudem mehrere Zigarettenstummel.

Als man Tucker einige Monate später eine Reihe von Fotos mit möglichen Tätern vorlegte, identifizierte sie Cannan sofort. Seine DNA wurde zudem an ihrer Unterwäsche und den Taschentüchern gefunden und die Wahrscheinlichkeit, dass dieses einzigartige DNA-Profil jemand anderem gehörte als ihm, betrug mehrere Millionen zu eins. Dennoch stritt er den Überfall konsequent ab, als er von der Polizei verhört wurde. Weil diese DNA-Beweise derart stichhaltig waren, befragte ich Cannan gar nicht wegen Donna Tucker. Das wäre für mich nur Zeitverschwendung gewesen und – wie Cannan mir sicher selbstgefällig zustimmen würde – für ihn auch. Fast ein Jahr lang hatten wir nichts mehr von Cannan gehört, bis er am 8./9. Oktober 1987 Shirley Banks in Bristol tötete. 20 Tage später wurde er in Leamington Spa verhaftet.

Im Rahmen der begrenzten Seitenanzahl für dieses Buch habe ich versucht, dem Leser einen kleinen Einblick in John Cannans Vorgehens- und Denkweise zu vermitteln. Was also haben wir?

Cannan war immer auf Achse und stets auf der Jagd nach attraktiven jungen Frauen, die er mit seinem Charme ins Bett zu bekommen versuchte. Er war aber auch ein bestialisches Raubtier mit einer eitlen und gewalttätigen Persönlichkeit. Cannan war seltsamerweise an der Oberfläche ein Romantiker und gleichzeitig ein Frauenhasser mit einer tief liegenden Abneigung gegen das andere Geschlecht. In seinen Briefen an mich erklärte er mir dagegen groß und breit, wie sehr er Frauen liebte, wie er sie umwarb und mit Blumen, Champagner und guten Restaurants um den Finger wickelte. Und dass sie auf seine Schmeicheleien, sein attraktives Äußeres und seinen guten Geschmack ansprangen.

Denken Sie auch an seine herablassende Aussage: »Ich habe den Mädels einen Drink ausgegeben und ihnen gesagt, dass ich sie liebe und sie das Tollste der Welt sind. Anschließend verbrachte ich mit ihnen eine Nacht – ein günstiger Lustgewinn, der nicht weiter in Erinnerung blieb.« Dies war eine weitere Angeberei, die einer Aussage von Michael Ross ähnelte, die dieser mir gegenüber getätigt hatte (siehe Seite 119): »Ich habe sie missbraucht, benutzt und dann getötet.«

Während wir uns im Folgenden tief in Cannans Psyche vorarbeiten, halten wir nach den Wendepunkten in seinem Leben Ausschau, die ihn immer weiter in eine Spirale der Gewalt getrieben haben, bis er bei bestialischem sadosexuellem Mord gelandet ist. Ich lasse mich gern eines Besseren belehren, aber meines Erachtens begannen Cannans Probleme schon in der Zeit, als er für seinen Vaters arbeitete. Die folgenden Schritte markieren meiner Ansicht nach die Entwicklungsstufen in Cannans Verhalten.

SCHRITT 1

Es ist erwiesen, dass Cannan in der Firma seines Vaters nur einen untergeordneten Job hatte, aber der Meinung war, er hätte etwa Besseres verdient, weil er eine Privatschule besucht hatte und der Sohn vom Chef war. Sein Vater Cyril verlangte jedoch von ihm, sich selbst von ganz unten bis in eine bessere Position hochzuarbeiten. Das gefiel Cannan überhaupt nicht. Mit seiner eingebildeten Art kam er bei den anderen Angestellten nicht gut an, die ihn für einen unausstehlichen Emporkömmling hielten, mit dem sie ungern Kontakt hatten. Cannan wusste alles besser und empfand sich auch als etwas Besseres als alle anderen. Seine Eitelkeit und sein falsches Selbstbild waren also bereits zu dieser Zeit zu erkennen.

Der Fairness halber muss ich erwähnen, dass Cannan eine Zeit lang wirklich etwas erreichen wollte, um es seinem herrischen Vater recht zu machen. Obwohl er häufig den Unterricht schwänzte, waren seine akademischen Leistungen nicht schlecht. Und zu Dingen, die ihn interessierten, las er sich in öffentlichen Bibliotheken mit erstaunlichem Engagement neues Wissen an. Sie kennen sicher diese Art des eher einseitigen Lernens, die häufig zu beeindruckendem Spezialwissen führt, allerdings auf Kosten einer strukturierten Allgemeinbildung geht. Deshalb glaube ich wirklich, dass er sein Leben mit guten Absichten begann. In Cannan steckte ein guter Kerl, doch seine wachsende Eitelkeit und seine falsche Selbstwahrnehmung ließen ihn mehr anstreben, als er zu leisten imstande war.

Während ich dies schreibe, kommen mir die Worte von Sharon Major wieder in den Sinn, deren Beziehung zu Cannan beinahe ein fatales Ende genommen hätte. Sie sagte einmal zu mir: »Ich weiß, was John mir angetan hat, war böse. Aber in ihm steckt auch eine gute Seite, die verzweifelt versucht, zum Vorschein zu kommen.«

Lord Lane, der inzwischen verstorbene ehemalige Lordoberrichter Englands, hat mich bei der Recherche zu meinem Buch *Ladykiller* unterstützt und mir ein unterschriebenes Foto von sich in Richterrobe zugesandt. Er meinte: »Dass ein junger Mensch den Rest seines Lebens im Gefängnis verbringen muss, ist eigentlich eine schreckliche Vorstellung. Es ist eine Schande, dass es offenbar keine humanere Alternative dazu gibt. Denn selbst in den Schlimmsten von uns steckt auch etwas Gutes.« Dazu passen die Worte von Michael Bruce Ross, der in einem unserer Gespräche zugab: »Weißt du, mir ging es wie einer Spinne, die versucht, eine glatte Fensterscheibe hochzukrabbeln: Jedes Mal, wenn ich fast oben angekommen war, bin ich wieder abgerutscht.«

SCHRITT 2

Die nächste Stufe erreichte Cannan in etwa mit der Hochzeit mit June, zu der er – wie er behauptete – von beiden Elternpaaren gedrängt worden war, weil sie schwanger war. Wie hatte er es formuliert? »Rückblickend hätte ich June niemals zur Frau nehmen sollen, aber alle haben mich unter Druck gesetzt, vor allem die Familie von ihr.« Und später, in einem Brief aus dem Gefängnis vom November 1989, schrieb er: »Das [die Heirat] machte all die Erfolge und das Glück der vergangenen Jahre kaputt. Ab diesem Punkt ging es nur noch bergab für mich.«

Während wir uns noch tiefer in Cannans Kopf vorwagen, können wir also erkennen, dass er hier bereits versuchte, für die schwierige Situation, in der er sich gerade befand, Schuldige zu suchen – ein Verhaltensmuster, das er später immer wieder an den Tag legte, wenn er Probleme hatte, für Verbrechen, die er angeblich nicht begangen hatte, eine Verteidigungsstrategie zu formulieren.

Als Sharon Major realisierte, dass Cannan nicht der war, der er zu sein vorgab – weil sie ihn mit der Zeit besser kennengelernt hatte –, hielt sie es für besser, ihn zu verlassen, schon allein wegen der Kinder. Und wie reagierte Cannan? Er tat ihr brutal Gewalt an.

SCHRITT 3

Diese Phase begann, als Cannan am 6. März 1981 mit einem Motorradhelm auf dem Kopf das Damenbekleidungsgeschäft in Sutton Coldfield betrat. Weil er völlig pleite war, wollte er den Laden zu Beginn nur ausrauben. Doch die brutale Vergewaltigung der attraktiven Ladenbesitzerin hatte er zumindest schon im Hinterkopf. Ihr Flehen, sie sei schwanger, war ihm dabei völlig egal. Kurz darauf wurde er verhaftet und zu acht Jahren Gefängnis verurteilt (von denen er nur fünf absaß). Dieselbe Vorgehensweise mit dem Motorradhelm nutzte er, als er später das fast identische Verbrechen noch einmal beging und die Boutique in Leamington Spa überfiel.

SCHRITT 4

Die nächste Phase wurde ausgelöst, als Cannan vom Gefängnis aus die Anwältin Annabel Rose engagierte, um das Umgangsrecht für seine Tochter zu erwirken. Wie viele andere Frauen, die Cannan vor ihr erobert hatte, ging auch sie seinem Charme auf den Leim und erkannte hinter der glaubhaften Maske der Normalität nicht die aufkeimende sadosexuelle Bestialität, die sich dahinter verbarg. Ich bin überzeugt, dass Rose die Details zu Cannans krimineller Vergangenheit nicht kannte. Das mag sie für einige Menschen naiv erscheinen lassen, aber Cannan konnte wirklich äußerst charmant sein und war sehr manipulativ.

Nachdem Cannan in die Haftanstalt Wormwood Scrubs verlegt worden war, dauerte die Affäre mit ihr noch einige Zeit an. Den letzten Teil seiner Strafe bis zur endgültigen Haftentlassung durfte er im Bewährungsheim in der Du Cane Road verbringen. Dort borgte er sich den roten Ford Sierra des Kochs und besuchte Rose damit regelmäßig in Bristol, bis ihr Ehemann eines Tages Wind von der Affäre seiner Frau bekam und Rose daraufhin mit Cannan Schluss machte.

SCHRITT 5

Phase fünf begann, als Cannan erkannte, dass Roses Interesse an ihm schwand. Wie zuvor schon Sharon Major wollte auch die attraktive Anwältin auf Abstand zu ihm gehen. Cannan spürte das, da sie immer häufiger Ausreden erfand, warum sie nicht mehr so viel Zeit mit ihm verbringen konnte, wie er sich das gewünscht hatte. Ich glaube außerdem, dass sich die Pläne, die er hinsichtlich seiner Zukunft im Autohandel geschmiedet hatte, langsam als das entpuppten, was sie waren: Luftschlösser. Die Masche, sich als beruflich erfolgreich auszugeben, war im Grunde nur eine Neuauflage des Geschwafels, mit dem er fünf Jahre zuvor schon Sharon Major um den Finger gewickelt hatte und das er auch mir ständig in unseren Briefwechseln auftischte.

Als sein Traum von einer Zukunft mit der eleganten Annabel Rose unwiederbringlich zerplatzte, bekam Cannans Ego einen heftigen Knacks.

SCHRITT 6

Der nächste Schritt führt uns in Cannans krimineller Chronologie zum 25. Juli 1986. An diesem Tag wurde er aus dem Bewährungsheim von Wormwood Scrubs auf Bewährung entlassen und war wieder frei wie ein Vogel. Nur drei Tage später verschwand Suzy Lamplugh. Cannan nutzte noch immer den roten Sierra und war wieder bei seiner Mutter in Sutton Coldfield eingezogen. Er hatte behauptet, am Tag von Suzys Verschwinden auch dort gewesen zu sein, doch es gibt Beweise dafür, dass dies nicht stimmt.

Sheila Cannan erzählte mir: »Nein, John sagte, dass er am 25. Juli in London war. Er fuhr einen roten Wagen, war aber noch am selben Tag zum Abendessen zurück.«

SCHRITTE 7 UND 8

Die nächsten Schritte vollzog Cannan, als er einen Zug nach Reading nahm, wo er in den Abendstunden des 6. Oktober 1986 Donna Tucker entführte und vergewaltigte. Inzwischen war er nach Bristol gezogen, seine Affäre mit Annabel Rose war aber merklich abgekühlt. Und er war nach wie vor stets auf der Suche nach neuen weiblichen Eroberungen. Nach der brutalen Vergewaltigung nahm Cannan einen Zug zurück zum Bahnhof Temple Meads in Bristol. Monate später, am frühen Abend des 7. Oktober 1987, überfiel er Julia Pauline Holman auf einem Parkplatz im Viertel Canon's Marsh.

> *»Die Frauen lagen ihm [Cannan] zu Füßen.«*
>
> Aussage von Cannans früherer Partnerin Gilly Paige gegenüber der Polizei

Bevor er seine Wohnung im Foye House bezog, war das »Avon Gorge Hotel« in Bristol einige Zeit der Lieblingsunterschlupf von Cannan. Dort lernte er am 14. Juni 1987 Gilly Paige kennen, ein attraktives 24-jähriges Showgirl. Die ehemalige Eiskunstläuferin hatte sich gerade eine Auszeit von der Show *Holiday on Ice* genommen, in der sie auftrat. Cannan hatte sich kurz zuvor mit Annabel Rose getroffen. Nachdem sie wieder nach Hause gefahren war, verließ er sein Zimmer und ging zum Abendessen hinunter ins Restaurant. Dort sah er Paige. Sie lieferte der Polizei später wertvolle Informationen darüber, mit welchen Methoden Cannan es schaffte, dass die »Frauen ihm zu Füßen lagen«.

Paige erzählte: »Er hielt die ganze Zeit Augenkontakt zu mir«, während Cannan in einem Brief an mich schrieb: »Die Angestellten des Restaurants hatten meine Signale erkannt und die Bedienungen schlossen bereits Wetten darauf ab, ob ich sie abschleppen würde oder nicht. An diese Situation erinnert man sich dort noch genau.«

Nach diesem Spruch musste ich im Rahmen meiner Recherchen zum Leben und den Verbrechen von John Cannan dieser Prahlerei natürlich auf den Grund gehen. Also sprach ich mit einigen Angestellten im »Avon Gorge Hotel«, die ihn damals bedient hatten – und ich wurde nicht enttäuscht. »Einige von uns haben sich an ihn erinnert, als sein Foto in den Zeitungen auftauchte«, erzählten sie. »Er übernachtete gelegentlich bei uns im Haus und war sehr von sich überzeugt. Wenn er etwas von mir wollte, dann schnippte er einfach mit dem Finger. Was das Essen anging, war er sehr wählerisch und sein Tisch musste stets auf eine bestimmte Weise gedeckt sein. Er glaubte, sich mit Wein und Champagner gut auszukennen. Einige der weiblichen Angestellten fanden ihn irgendwie schmierig und arrogant. Ob wir Wetten darauf abgeschlossen haben, dass er den Gast verführt, von dem Sie gesprochen haben? DEFINITIV nicht!«

Jedenfalls bestellte Cannan eine Flasche Champagner und ließ sie Paige aufs Zimmer bringen, dazu einen Zettel mit seiner Zimmernummer und der Botschaft: »Ich würde dich heute gern noch sehen. Enttäusch mich nicht.«

»Ich dachte mir: ›Wieso nicht?‹, und nahm seine Einladung an«, erzählte mir Paige. »Ich habe noch nie jemanden kennengelernt, der so charismatisch war. Er hatte so eine Art, dass man sich als Frau als etwas ganz Besonderes fühlte. Außerdem ist er sehr attraktiv und hat umwerfende Augen.«

Cannan hatte mir gegenüber einmal erwähnt, dass er das »Avon Gorge Hotel« sehr mochte, und hatte behauptet: »Dies war das einzige Hotel in der Gegend, das eine Suite mit Jacuzzi hatte. In jenem Jacuzzi habe ich auch zum ersten Mal Liebe mit der Eiskunstläuferin gemacht.«

Am darauffolgenden Tag nahm er Paige in einem geliehenen Ford Escort mit nach Birmingham. Vielleicht ist ihr da ja der Widerspruch zwischen seinem protzigen Auftreten und diesem doch sehr einfachen Auto der unteren Preisklasse aufgefallen. Auf der Fahrt schnitt er offenbar einige ziemlich »seltsame Themen« an. Im Gespräch mit mir erinnerte sich Paige: »Er sprach darüber, dass die Polizei in Wäldern und Flüssen nach Leichen sucht, und erklärte mir, die beste Methode, eine Leiche zu entsorgen, sei seiner Meinung nach, sie auf einer Baustelle einzubetonieren.« Cannan wagte es sogar, die Vermutung auszusprechen, dass dies vielleicht mit Suzy Lamplugh passiert sei. Er fragte Paige außerdem, ob sie die Bezeichnung für Menschen kenne, die Sex mit Leichen haben (Nekrophile), und schnitt Themen wie Bondage und Analsex an. »Er erzählte mir sogar ungefragt, dass er gern Sex habe, wenn andere dabei zusehen«, so Paige.

Nun können Sie direkt in die Gedankenwelt dieses perversen Sexkillers blicken. Wirklich kein schöner Ort, oder? Cannan bog mit dem Mietwagen in eine Tankstelle ein, legte seine Hände um Paiges Hals und sagte: »Du weißt, dass ich dich nicht verletzen würde, oder? Du bist zu hübsch, um verletzt zu werden. So wurde Suzy Lamplugh vielleicht ermordet!«

Dann erzählte Paige, dass Cannan im weiteren Verlauf der Reise plötzlich von der Autobahn auf eine abgelegene Landstraße abgebogen sei und sie gefragt habe, ob jemand wisse, wo sie sei. Obwohl sie Angst hatte, war sie doch hingerissen genug von ihm, um ihn wiedersehen zu wollen, was sie auch zweimal tat – einmal in Bristol und einmal in Poole. Cannan erzählte mir später, dass sie ihn eines Nachts angerufen und er ihr gesagt habe: »Pass auf, bleib, wo du bist, und ich komme zu dir.« Sie hätten sich dann in einem Hotel nahe dem alten Hafen von Poole eingemietet (ganz in der Nähe des Ortes, an dem die Auto-Auktionen stattfanden). Als der Ermittler Saunders ihn während einer Vernehmung gefragt hatte, ob er denn ein Autogramm der Eiskunstläuferin habe, hatte Cannan großspurig geantwortet: »Das brauche ich nicht. Ich habe schon alles von ihr. Sie war nur eine Trophäe, eine weitere Kerbe im Bettpfosten.«

Die Beziehung zwischen Cannan und Paige fand ein abruptes, doch zumindest glimpfliches Ende, als sie nach ihrer letzten Verabredung wieder zur Show *Holiday on Ice* zurückkehrte. Cannan sprach über dieses »Intermezzo« in seiner typisch frauenfeindlichen Art: »Das war nur ein weiterer kurzer Flirt. Muss wohl das Ego gewesen sein, schätze ich. Sie war eine sehr, sehr, sehr attraktive Frau.« Er erklärte das Techtelmechtel mit Paige außerdem damit, dass er keine Lust hatte, nur herumzusitzen und Däumchen zu drehen, während er darauf wartete, dass Annabel Rose ihren Ehemann verließ.

Wenn man all das so liest, könnte man meinen, dass Paige ihn wie eine heiße Kartoffel hätte fallen lassen müssen. Doch sein Einfluss auf sie – wie auch auf Rose – war derart groß, dass sie ihm sechs Wochen später von Frankreich aus schrieb und ihn einlud, zu ihr zu fliegen und sich in Grenoble mit ihr zu treffen. Doch Cannan suchte nach Ausflüchten. Er war lediglich an schnellem und billigem Sex interessiert. Die Sache mit Paige im »Avon Gorge Hotel« war praktisch eine Art Bonus gewesen, der ihn nicht mehr gekostet hatte als eine Flasche Champagner. Nach Grenoble zu fliegen, um dort mit einer bereits eroberten Liebschaft das Bett zu teilen, war das Letzte, was er im Sinn hatte. In Bristol konnte er schließlich deutlich einfacher Beute machen. Er lehnte das Angebot deshalb höflich ab und behauptete, gerade knapp bei Kasse zu sein, weil er in eine neue Wohnung im Foye House umgezogen sei und eine Pilgerreise nach Indien und auf die

Westindischen Inseln plane. Diese Reisen waren natürlich nur ein Hirngespinst, das Cannans überbordendem Ego und seiner überzogenen Vorstellungskraft entsprungen war.

»Unter Ihrer charmanten Fassade ruht eine unfassbar bösartige, gewalttätige und grausame Seite Ihrer Persönlichkeit. Sie sollten nie wieder in Freiheit, außerhalb dieser Gefängnismauern leben dürfen.«

Richter Drake zu John Cannan, Staatsgericht Exeter, 28. April 1989

Nach Cannans Verurteilung am Staatsgericht in Exeter druckte das Boulevardblatt *The Sun* ein Interview mit Gilly Paige ab. Darin wurde sie als »Eis-Show-Schönheit« bezeichnet, die sie ja auch tatsächlich war. Sie sprach in dem Interview über ihre Begegnung mit Cannan und von den Albträumen, in denen sie von seinen »hypnotischen Augen« heimgesucht wurde. Einem Journalisten erzählte sie, dass Cannan während der Fahrt nach Birmingham davon gesprochen hatte, eine Immobilie erwerben zu wollen, und dass er dafür unbedingt eine Frau als Maklerin gesucht hatte. Klingt das nicht stark nach dem Fall Suzy Lamplugh? Er hatte ihr in Bezug auf Lamplugh auch gesagt, dass die Polizei wohl nach jemandem namens »Mr. Kipper« fahnde und dass dieser die Leiche seiner Meinung nach entsorgt hatte, indem er sie einbetoniert hatte. »Das fand ich echt gruselig«, meinte Paige.

Ich habe vermutlich mehr Zeit in John Cannans Kopf verbracht, als gesund ist, und glaube auf keinen Fall, dass er jemanden einbetoniert hat. Vielleicht hat er einfach zu viele Mafiafilme gesehen oder etwas über die berüchtigten Kray-Zwillinge* gelesen. In einem Brief an mich stritt er die Bemerkungen, die er gegenüber Paige gemacht haben soll, zumindest komplett ab und nannte sie eine »Lügnerin und Opportunistin«. Nie um eine Ausrede verlegen, erzählte Cannan der Polizei später, sie sei ein »launisches Mädchen«, und machte dafür ihre »unglückliche Kindheit« verantwortlich.

* Die Zwillingsbrüder Reginald und Ronald Kray waren britische Verbrecher, die in den 1950er- und 1960er-Jahren die organisierte Kriminalität im Londoner East End beherrschten.

Während der Sommermonate 1987 war Cannan viel unterwegs. In seinen Briefen prahlte er damit, ein Mädchen in Paignton abgeschleppt zu haben, als er im »Commodore Hotel« übernachtet hatte, wo er daraufhin nach eigener Aussage ein »schmutziges Wochenende« verbracht habe. Auf die Frage der Ermittler nach dem Namen der Dame antwortete er barsch: »Kümmert euch um euren eigenen Kram.«

Cannan genoss offenbar auch die Gesellschaft weiterer Eroberungen, darunter eine Dame namens Liz (Nachname wurde zum Schutz ihrer Identität entfernt), eine erfolgreiche Geschäftsfrau in den West Midlands, die er als »Prachtstück« bezeichnete. Dann gab er noch mit vielen weiteren One-Night-Stands an: »Die Mädchen schleppte ich im ›Racks‹ ab, der Weinbar des ›Avon Gorge Hotel‹. Weiß du, manchmal redet man einfach mit einer, na ja, und dann kommt dann eben eins zum anderen.« Anschließend rechtfertigte er seine amourösen Abenteuer: »Und warum auch nicht? Ich war weder verheiratet noch verlobt. Und was meine gemeinsame Zukunft mit Annabel anging, war das sowieso ein ständiges Hin und Her.«

SCHRITT 9

Dies geschah am 7. Oktober 1987 auf einem Parkplatz im Stadtteil Canon's Marsh, unweit des Watershed-Medienzentrums in Bristol. Julia Pauline Holman, HR-Administratorin beim Wirtschaftsprüfungsunternehmen Arthur Andersen & Co., dessen Büros sich im Broad Quay House befanden, hatte gerade Feierabend gemacht. Sie ging noch mit drei Kollegen in die »Colonial Bar« (wo ich später Sharon Major interviewte), um etwas zu trinken. Um 18:50 Uhr verließ sie die Bar, wusste zu diesem Zeitpunkt aber noch nicht, dass Cannan sie bereits im Visier hatte.

Im Dunkeln lief sie ein kurzes Stück am Hafen entlang, bevor sie in eine Gasse in Richtung Canon's Road abbog. Durch ein Loch im Zaun gelangte sie auf den Parkplatz, auf dem ihr blauer Ford Fiesta stand. Cannan war nun nur noch eine Armlänge entfernt. Als sie gerade den Wagen starten wollte, riss er die Tür auf. Dann holte er etwas hervor, das sie für eine Pistole hielt – vermutlich handelte es sich dabei um dieselbe Attrappe, die nach seiner

Verhaftung in Leamington Spa im Handschuhfach des BMW gefunden wurde. »Wenn du tust, was ich sage, wird dir nichts passierten«, herrschte er sie an.

Geistesgegenwärtig trat Holman mit ihren Beinen nach ihm, brachte ihn gleichzeitig mit einem Schubser aus dem Gleichgewicht und brüllte ihn laut an. Bevor er sich wieder aufrichten konnte, schloss sie die Wagentür und fuhr davon. Dabei sah sie noch, dass ihr Angreifer in Richtung Stadtzentrum davonspazierte, als sei nichts gewesen.

Holman meldete all das sofort bei der Polizei und gab eine Beschreibung des Mannes ab, die präzise auf Cannan passte – bis hin zu den Augenbrauen, die sich über dem Nasenbein trafen. Als er daraufhin zu dem Sachverhalt vernommen wurde, meinte Cannan nur, Julia Holmans Aussage sei eine »wirklich originelle kleine Geschichte«. Er behauptete, nicht zu wissen, wo sich der Parkplatz in Canon's Marsh befand. Als Detective Bryan Saunders ihm den Ort auf einer Stadtkarte von Bristol zeigte, meinte Cannan in einem seiner typischen Versuche, der Polizei vorauszugreifen: »Und fragen sie mich nun, wo ich an diesem Abend um 19 Uhr gewesen bin?«

»Ja, das werde ich wohl tun«, antwortete Saunders.

»Ihr wollt mir das also wirklich anhängen, oder?«, war Cannans Erwiderung.

SCHRITT 10

Inzwischen sind wir am 8. Oktober 1987 angekommen. An jenem Tag wollte Shirley Anne Banks (geboren in Edinburgh am 4. August 1958) im Kaufhaus Debenhams in der bekannten Bristoler Einkaufsstraße Broadmead shoppen gehen. Sie fuhr mit ihrem orangen Austin Mini, mit dem Kennzeichen HWL 507N, in das Parkhaus und wurde gegen 19 Uhr von einer guten Freundin namens Jeanne Duvivier zuletzt lebend gesehen. Shirley stöberte durch einen Laden mit Angeboten und kaufte dort ein langes blau-weißes Kleid, nachdem sie es sich hingehalten und gefragt hatte: »Was hältst du davon?« Duvivier hatte ihr versichert, dass ihr das Kleid gut stünde. Danach gingen beide getrennte Wege und Banks verabschiedete sich mit den Worten: »Bis morgen!«

Doch Duvivier sah sie nie wieder.

Im Zuge der Ermittlungen übergab die 17-jährige Nicola Wiltshire, die in Teilzeit bei Debenhams arbeitete, der Polizei die Kopien eines Kassenbons des Geschäfts, auf dem neben der Transaktionsnummer »1053« und der Artikelnummer des Kleids auch der Zeitpunkt des Kaufs dokumentiert war: »19:26 Uhr«. Dieser Kassenbon wurde zu einem immens wichtigen Beweisstück, nachdem John Cannan wegen des Mordes an Banks verhaftet worden war.

Banks' verwesende nackte Leiche wurde am 3. April 1988 – Ostersonntag – von Basil Hooper und dessen Frau Jill gefunden, die mit ihrer Nichte und zwei weiteren Jugendlichen einen Waldpfad in den Quantock Hills in Somerset entlangwanderten. Während sie durch eine 800 Hektar große Koniferen-Plantage spazierten, erblickten sie in einem kleinen Bachlauf etwas, das wie eine menschliche Leiche aussah. (Paradoxerweise war der Bach bei den Einheimischen unter dem Namen »Dead Woman's Ditch« bekannt, also etwa: Toter-Frauen-Bach.) Sie stoppten daraufhin einen Landrover, an dessen Steuer ein Mann namens Kevin Morley saß, und verständigten die Polizei.

Nach der Obduktion durch Professor Bernard Knight wurde anhand zahnärztlicher Unterlagen festgestellt, dass es sich bei der Leiche tatsächlich um die vermisste Shirley Banks handelte. Ein Knopf, der ganz in der Nähe der Leiche gefunden worden war, stammte zudem vom Kleid, das sie bei Debenhams gekauft hatte.

SCHRITT 11

Dieser letzte Schritt war John Cannans Verhaftung wegen bewaffneten Raubs in Leamington Spa am 29. Oktober 1987 – nur wenige Wochen nachdem er Shirley Banks ermordet hatte.

Banks war eine schlanke, lebhafte und blonde junge Frau, die sicher manchem Mann den Kopf verdrehte. Sie besuchte häufig »Racks Weinbar« im »Avon Gorge Hotel«, die auch Cannans Lieblingsbar war. In seinen Briefen an mich – die ich später an die Metropolitan Police weitergab – versicherte er mir, dass er Banks schon längere Zeit kannte. Angeblich sei sie ungewollt in zwielichtige Geschäfte mit betrügerischen Anwälten geraten, bei denen es um einen gigantischen Hypothekenbetrug mit Eigentumsübertragungen ging, und musste deshalb um ihr Leben fürchten. Einen solchen großen Betrugsfall gab es damals tatsächlich, einige Männer wurden dafür verurteilt und kamen für längere Zeit ins Gefängnis.

Cannan behauptete außerdem, dass er auch Suzy Lamplugh gekannt und sie sich ihm wegen desselben Sachverhalts anvertraut habe. Was er über diesen »Hypothekenbetrug« zu wissen vorgab, der sich von Bristol bis nach London erstreckte, entsprach ziemlich genau den tatsächlichen Fakten – das muss man ihm lassen. Sicher ist auch, dass Cannan all das, was er mir diesbezüglich in seinen langen Briefen erzählte, zu jener Zeit nicht aus den Medien wissen konnte. Vielleicht stammten diese Interna also tatsächlich aus dem Bettgeflüster mit seinen Liebschaften. Aber wer hätte »Billy, dem Lügner« schon geglaubt?

Jedenfalls hatte Cannan der Polizei mehrfach versichert, dass er Banks an jenem Abend, an dem sie nach ihrem Einkaufsbummel bei Debenhams verschwunden war, nicht getroffen hatte und dass sie nie in seiner Wohnung im Foye House gewesen sei. Eine Lüge, Forensiker fanden später einen Daumenabdruck von Banks auf einem Dokument auf Cannans Wohnzimmertisch.

Ich stelle mir manchmal vor, dass Shirley Banks diesen Hinweis mit Absicht hinterlassen hat, um der Polizei mitzuteilen: »Seht nur, ich war hier!«

Es gab allerdings keinerlei zuverlässige Beweise, die den Mord an Banks mit Cannans Wohnung im Foye House in Verbindung brachten. Zwei ältere Zeugen wollten am darauffolgenden Tag einen Mann gesehen haben, der im nahe liegenden Wald eine Frau schlug. Als Beweis vor Gericht konnte diese ungenaue Aussage allerdings nicht dienen. Wie Cannan Banks zum Bach in den Quantock Hills gebracht hat, darüber kann ebenfalls nur spekuliert werden.

Cannan wurde in jedem der folgenden 16 Anklagepunkte für schuldig befunden und sitzt bis heute im Gefängnis.

DIE ANKLAGEPUNKTE, DENEN JOHN CANNAN FÜR SCHULDIG BEFUNDEN WURDE

»Nicht einvernehmlicher Geschlechtsverkehr mit Sharon Major [Name geändert], am 30. Dezember 1980 in Sutton Coldfield, in der Stadt Birmingham.«

RECHTSWIDRIG nach Paragraf 1 (1)
des Sexual Offences Act, 1956

»Versuchter Analverkehr mit Frau Sharon Major, am 30. Dezember 1980 in Sutton Coldfield, in der Stadt Birmingham.«

RECHTSWIDRIG nach Paragraf 1 (1)
des Criminal Attempts Act, 1981

»Sittenwidriger Angriff auf Frau Sharon Major, am 30. Dezember 1980 in Sutton Coldfield, in der Stadt Birmingham.«

RECHTSWIDRIG nach Paragraf 14 (1)
des Sexual Offences Act, 1956

»Schwere Körperverletzung von Frau Sharon Major, am 30. Dezember 1980 in Sutton Coldfield, in der Stadt Birmingham.«

RECHTSWIDRIG nach Paragraf 20
des Offences Against the Persons Act, 1861

»Vergewaltigung von Frau Donna Tucker, am 6. Oktober 1986 in Reading, Grafschaft Berkshire.«

RECHTSWIDRIG nach Paragraf 1 (1)
des Sexual Offences Act, 1956

»Analverkehr mit Frau Donna Tucker, am 6. Dezember 1986 in Reading, Grafschaft Berkshire.«

RECHTSWIDRIG nach Paragraf 12 (1)
des Sexual Offences Act, 1956

»Sittenwidriger Angriff auf Frau Donna Tucker, am 6. Dezember 1986 in Reading, Grafschaft Berkshire.«

RECHTSWIDRIG nach Paragraf 14 (1) des Sexual Offences Act, 1956

»Gewaltsame Entführung von Frau Donna Tucker gegen deren Willen und mit der Absicht, rechtswidrig Geschlechtsverkehr mit ihr auszuüben, am 6. Dezember 1986 in Reading, Grafschaft Berkshire.«

RECHTSWIDRIG nach Paragraf 17 (1) des Sexual Offences Act, 1956

»Versuch der gewaltsamen Entführung von Frau Julia Pauline Holman gegen deren Willen, am 7. Oktober 1987 auf dem Canon's Road Parkplatz in der Stadt Bristol.«

RECHTSWIDRIG nach Paragraf 1 des Criminal Attempts Act, 1981, und nach bürgerlichem Recht

»Versuch der gewaltsamen Entführung von Frau Julia Pauline Holman gegen deren Willen und mit der Absicht, rechtswidrig Geschlechtsverkehr mit ihr auszuüben, am 7. Oktober 1987 in der Stadt Bristol.«

RECHTSWIDRIG nach Paragraf 1 (1) des Criminal Attempts Act, 1981

»Diebstahl eines Kraftfahrzeugs, namentlich eines Mini Clubman Saloon mit dem Kennzeichen HWL 507N, im Wert von 175 Pfund und im Besitz von Frau Shirley Anne Banks, am 7. Oktober und 31. Oktober 1987 in der Stadt Bristol.«

RECHTSWIDRIG nach Paragraf 1 und 7 des Theft Act, 1968

»Versuch der gewaltsamen Entführung von Frau Shirley Anne Banks gegen deren Willen, am 8. Oktober 1987 in der Stadt Bristol oder andernorts.«

RECHTSWIDRIG nach bürgerlichem Recht

»Gewaltsame Entführung von Frau Shirley Anne Banks gegen deren Willen und mit der Absicht, rechtswidrig Geschlechtsverkehr mit ihr auszuüben, am 8. Oktober 1987 in der Stadt Bristol.«

RECHTSWIDRIG nach Paragraf 17 (1)
des Sexual Offences Act, 1956

»Mord an Shirley Anne Banks, zwischen dem 7. und dem 30. Oktober 1987 in der Stadt Bristol oder andernorts.«

RECHTSWIDRIG nach bürgerlichem Recht

»Gewaltsame Bedrohung von Frau Carmel Clearly mit der Absicht, sie auszurauben, am 29. Oktober 1987 in Leamington Spa, in der Grafschaft Warwickshire.«

RECHTSWIDRIG nach Paragraf 8 des Theft Act, 1968

»Gewaltsame Festsetzung von Frau Carmel Cleary gegen deren Willen und mit der Absicht, rechtswidrig Geschlechtsverkehr mit ihr auszuüben, am 29. Oktober 1987 in Leamington Spa, in der Grafschaft Warwickshire.«

RECHTSWIDRIG nach Paragraf 17 (1)
des Sexual Offences Act, 1956

Auf den ersten Blick wirkt Cannans Charakter widersprüchlich. Einerseits scheint er ein Romantiker zu sein, hat er mit seinem Charme doch unzählige Frauen ins Bett bekommen. Oder, um es mit den Worten von Gilly Paige zu sagen: »John lagen die Frauen zu Füßen.«

Während meiner Recherchen zu Cannans Leben und Verbrechen habe ich zahlreiche Frauen kennengelernt, die behauptet haben, er sei der romantischste Mann gewesen, den sie je getroffen hätten. Schlank, groß und nach Meinung vieler attraktiv, blendete er die Frauen mit seinen geschickten Avancen. Er war adrett, redegewandt, sympathisch, gut aussehend, und wenn er eine schöne Frau traf, die ihm gefiel, dann wurde sie nicht selten kurz darauf mit einem Strauß Rosen und einem schicken Abendessen (mit Champagner, wenn er ihn sich leisten konnte) überrascht. Danach sahen ihn viele seiner Eroberungen (egal ob One-Night-Stands oder nicht) durch eine rosarote Brille und als ihren ganz persönlichen Adonis. Als wäre der Ritter in glänzender Rüstung, auf den sie so lange gewartet hatten, endlich aufgetaucht. John David Guise Cannan war niemals langweilig, düster oder einfallslos, sondern stets geistreich, immer zu Scherzen aufgelegt, ein wenig seltsam und irgendwie lustig. Ein Blick in seine azurblauen Augen genügte und die Frauen waren hin und weg.

Die meisten fanden allerdings schnell heraus, dass Cannan wie ein schön dekoriertes Schaufenster war: nach außen alles auf Hochglanz poliert und perfekt ausgeleuchtet, doch die Regale im Laden dahinter waren voller Plunder und billigem Ramsch aus der Schnäppchen-Abteilung, der schon kurze Zeit nach dem Kauf auseinanderfiel.

Ich sprach aber auch mit einigen anderen Frauen, bei denen Cannans Charme nicht verfangen hatte, darunter auch die Ehefrau von Privatdetektiv Tom Eyle, die meinte, bei Cannan sei es ihr eiskalt den Rücken hinuntergelaufen. Sie hielt ihn für »schmierig«, »übertrieben selbstbewusst« und einen »Lustmolch«. Natürlich wandte sich Mrs. Eyles nicht gegen die Arbeit ihres Mannes, aber sie hatte doch das Gefühl, dass etwas mit diesem Klienten nicht stimmte, der Annabel Rose überwachen ließ, obwohl diese wie eine durch und durch seriöse Anwältin wirkte und noch dazu mit einem Top-Anwalt verheiratet war!

Louise (Name zum Schutz ihrer Identität geändert) erinnerte sich, dass Cannan in ihrem Möbelgeschäft einmal einen Wohnzimmertisch und zwei Sessel für seine Wohnung im Foye House bestellt hatte. Er bezahlte und beauftragte die Lieferung der Möbel. Dabei fragte er Louise, ob sie denn nicht persönlich vorbeikommen könne, da er ihren fachlichen Rat bezüglich weiterer Gestaltung benötige. Louise kam die Sache komisch vor und sie empfand nach eigener Aussage die Art und Weise, wie Cannan sie »von oben bis unten musterte«, als sehr unangenehm. Dieses ungute Gefühl verstärkte sich noch, als sie in seiner Wohnung ankam und dort bereits eine gekühlte Flasche Champagner, Blumen und eine schön verpackte Box mit teuren Schweizer Pralinen auf sie warteten.

Dass Louise einen Ehering trug, schien Cannan nicht zu stören. Im Gegenteil: Er fragte sie ohne große Umschweife nach ihrer Ehe. Ob sie glücklich sei, wollte er wissen. »Ich könnte Ihnen eine Menge lukrativer Aufträge besorgen«, fuhr erfort. »Wie wäre es, wenn ich Sie zum Abendessen im ›Avon Gorge Hotel‹ einlade? Dann können wir besprechen, wie eine künftige Zusammenarbeit aussehen könnte.«

Cannan prahlte auch damit, dort einen eigenen, stets für ihn reservierten Tisch zu haben. »Er erzählte von den wichtigen Klienten aus der Autohandelsbranche, mit denen er dort verkehrte«, erinnerte sich Louise. »Angeblich hat er immer die Rechnung übernommen und danach mit den Geschäftsleuten im Jacuzzi gesessen, um die Deals festzumachen.«

»Sobald ich das Foye House wieder verlassen hatte, warf ich Rosen und Schokolade in den Müll und erzählte meinem Ehemann von Johns Avancen«, so Louise. »Mein Mann war äußerst beunruhigt. Er sagte mir, ich solle nie wieder ein Wort mit John reden. John bedrängte mich einige Tage lang mit Anrufen, und als ich nicht reagierte, drohte er damit, die Möbel wieder zurückzusenden, da sie vollkommen unpassend seien. Seine Anrufe waren bösartig und sehr verletzend. Seine Art hatte sich urplötzlich total verändert.«

Ich fragte Louise, ob Cannan die Möbel denn tatsächlich zurückgesandt habe. »Nein«, erwiderte sie, »mein Mann hat sich dann eingeschaltet. Er war früher mal Rugby-Spieler und meinte zu Cannan, wenn es irgendein Problem gäbe, dann könne er es ja mit ihm klären. Ich wusste von diesem Anruf nichts, aber Mr. Cannan hat mich danach nie wieder belästigt.«

Um also noch einmal auf die Widersprüchlichkeit in Cannans Charakter zu sprechen zu kommen – und auf seine Motive, brutale Vergewaltigungen und Morde zu begehen: Mit Sicherheit müssen wir auch eine moralische Verderbtheit und Misogynie zu seinen Eigenschaften zählen.

Wenn man sich die eben aufgezählten Verbrechen ansieht, für die dieser selbstverliebte Kerl angeklagt und zu lebenslanger Haft (mit Bewährungsmöglichkeit) verurteilt wurde, dann braucht es keinen Psychiater, um zu erkennen, dass der widerliche Cannan, ob bewusst oder unbewusst, Frauen ganz inbrünstig hasst. Er hat sie benutzt und missbraucht. Sie waren wertlos und austauschbar für ihn und nur dafür da, seine Perversionen zu befriedigen, bevor er sie wegwarf wie einen Haufen Müll.

Mehr kann man zu ihm nicht sagen.

FALLSTUDIE PSYCHOPATH

Kenneth Allen McDuff – »Big Mac«

»Seit Jahren buddele ich auf den staubigen Straßen um Waco herum Löcher. Jede Nacht bin ich dort draußen und suche meine Tochter [Regenia DeAnne Moore]. Können Sie McDuff bitte fragen, wo sie ist, damit sie ein anständiges Begräbnis bekommt, so wie Mrs. McDuff es für ihren Sohn sicher auch wollen würde?«

Barbara Carpenter, Regenias Mutter, zum Autor während eines tränenreichen Gesprächs in Waco, Texas, 1995

In meinen Gesprächen mit Kenneth Allen McDuff im Todestrakt der Haftanstalt Ellis Unit in Texas konnte ich ihn dazu bringen, mir zu verraten, wo er die 17-jährige Regenia »Tina« DeAnne Moore und einige weitere Leichen vergraben hatte. Allerdings war dieser bemerkenswerte Erfolg nicht mein alleiniges Verdienst, sondern das Ergebnis gemeinsamer Anstrengungen engagierter Ermittlungsbehörden, namentlich des US Marshals Service, der Texas Rangers, der Polizei in Waco und Austin sowie der Staatsanwaltschaft. Ich war gewissermaßen das Bindeglied zwischen all diesen Behörden und erlangte exklusiv Zugang zum psychopathischen Denken von Kenneth McDuff.

Ich war sozusagen eine Art »Vermittler«. Bizarrerweise war es dann McDuffs eigene Mutter, die »Pistol Packin' Momma« (auf Deutsch etwa: Die Mama mit der Knarre) Addie McDuff, die ihren Sohn am Ende so manipulierte, dass die vielen beinahe vergessenen Leichen endlich gefunden werden konnten. Ich besuchte die inzwischen gebrechliche alte Frau auf ihrer abgelegenen Ranch in Belton. Sie hatte für meinen Besuch extra Earl-Grey-Tee gekauft und sagte:

> *»Christopher, ich liebe Kenneth von ganzem Herzen. Ich habe bereits zwei meiner Kinder verloren und bin nun ganz allein. Manch einer sagt, Kenneth sei von Geburt an schlecht gewesen. Er hatte immer Ärger mit der Polizei. Ich habe wirklich mein Bestes gegeben. Leute, die sich bei uns McDuffs einmischen wollten, konnten wir nicht besonders gut leiden. Nein, ich kann das Geld nicht annehmen [500 Dollar], aber ich kann eine Quittung dafür unterzeichnen, wenn Ihnen das hilft. Kenneth muss das nicht erfahren.«*
>
> Addie McDuff zum Autor in Belton, Texas

In den Abendstunden des 15. Oktober 1991 war Kenneth McDuff nordöstlich von Waco an einer Brücke, die den Highway 6 über den Tehuacana Creek führt, von der Straße abgebogen und einen abschüssigen Weg zum Flussufer gefahren. Dann hatte er seinen Wagen unter der Brücke so abgestellt, dass vorbeikommende Autofahrer ihn nicht sehen konnten. Auf der Schnellstraße oben erzeugten die vorbeibrausenden Fahrzeuge genügend Lärm, um jeden Schrei zu übertönen, den die 17-jährige Regenia DeAnne Moore, die sich manchmal als Prostituierte etwas Geld dazuverdiente, vielleicht von sich gab.

Ein Team aus Forensikern fand ihre Überreste am 29. September 1998 in einem Erdloch. Sie war mit ihrer Feinstrumpfhose so gefesselt worden, dass sie noch selbst an die Stelle hatte humpeln können, an der sie schließlich getötet worden war. Nachdem sie sieben Jahre lang nicht gefunden worden war, kehrte Regenia DeAnne Moore endlich heim zu ihrer Mutter.

> *»Ich habe ernsthafte gesundheitliche Probleme. Die geben uns hier lebensnotwenige Medikamente einfach nicht. Wenn du also willst, dass ich eine der Leichen verrate, dann musst du meiner Mama 500 Dollar geben, damit ich meine Behandlung bekomme. Sie soll eine Quittung unterschreiben, damit ich weiß, dass sie das Geld auch gekriegt hat. Und jetzt verpiss dich!«*
>
> Kenneth McDuff zum Autor und seiner Filmcrew – Todestrakt in Ellis Unit, Texas, 1995

Ich werde regelmäßig gefragt, wer der schlimmste Serienmörder war, den ich in all den Jahrzehnten interviewt habe, aber glauben Sie mir: Sie alle sind böse. McDuff gehört aber mit Sicherheit zu den Top Fünf. Er war ein großer, mürrischer und brutaler Kerl mit langen, muskulösen Gliedmaßen und eisigem Blick. So jemandem will niemand und zu keiner Tageszeit über den Weg laufen. Er war kaltherzig, drogensüchtig und ein Trinker, außerdem prahlte er vor all den Idioten, die entweder aus Dummheit oder Angst zu ihm aufblickten, ständig mit seinen sexuellen Erfolgen.

Kenneth Allen McDuff wurde am 3. März 1946 im texanischen Örtchen Paris geboren und wuchs in der Linden Street, Hausnummer 201, im Dorf Rosebud, Falls County, in Zentraltexas auf. Er war eines von vier Kindern von Addie L. McDuff und John Allen »JA« McDuff. JA war ein hart arbeitender, zäher und geradliniger Kerl, der auf Farmen und Baustellen arbeitete. Die Mutter Addie war damals eine kräftige und herrschsüchtige Frau, die einen heruntergekommenen Waschsalon betrieb. Sie regierte die Familie mit eiserner Hand und trug den Spitznamen »The Pistol Packin' Momma«, weil sie schnell aus der Haut fuhr und gewalttätig wurde und stets eine Schusswaffe in ihrer Handtasche mit sich herumtrug, mit der sie jeden bedrohte, der ihr in die Quere kam, inklusive ihrer eigenen Kinder.

> *»Seit Kenneth 15 war, stand ihm Mord geradezu ins Gesicht geschrieben. Das war äußerst beunruhigend, das kann ich Ihnen sagen.«*
>
> Martha Royal, McDuffs Lehrerin in der fünften Klasse, zum Autor, 1995

Mit seinem IQ von 92 war Kenneth in der Schule eher ein Einzelgänger. Die Einwohner seines Heimatdorfs nannten ihn nur den »bösen Buben von Rosebud«. Schon als Jugendlicher war er gefürchtet und verprügelte jeden, der ihn ärgerte. Er war ein sadistischer Schläger, der sich nichts dabei dachte, mit einem Gewehr durch die Nachbarschaft zu streifen und auf jedes Tier, jeden Vogel und jedes Straßenschild zu schießen, an dem er vorbeikam. Bevor ich mich also um McDuff selbst kümmern konnte, damit Regina Moores Mutter endlich mit dem Tod ihrer Tochter abschließen konnte, musste ich nach Rosebud reisen, um herauszufinden, wie alles begonnen hatte.

In dem kleinen Dörfchen – das sich selbst als »Stadt« bezeichnet – sagt man gern: »Alles ist rosig in Rosebud«, ein Ausspruch, der einen an einen pittoresken, ruhigen Ort ohne Gewalt denken lässt. Das Dorf existiert bereits seit dem Unabhängigkeitskrieg 1836. Hier gab es viele Sklaven, die Baumwolle pflücken mussten, und zwischen 1866 und 1890 verliefen ganz in der Nähe der Herdenweg Chisholm Trail und die Zugstrecke Kansas Railroads. In der Zeit des Wilden Westens gab es in Rosebud ganze elf Saloons, alle voll mit betrunkenen Cowboys. An Samstagabenden kam es regelmäßig zu Schießereien. Das alte Gefängnis, in das Verbrecher damals schon gesteckt wurden, gibt es bis heute. Ebenso das sogenannte »Open-Range-Gesetz«, das besagt, dass Kühe im Straßenverkehr Vorrang haben.

Nach meinem Besuch bei Martha Royal traf ich mich mit der 85-jährigen Bürgermeisterin und Polizeichefin Wanda Fischer auf einen Tee auf der Terrasse ihres großen, mit Schindeln gedeckten Hauses direkt an der Hauptstraße.

Anwesend war auch die ebenfalls schon ältere Richterin Ellen Roberts und die Tochter des örtlichen Zeitungsverlegers (an deren Namen ich mich nicht mehr erinnere). Richterin Roberts erklärte mir, dass sie früher Lehrerin an der Highschool von Rosebud und McDuff einfach unverbesserlich gewesen sei. Sie habe getan, was sie konnte, um den Jungen und seinen älteren Bruder Lonnie zu zähmen, und habe versucht, der Mutter Addie McDuff zu helfen, wo es nur ging. Gebracht habe all das jedoch nichts. »Das Wertesystem der Burschen funktionierte so, dass das, was sie taten, nicht falsch sein konnte, weil sie es ja schließlich taten«, erzählte mir die Richterin. »Was sie sagten, war die Wahrheit, weil sie es sagten, und was immer sie glaubten, war richtig, eben weil sie es glaubten.«

Wanda Fisher ging noch deutlich weiter: »Wie Lonnie war auch Kenneth extrem ichbezogen. Er hatte zwar eigene Sachen, aber die der anderen konnte man ja schließlich einfach stehlen. Wenn er sprach, waren alle anderen nur dazu da, ihm zuzuhören und zu glauben, was er sagte. Als er mit der Zeit auf 1,93 Meter heranwuchs und irgendwann 114 Kilo wog, betrachtete das Großmaul Kenneth andere Menschen nur noch als Dinge, die man verheizen konnte. Es bereitete ihm Freude, vor Publikum aufzutreten, was ihm letztlich ja auch zum Verhängnis wurde.«

»McDuff hat seine Opfer nicht nur getötet, er ist auf unaussprechliche Weise bestialisch über sie hergefallen. Er vergewaltigte sie mit einem Sadismus, bei dem selbst hartgesottene Ermittler erschauderten. Dieser Mörder hat seinen Opfern aus nächster Nähe das Gesicht weggeschossen. Mit Messern schlitzte er sie auf und stach auf sie ein oder er prügelte sie mit Knüppeln zu Tode. Einem Opfer brach er mit einem Besenstiel das Genick.«

Sheriff Larry Pamplin zum Autor in einem Interview vom Juni 1997

Larry Pamplin, der Sherrif von Falls County, erzählte mir, dass McDuff stets in Schwierigkeiten gesteckt habe. Als Jugendlicher sei er gemeinsam mit seinem Bruder Lonnie an Raubüberfällen beteiligt gewesen. Mehrfach, so Pamplin, hätte er versucht, ihnen bei der Flucht die Reifen zu zerschießen, doch sie seien immer wieder entkommen. Und Kenneth McDuff hasste Pamplin voller Inbrunst. Diese Information sollte später ein weiterer Weg für mich sein, um in McDuffs Kopf zu gelangen.

Obwohl sie unvollständig waren, zeigten Akten der Strafvollzugsbehörde von Texas, die ich mir besorgt hatte, dass der damals 18-jährige McDuff im Frühjahr 1964 gemeinsam mit anderen Jungs eine Serie von Raubüberfällen begangen hatte, die für seine kriminelle Karriere eine wichtige Rolle spielten. Im März stiegen er und ein Komplize in den Lotts Store in Falls County ein, nachdem sie vorher die Tür aufgebrochen hatten. Sie stahlen rund 500 Dollar und Schecks aus dem Safe. Im April tat er dasselbe in drei weiteren Läden in Milam County und erbeutete dabei allerlei Munition und zwei Töpfe Eiscreme. Mit einem anderen Komplizen raubte er eine Wechselstube aus und stahl dabei 20 Dollar. Später im selben Monat brach er in einen Maschinenhandel in Bell County ein und entwendete eine Säge und anderes Werkzeug. In derselben Nacht stieg er in einen Gemischtwarenladen ein, brachte es aber nicht fertig, den Safe zu öffnen, und nahm deshalb nur eine Hand voll Munition vom Kaliber .22 mit. Kenneth und Lonnie versuchten, nahe der Stadt Temple in ein Bootshaus einzubrechen, kamen aber nicht rein, weshalb sie mit leeren Händen davonzogen, nur um dann nordwärts in das kleine Städtchen Troy zu fahren und dort in drei weitere Geschäftsräume einzusteigen.

Am 17. April 1964 konnte die Polizei McDuff und seine Komplizen endlich dingfest machen. Und am 29. Januar des darauffolgenden Jahres wurde er zu insgesamt 52 Jahren Haft verurteilt (jeweils vier Jahre für 13 verschiedene Delikte). Allerdings liefen diese vierjährigen Haftstrafen alle gleichzeitig ab, sodass er im Grunde also gerade mal vier Jahre aufgebrummt bekam. Am 10. März 1965 wurde Häftling #182279 McDuff in die Haftanstalt Ferguson Unit des texanischen Justizministeriums eingeliefert.

Am 29. Dezember 1965 erhielt McDuff nach nur neun Monaten und zwei Wochen hinter Gittern bereits seine erste Bewährung. Exakt 26 Jahre später beging er eines seiner abscheulichsten Verbrechen – zumindest soweit wir wissen. Bei seinen Morden an zwei Schuljungen und einem Mädchen hatte McDuff auf jeden Fall einen Komplizen: Roy Dale Green. Diesen Mann musste ich also als Nächstes interviewen, wenn ich verstehen wollte, wie McDuffs psychopathischer Verstand arbeitete.

Sheriff Larry Pamplin ist inzwischen in Ungnade gefallen. Weil er das Essensgeld von Gefängnisinsassen unterschlagen hat, wurde er erst entlassen und schließlich verurteilt. Bei mehreren Hundert Häftlingen in seinem Gewahrsam war da ein nicht unerheblicher Betrag zusammengekommen. Insgesamt wanderten etwa 23 574 Dollar in seine Taschen. Als er noch im Amt war, brachte Pamplin mich und meinen TV-Produzenten Frazer Ashford in seinem ramponierten Wagen zu Roy Dale Green – eine unvergessliche Fahrt. Die Aufhängung des Wagens war offenbar kaputt, denn die Kiste schepperte nur so über die staubigen Lehmstraßen, während Schrotflintenmunition im Fußraum herumkullerte und der Sheriff jeden, der uns entgegenkam, mit einem lässigen Fingerzeig grüßte.

Mr. Green war nicht sonderlich erfreut, als er den örtlichen Sheriff vor der Tür seiner Wohnung stehen sah. Er schimpfte eine Zeit lang wütend vor sich hin, bis Pamplin sich schließlich einfach in die Wohnung drängte und brüllte: »Halt deine verdammte Klappe! Und setz dich verdammt noch mal hin und hör zu, was der Engländer hier zu sagen hat. Er hat ein paar Fragen an dich, also setz dich hin, du Arschloch. Du wirst ihm jetzt erzählen, wie du mit McDuff diese Kids umgebracht hast.«

Was nun folgt, ist eine kurze Zusammenfassung des 6. August 1966, an dem die drei Jugendlichen Robert Brand (18), sein Cousin Marcus »Mark« Dunnam (16) und Roberts Freundin, die aufgeweckte 16-jährige Edna Louise Sullivan, ermordet wurden. Sie alle waren Schüler an der Everman High School.

»Die Kinder knieten vor ihm [McDuff] und flehten ihn an, sie nicht zu erschießen. Beim ersten Schuss sah ich das Feuer aus dem Lauf blitzen. Er schoss sechsmal auf die Jungs, die im Kofferraum lagen – einem zweimal, dem anderen viermal in den Kopf. Eine Kugel ging durch den Arm des Jungen, als er versuchte, den Schuss abzuwehren. Danach vergewaltigte McDuff das Mädchen und befahl ihr, aus dem Auto auszusteigen. Sie sollte sich auf dem Schotterweg hinsetzen. Dann holte er einen etwa 90 Zentimeter langen Besenstiel aus dem Auto und zog ihren Kopf nach hinten, bis sie auf dem Boden lag. Er begann, sie mit dem Stiel zu würgen und drückte das Ding richtig fest nach unten. Die Kleine ruderte mit den Armen und trat mit den Beinen wild um sich. Dann brach er ihr mit einem knackenden Geräusch das Genick. Anschließend warf er ihren Körper über einen Zaun und würgte sie noch weiter. Wir haben sie dann in einen Busch geworfen.«

Entnommen aus Roy Dale Greens Aussage gegenüber Detective Grady Hight, vom 8. August 1966, die er gegenüber dem Autor in einem Gespräch 1997 noch einmal bestätigte

Um Ihnen ein besseres Gesamtbild zu vermitteln: Edna Louise Sullivan – alle nannten sie nur Louise – war ein beliebtes Mädchen, das Ende August 1966 vor ihrem dritten Highschool-Jahr stand. Sie liebte Basketball und spielte in der Everman-Schulmannschaft. Ansonsten unternahm sie wenig, weil sie fleißig lernen musste, um einige ihrer Noten aufzubessern. Mit 1,58 Meter Größe und 50 Kilo Gewicht war sie eher klein und zierlich. Ihr schulterlanges Haar war der Mode der damaligen Zeit gemäß frisiert: Sie trug einen Seitenscheitel und das Haar war an den Enden nach innen eingedreht. Mit ihrer Familie ging sie in die First Baptist Church im Ort, in deren Kindertagesstätte sie ehrenamtlich aushalf. Im Juni oder Anfang Juli 1966 begann sie, mit Robert Brand auszugehen, der aus Alvarado in Mexiko stammte.

Robert war ein gut aussehender junger Mann und liebte Musik. Er hatte mehrere Jobs, damit er sich seine Gitarre leisten konnte, und trat mit einer Gruppe Freunden in Jugendclubs auf. In jenem Sommer wohnte Marcus Dunnam, sein jüngerer Cousin aus Kalifornien, eine Zeit lang bei den Brands in Alvarado. Marcus spielte Schlagzeug und trat ebenfalls mit wechselnden Jugendbands auf. Er wollte später einmal Mechaniker bei der Marine werden.

Gegen 19 Uhr am 6. August, einem Samstag, verließ Louise gemeinsam mit Robert und Marcus das Haus ihrer Eltern in Everman. Irgendwann im Laufe des Abends, vermutlich als sie gerade Roberts Ford an einem abgelegenen Baseball-Platz abgestellt hatten, schlich Kenneth Allen McDuff sich an das jugendliche Trio heran und befahl ihnen auszusteigen, weil er sie sonst erschießen würde. Nachdem er ihnen das bisschen Geld abgenommen hatte, das sie besaßen, zwang er sie, in den Kofferraum des Fords zu steigen. Anschließend fuhren sie hintereinander – Dale Green im Ford und McDuff in seinem Dodge voraus – raus aus der Stadt bis an die Grenze zwischen Tarrant und Johnson County nahe der Stadt Burleson. Sie kreuzten den Highway US 81 und fuhren auf Schotterpisten zu einer Kuhweide. Dort hielt McDuff an, sah sich um und erklärte: »Das ist kein guter Ort.« Dann stiegen sie wieder in die Autos und fuhren weiter zu einem noch abgelegeneren Feld.

McDuff hatte aus den Fehlern gelernt, die ihn ein Jahr zuvor nach seinen Raubzügen ins Gefängnis gebracht hatten. In dieser Nacht – und den Rest seiner kriminellen Karriere über – ging er so clever und vorsichtig vor, wie ein Krimineller es nur tun kann, um keine Beweise zu hinterlassen. An jenem Abend wählte er den Ort für die Morde außerordentlich sorgfältig aus. Er führte Roy Dale Green und seine jugendlichen Geiseln zu einem schmalen Wirtschaftsweg mit der Bezeichnung FM 1017. Das Ehepaar Mr. und Mrs. Raymond McAlister lebte nur etwa 400 Meter entfernt. Mrs. McAlister sagte später vor Gericht aus, dass sie zwei Fahrzeuge gesehen habe, die gegen 22:30 Uhr von der Straße auf ein Feld abgebogen seien und, als ein anderer Wagen vorbeigefahren sei, die Scheinwerfer ausgeschaltet hätten. Da sich an diesem Ort regelmäßig turtelnde Jugendliche herumtrieben und sie bereits müde gewesen sei, habe die Farmerin sich dabei nichts weiter gedacht. Sie hörte weder die Schüsse noch Louises qualvolle Schreie.

Am folgenden Morgen war Bill Saunders aus Burleson auf der FM 1017 in Richtung Westen unterwegs zum Angeln. Als er den Ford entdeckte, der an einem Zaun parkte, fand er es seltsam, dass der Wagen offenbar verlassen, aber der Kofferraum geöffnet war. Also hielt er an, um nachzusehen, ob alles in Ordnung war. So wurde er als Erster Zeuge dieses entsetzlichen Anblicks. Lou Evans, der Sheriff von Tarrant County, sagte später, es habe ausgesehen »wie eine Hinrichtung«.

Am nächsten Tag, dem 8. August, halfen mehr als 2000 Menschen bei der Suche nach dem Mädchen, die mit Helikoptern, Pferden und Motorrädern betrieben wurde. Die Suche verlief jedoch erfolglos, bis Roy Dale Green sich stellte und dem Suchtrupp zeigte, wo sie die Leiche abgeladen hatten. Er hatte es nach der Tat mit der Angst zu tun bekommen und offenbar hatte sich auch sein Gewissen gemeldet, sodass er zugab, in McDuffs Dreifachmord verwickelt gewesen zu sein.

»Sie kaltzumachen war so einfach, wie eine Kakerlake zu zerstampfen.«
Kenneth McDuff zum Autor über den Mord an Edna Louise Sullivan

1968 wurde Kenneth McDuff dreimal zum Tode und Roy Dale Green zu 25 Jahren Haft verurteilt. Als Green 1976 begann, Stimmen zu hören, und Visionen hatte, die ihn nachts nicht schlafen ließen, wurde er ins Staatskrankenhaus in Rusk verlegt. Dort verbrachte er drei Jahre, bevor er 1979 auf Bewährung entlassen wurde. Schlussendlich saß er insgesamt 13 Jahre für seine Beteiligung an den »Besenstiel-Morden« ab, wie die Medien die Taten nannten, weil McDuff Louises Genick, wie bereits geschildert, mit einem Besenstiel gebrochen hatte.

Es ist ein vernichtendes Zeugnis für das damalige Justizsystem, dass Häftling #EX 485 McDuff zweimal auf dem Weg zum elektrischen Stuhl war und in beiden Fällen in letzter Sekunde einer Verschiebung der Hinrichtung stattgegeben wurde. Später wurde seine Strafe in lebenslange Haft umgewandelt, und weil die Gefängnisse in Texas Ende der 1980er-Jahre aus allen Nähten zu platzen drohten, stellte er am 11. Oktober 1989 einen Antrag auf Bewährung. Solche Anträge wurden damals regelrecht durchgepeitscht, ohne dass sie überhaupt jemand richtig gelesen hätte, sodass McDuff nur eine Nummer unter vielen und schließlich einer von 20 ehemaligen Todeskandidaten und 127 Mördern war, die tatsächlich wieder aus dem Gefängnis entlassen wurden. Die Einschätzung, es sei »unwahrscheinlich, dass er wieder töten würde«, brachte ihn nach 23 Jahren Gefängnis wieder auf Bewährung in Freiheit. Drei Tage später tötete er erneut.

Sarafia Parker war eine dunkelhäutige Prostituierte in ihren 20ern. Sie war 1,68 Meter groß und wog zwischen 52 und 55 Kilogramm. Ein Fußgänger fand ihre Leiche auf einem grasbewachsenen Feld an der East Avenue North in Temple, einer Kleinstadt etwa 80 Kilometer südlich von Waco. Sie war keine 24 Stunden zuvor geschlagen und erwürgt worden.

Der Polizeibeamte John Aycock spürte später einen Zeugen auf, der glaubte, Ms. Parker um den 12. Oktober herum in einem Pick-up mit Kenneth McDuff am Steuer gesehen zu haben. An jenem Tag hatte McDuff sich pflichtgemäß bei seinem Bewährungshelfer gemeldet, der sein Büro in Temple hatte. Das war alles, was die Polizei ihm nachweisen konnte. Der Fall blieb ungelöst, bis McDuff die Tat kurz vor seiner Hinrichtung am 17. November 1998 gestand.

> *»Keine Ahnung, warum die Leute sich so aufgeregt haben, ich stand dort einfach nur mit meinem Messer.«*
>
> Kenneth McDuff

1990 landete McDuff erneut im Gefängnis, nachdem er drei Tage zuvor einen schwarzen Jugendlichen mit dem Tod bedroht und somit gegen seine Bewährungsauflagen verstoßen hatte. Obwohl er regelmäßig die Dienste schwarzer Prostituierter in Anspruch nahm, war er ein extremer Rassist. Am 11. Juli war McDuff mit seinem Neffen nach Rosebud gefahren und hatte sich vor einem Laden in der Hauptstraße an den Randstein gesetzt, um einer Band beim Proben zuzuhören. Als die Band eine Pause gemacht hatte, war Robert McBee – eines der Mitglieder – nach draußen gekommen (er hatte McDuff am Abend zuvor erst kennengelernt). Während die Männer so am Straßenrand saßen, waren vier junge Schwarze vorbeigekommen. McDuff hatte ihnen zugerufen: »Hey, *nigger*. Ich wette, ihr mögt Weiße genauso wenig wie wir euch.«

»So ist es«, hatte einer der Männer geantwortet.

Nach einem hitzigen Wortgefecht hatte McDuff ein Schnappmesser aus seinem Wagen geholt und war auf den Wortführer der jungen Männer zumarschiert, einen 16-jährigen Schüler, der in eine Gasse neben dem Gebäude geflüchtet war und sich zu seiner Verteidigung zwei große Backsteine geschnappt hatte. Als McDuff eingesehen hatte, dass er zahlenmäßig unterlegen war, war er zu seinem Auto zurückgerannt. Er hatte sich vor seinen

Kumpels blamiert, weil er geglaubt hatte, Weiße seien Schwarzen überlegen. Seiner Ansicht nach war er einer der wenigen Weißen, die den Mut hatten, Schwarzen die Stirn zu bieten – etwas, das er im Gefängnis gelernt hatte. In seinem Auto hatte er immer einen sogenannten »Reifenklopfer« liegen, einen langen, runden Holzknüppel mit einer Metallkappe an einem und einem Lederriemen am anderen Ende. McDuff nannte das Ding »Niggerklopfer«. Unter dem Fahrersitz lag zudem ein Jagdmesser.

> *»Ja, ich habe jeden bestochen, der meinen Kenneth einbuchten wollte. Und alle haben mein Geld genommen, auch Larry Pamplin.«*
>
> Addie McDuff in einem Interview mit dem Autor, 1997

Später am Abend dieses rassistischen Zwischenfalls waren die Jugendlichen, die McDuff bedroht hatte, mit dem Vater eines der Jungen bei der örtlichen Friedensrichterin Ellen Roberts vorstellig geworden, die daraufhin eine Strafanzeige verfasst hatte. Weil Sheriff Larry Pamplin nie Bestechungsgelder ausschlug, schon gar nicht von der wohlhabenden Familie McDuff, rief er Richterin Ellen Roberts am darauffolgenden Tag an und bat sie, ihre Anzeige zugunsten einer weniger schwerwiegenden richterlichen Anordnung des County Courts fallen zu lassen. Am 18. Juli wurde McDuff dennoch verhaftet und ins Gefängnis von Bell County gesteckt, wo er zunächst auf seine Vernehmung und schließlich auf seinen Prozess wartete. Nur zwei Tage zuvor hatte er mal wieder einen Autounfall gebaut und dabei seinen 16-jährigen Neffen verletzt.

> *»McDuff ist wohl der extremste Gewaltverbrecher, der je in Falls County, Texas, gewesen ist.«*
>
> Thomas Sehon, Bezirksstaatsanwalt von Falls County, in einem Brief an das texanische Justizministerium, 1990

Am 11. September 1990 fand im Gefängnis von Bell County eine »administrative Anhörung zur Haftentlassung/Haftaufhebung« statt und dieser kriminelle Psychopath tat dabei exakt dasselbe wie einige Jahre zuvor der Massenmörder Ted Bundy: Er sagte in eigener Sache aus. Das offizielle Protokoll seiner Aussage liest sich wie folgt:

»Der ANTRAGSTELLER [McDuff] sagte aus, in der Nacht des Zwischenfalls in Rosebud, Texas, gewesen zu sein. Der ANTRAGSTELLER befand sich in dem Gebäude, in dem eine Band übte, der er zuhörte. Der ANTRAGSTELLER verließ das Gebäude und rempelte einen Mann an. Der schwarze Mann sagte zu dem ANTRAGSTELLER: »Pass auf, wo du hinläufst, du Weißbrot!« Der ANTRAGSTELLER sagte zu dem schwarzen Mann, dass auch er aufpassen solle, wo er hinliefe. Der ANTRAGSTELLER ging dann zu seinem Fahrzeug und kehrte in das Gebäude zurück, wo er weiter der Band zuhörte. Der ANTRAGSTELLER verließ das Gebäude während einer Pause erneut. Ein schwarzer Mann und eine weiße Frau kamen vorbei und sprachen den ANTRAGSTELLER an. Es wurden dabei keinerlei Drohungen ausgesprochen. Ein schwarzer Junge kam tanzend vorbei und sagte etwas in seinem Slang. Nachdem er den ANTRAGSTELLER passiert hatte und in einiger Entfernung war, drehte der Junge sich um und nahm eine Kampfhaltung ein. Der ANTRAGSTELLER ging zur Ecke des Gebäudes, wo zwei schwarze Männer mit großen Trümmerteilen in den Händen warteten. Der ANTRAGSTELLER drehte sich daraufhin um und rannte zu seinem Fahrzeug, aus dem er ein Messer hervorholte. Mit dem Messer in der Hand fragte der ANTRAGSTELLER die beiden Männer, was sie denn vorhätten.«

An dieser Stelle hörte McDuff auf. Er hatte offenbar erreicht, was er wollte. Da dies eher eine zivilrechtliche Sache war, musste Sheriff Pamplin nicht vor Gericht aussagen. Die vier Männer, die die Anzeige erstattet hatten, waren nicht vor Gericht erschienen. Und die einzige weitere Aussage kam von Robert McBee und war bestenfalls vage. Zunächst schien es daher so, als würde McDuff seiner Strafe entgehen und den Gerichtssaal als freier Mann verlassen, doch er konnte seinen Mund nicht halten und musste unbedingt große Reden schwingen. Dabei offenbarte er seinen tief sitzenden Rassismus und schaufelte somit sein eigenes Grab: »Egal, wohin ich gehe, überall werden wir Weiße von Schwarzen bedroht«, tobte er.

An diesem Punkt brüllte McDuffs Anwalt seinen Klienten an, um ihn von weiteren Aussagen abzuhalten, doch der dachte gar nicht daran, sondern stellte weiter wilde Behauptungen darüber auf, wie sich unterschiedliche ethnische Gruppen angeblich in bestimmten gesellschaftlichen Situationen benehmen und wie sehr er sich vor Schwarzen fürchte.

Die Verhandlung endete um 13:10 Uhr und McDuff kehrte – nun als Häftling #227123 – exakt ein Jahr, nachdem er entlassen worden war, wieder ins Gefängnis des Bundesstaats zurück. Zwei Monate später, am 18. Dezember, war er allerdings schon wieder auf Bewährung draußen.

1991 wechselte der inzwischen 45-jährige McDuff mehrmals Arbeit und Wohnort. Anfang des Jahres war er, zu Beginn noch unter der Aufsicht seines Bewährungshelfers aus Temple, dem Kreis Dallas zugeteilt worden, weil er dort eine Stelle als Staplerfahrer in einem Lagerhaus gefunden hatte. Zwei Wochen später wurde er entlassen.

McDuff kehrte daraufhin nach Temple zurück, um wieder bei seinen Eltern einzuziehen, was die allerdings nicht wollten. Dafür bezahlten sie ihm ein Zimmer im »Jean Motel«, bis McDuff von einer anderen Möglichkeit Wind bekam: Er erfuhr, dass er Anspruch auf ein eigenes Zimmer, drei Mahlzeiten am Tag in einer Mensa, Geld für seinen Lebensunterhalt – selbst während der Ferien – und obendrein eine akademische Ausbildung hatte, wenn er sich bei einem College einschrieb. Möglich machte dies ein neues Projekt zur Reintegration von Straftätern, das zum Ziel hatte, ehemalige Häftlinge ohne Ausbildung für den Arbeitsmarkt fit zu machen. Er begann sein Studium am 21. Januar 1991 am Texas State Technical Institute (TSTI) in Waco.

Nun war McDuff in seinem Element. Das Leben auf einem Campus, wo es viermal mehr Frauen als Männer gab, gefiel ihm. Er hatte ein Zimmer, um das er sich praktisch nicht kümmern müsste und das ihn nichts kostete. Er bekam gekochte Mahlzeiten. Es gab dort viele junge Männer, die von seinem 114 Kilo schweren Körper entweder schwer beeindruckt oder eingeschüchtert waren. Und es gab noch mehr leichtgläubige und verletzliche Frauen. Zudem hatte er die Möglichkeit, mit Drogen zu handeln, und das College lag außerdem weit ab vom Schuss. Es war also alles perfekt für ihn.

Er lud sich regelmäßig Prostituierte in sein Zimmer ein, plante Diebstähle und Raubüberfälle, bedrohte andere Studenten, griff Menschen auf und abseits des Uni-Campus an und ließ alles mitgehen, was nicht niet- und nagelfest war. Das ging so weit, dass keiner der Studenten aus dem Wohnheim etwas mit ihm zu tun haben wollte und alle das Weite suchten, sobald er in ihre Nähe kam. Doch obwohl er gefährlich, geradezu verrückt war, hatte offenbar niemand den Mut, die Behörden zu verständigen und ihnen mitzuteilen, dass ein Wahnsinniger auf dem Campus lebte.

Brenda Kay Thompson war 1,65 Meter groß und wog gerade mal 52 Kilo. Sie war 37 Jahre alt, sah aber eher aus wie 50 und war eine drittklassige Prostituierte, die in der Delano Street in Waco lebte. Sie ging ihren nächtlichen Geschäften auf dem »Cut« und dem »Strip« nach (einem Straßenstrich am Highway 77, auch »Old Dallas Highway« genannt). Die abgemagerte Thompson war nicht gerade eine Schönheit, ihr fehlten einige Zähne, sie hatte ein großes Muttermal auf dem Nacken, mehr Tätowierungen als ein Matrose und ein Vorstrafenregister, das länger war als der Highway, an dem sie Nacht für Nacht auf Freier wartete. Es gab mehrere offene Haftbefehle gegen sie, unter anderem wegen Meineids und nicht gezahlter Kaution. Sogar wegen Bundesverbrechen wurde sie gesucht, weil sie mehrfach gestohlene Autos über die Staatsgrenze gebracht hatte. Hinzu kamen Diebstahl, Körperverletzung, verschiedene Verkehrsvergehen, Hausfriedensbruch und mehrere Anklagen wegen Urkundenfälschung. Wenn die Polizei sie nicht gegeschnappt hätte, wäre Thompson schon bald wieder verschwunden gewesen, denn so flüchtig wie billiges Parfum war auch ihre Lebensweise.

Am 6. September 1991 wurde Thompson um 23:10 Uhr auf dem »Strip« verhaftet und ins McLennan-County-Gefängnis gesteckt, weil sie einem verdeckten Ermittler von der Sitte ihre Dienste angeboten hatte. Innerhalb weniger Stunden kam sie auf Kaution wieder raus. Fünf Wochen später stieg sie in Waco in McDuffs Pick-up.

Polizeiakten belegen, dass die Polizei von Waco am 9. Oktober 1991 nahe der Kreuzung Miller Street und Faulkner Lane eine Verkehrskontrolle durchgeführt hat. Der eigentliche Zweck der Aktion war aber nicht das Überprüfen von Führerscheinen und Fahrzeugpapieren, sondern es Freiern so unangenehm wie möglich zu machen, auf dem »Cut« Prostituierte aufzugabeln. Um 21:30 Uhr hielten die Polizisten einen Wagen an, in dem Thompson in roten Leggins auf dem Beifahrersitz saß. Sie wurde verhaftet und um 0:32 Uhr in eine Zelle gesteckt, nur um acht Minuten später gegen Kaution wieder auf freien Fuß gesetzt zu werden. Sie kehrte unverzüglich zum »Cut« zurück, wo sie sich mit McDuff einig wurde. Die beiden fuhren zusammen los – geradewegs auf die Kreuzung zu, an der die Polizei ihre Kontrolle machte. Die Polizisten wollten den Wagen zur Überprüfung an den Rand winken.

McDuff blieb etwa 15 Meter vor der Sperre stehen, rundum blinkte rotes und blaues Licht der Polizei. Als ein Beamter auf das Auto zugelaufen kam und mit einer Taschenlampe McDuffs Gesicht beleuchtete, fing Thompson plötzlich an zu schreien und wild um sich zu treten. Dem Polizisten fiel auf, dass ihre Hände hinter dem Rücken gefesselt waren. Sie lehnte sich zurück und trat mit einer solchen Wucht gegen die Windschutzscheibe, dass das Glas zerbrach. Sie strampelte und trat weiter um sich.

McDuff gab sofort Gas und fuhr geradewegs auf die Polizisten zu, die hastig aus dem Weg sprangen und sich in ihre Autos retteten. Sie nahmen die Verfolgung auf und jagten McDuff die Miller Street in südlicher Richtung hinterher. Auf Höhe des Waco Drive schaltete er die Scheinwerfer aus und verschwand in der Dunkelheit – und mit ihm Brenda Thompson. Geschult durch die Jahre, als er noch regelmäßig vor Sheriff Larry Pamplin geflohen war, entkam er der Polizei, indem er in falscher Richtung in Einbahnstraßen fuhr. Dann bog er nach Westen auf die US 84 in Richtung Gatesville ab und schließlich nach Norden auf die Gholson Road, die ihn nach etwa 13 Kilometern zu einem Waldgebiet brachte. Wenn man bedenkt, zu welch furchtbaren Wutausbrüchen McDuff imstande war und dass sein Opfer die Windschutzscheibe seines Wagens zerstört hatte, dann ist davon auszugehen, dass Thompson wohl einen schrecklich qualvollen Tod sterben musste.

Erst einen Monat vor seiner Hinrichtung verriet McDuff der Polizei, wo die Leiche verborgen war. Am 3. Oktober 1998 wurde sie nahe der Gholson Road entdeckt.

Obwohl sie viel jünger und unbekümmerter war als Brenda Thompson, so war Regenia »Gina« DeAnne Moore doch aus demselben Holz geschnitzt. Sie war 21 Jahre alt und mit 1,63 Meter und knapp 50 Kilo noch kleiner und dünner als Thompson. Sie hatte bereits drei Kinder, die alle von Verwandten adoptiert worden waren. Wie Thompson war auch Moore tätowiert und drogensüchtig. Zudem war sie schwere Alkoholikerin und in der Vergangenheit wegen

Urkundenfälschung aktenkundig geworden. Auch stahl sie ihren Kunden regelmäßig Geld. Obwohl ihre Zähne noch intakt waren und ihr blondes Haar gut frisiert und mit roten Strähnchen versehen war, wirkte sie körperlich doch sehr verbraucht, und das sah man auch ihrem Gesicht an. Ihre blauen Augen lagen wie die von Thompson tief in ihren Höhlen und waren von dicken Tränensäcken umringt. Ihr Teint hatte diese rötliche Färbung, die typisch für alle zu sein scheint, die auf der Straße arbeiten und von Alkohol, Drogen, Gewalt, Geschlechtskrankheiten und schlechter Ernährung gezeichnet sind.

Zufällig wurde Moore das letzte Mal am selben Abend verhaftet, an dem auch Thompson abgeführt wurde – am 9. Oktober –, und zwar von denselben Polizisten, die später McDuff in seinem roten Pick-up verfolgten. Man hatte Kokain bei ihr gefunden und sie ins McLennan-County-Gefängnis gebracht. Gegen Kaution war sie schnell wieder auf freiem Fuß und stand sofort wieder auf dem »Cut«.

Am 15. Oktober gegen 23:30 Uhr wurde sie zum letzten Mal lebend gesehen, als sie offenbar einen Streit mit McDuff hatte. Sie saß in seinem Pick-up an der Ecke Faulkner und US 77, in Sichtweite eines Fast-Food-Ladens namens »Chicken Shack« und des »Inn 7 Motels«, bevor sie gemeinsam davonfuhren. Wie zu Beginn des Kapitels geschrieben, konnte ihre Leiche am 29. September 1998 geborgen werden, kurz bevor McDuff hingerichtet wurde.

»Es war, als wollte McDuff sagen: ›Okay, Regenia ist tot. Na und?‹.«

ATF-Special-Agent Charles Meyer

Moores Mutter Barbara war damals überzeugt davon, dass McDuff für das Verschwinden ihrer Tochter verantwortlich war, auch weil inzwischen der gesamte »Cut« davon sprach. Mutig konfrontierte sie ihn immer und immer wieder damit. Am 19. Oktober suchte sie ihn in seiner »Studentenbude« in Sabine Hall auf und beschuldigte ihn, ihre Tochter getötet zu haben. Daraufhin brüllte er: »Ich hab die Schlampe abgesetzt und nicht mal gefickt!« Als die Mutter ihn fragte, was es mit der kaputten Windschutzscheibe auf sich habe, antwortete er barsch: »Was soll schon damit sein? Ich hab die Karre in der falschen Gegend geparkt!«

Am Tag nachdem Barbara Moore bei McDuff gewesen war, statteten ihm auch fünf Beamte der Polizei von Waco einen Besuch ab, doch er stritt weiterhin alles ab. Einer der Polizisten erkannte ihn sogar als den Fahrer, der versucht hatte, sie über den Haufen zu fahren. Außerdem entdeckte ein anderer Beamter, der in besagter Nacht ebenfalls an der Straßensperre gewesen war, McDuffs roten Pick-up mit der kaputten Windschutzscheibe, die von innen herausgetreten worden war, auf dem Parkplatz. Das Innere des Wagens war allerdings gründlich gereinigt worden. McDuff sagte, er hätte Moore an der Ecke Faulkner und Loop aufgegabelt. Er gab zu, regelmäßig Prostituierte am »Cut« mitzunehmen, und behauptete, sie wieder abgesetzt zu haben, nachdem sie ihr »Geschäft erledigt« hatten.

Acht Tage später, am 28. Oktober, stellte die Polizei die Ermittlungen gegen McDuff wegen schwerer Körperverletzung offiziell ein – und das, obwohl sie wussten, dass er bereits wegen dreifachen Mordes in der Todeszelle gesessen hatte und ein hartgesottener Krimineller war, der in der Vergangenheit immer wieder durch extreme Gewalt gegenüber jungen Männern und Frauen auffällig geworden war. Der Grund: Die Beamten hatten bei dem Vorfall »nicht um ihr Leben fürchten« müssen.

Das Leben auf dem »Cut« ging weiter, als wäre Regenia Moore und Brenda Thompson nie etwas geschehen. Die Einstellung der Polizei dazu lautete: »Die Frauen haben ein Leben geführt, mit dem sie ihren Tod geradezu provoziert haben.« Während meiner Zeit in Waco äußerte sich ein US-Marshal mir gegenüber folgendermaßen: »Die haben gesoffen, nahmen Drogen und hatten alle Geschlechtskrankheiten, die es gibt – und sogar AIDS. Einige werden zusammengeschlagen, andere umgebracht. Sich das Virus einzufangen ist noch ihr kleinstes Problem. Vielleicht sind Gina und Brenda ja auch einfach fortgelaufen, haben Milliardäre geheiratet und fahren nun in teuren Luxusautos herum. Niemand hat sich einen Dreck für diese Mädchen interessiert.« Genau wie McDuff also.

Anfang November gab McDuff den roten Pick-up an seinen Vater zurück, von dem er ihn geliehen hatte. JA fragte nicht einmal nach, wie es zu der kaputten Windschutzscheibe gekommen war. Erstaunlich ist auch die Tatsache, dass die Polizei von Waco den Wagen zwar über die Kennzeichen mit JA in Verbindung bringen konnte, McDuff senior aber dennoch keinen

Besuch abstattete. Da er nun keinen fahrbaren Untersatz mehr hatte, borgte sich McDuff den zweitürigen 1985er Ford Thunderbird von einer seiner Schwestern. Der PS-starke Mittelklassewagen hatte bereits über 160 000 Kilometer auf dem Tacho, war aber ideal für McDuff. Schon bald machte er damit wieder die staubigen Straßen von Texas unsicher, handelte mit Drogen und griff überall Leute an.

1990/91 gab es in Austin, an der Ecke West Lynn und West Fifth Street, eine Autowaschanlage. Dort trafen am 29. Dezember 1991 Kenneth Allen McDuff und die 28-jährige Colleen Reed zum ersten und letzten Mal aufeinander. Reed war 1,60 Meter groß, 52 Kilo schwer und hatte dunkelbraunes Haar und braune Augen. Sie war zierlich, fleißig und eine durch und durch rechtschaffene junge Frau. Es existieren viele Fotos von ihr. Für uns am wichtigsten sind aber zwei Schwarz-Weiß-Bilder, die exakt um 20:45 Uhr an einem Geldautomaten vor einem beliebten Supermarkt in Austin gemacht wurden, der sich am 914 North Lamar Boulevard befand. Sie zahlte 200 Dollar an dem Automaten ein, ein Weihnachtsgeschenk ihres Vaters (die Transaktionsnummer lautete 7967). Im Geschäft kaufte sie eine große Packung Milch und eine Flasche mit Vitaminen. Die 3,12 Dollar dafür bezahlte sie bar, verließ den Laden wieder und stieg um 20:59 Uhr in ihren Mazda Miata ein, der dringend eine Wäsche nötig hatte.

Wenn Sie die Adresse der ehemaligen Waschanlage bei Google Maps eingeben, finden Sie den genauen Ort. Was Sie auf den Bildern nicht sehen, auf den Polizeifotos allerdings schon, ist, dass die Waschboxen in verschiedenen Brauntönen angestrichen, teilweise mit Metallblechen bedeckt oder mit Porenbetonsteinen zugebaut waren. Die Anlage war damals ziemlich heruntergekommen. Auf einer Seite standen alte Eichen, die noch heute dort sind. Auf der anderen Straßenseite lagen die Büroräume der Demokratischen Partei von Travis County und in westlicher Richtung auf der West Lynn befand sich »Don's Depot«, eine Pianobar und Saloon mit kleiner Terrasse zum Draußensitzen und zwei alten Eisenbahnwagen hinten im Hof. Colleen parkte ihren Wagen in der dritten Waschbox.

McDuff war mit einem 34-jährigen Ex-Häftling namens Alva Frank Worley im Auto unterwegs. Sie fuhren biertrinkend durch Austin, als sie plötzlich Colleen Reed entdeckten, die mit einem feuchten Schwamm ihr Auto wusch. Sie trug eine Brille mit goldener Fassung, blaue Jeans, ein T-Shirt und eine schwarz-weiße Nike-Jacke. Sekunden später hörten Zeugen einen kurzen Schrei und den Lärm einer zugeworfenen Autotür. Dann jagte ein heller Wagen mit quietschenden Reifen die Powell Street entlang und zog eine Abgaswolke hinter sich her.

> *»Ich hörte einen markerschütternden Schrei. Ich bin aus New York und weiß, wie ein echter Schrei klingt.«*
>
> Mike Goins, Zeuge von Colleen Reeds Entführung

Was nun folgt, ist ein entsetzlicher Bericht über Entführung, Folter, Vergewaltigung und grausamen Mord. Das Ganze stammt aber nicht etwa aus der Feder von Stephen King, sondern ist dem Geist eines sadosexuellen Psychopathen entsprungen. Die folgenden Schilderungen dieser tragischen Ereignisse basieren auf Angaben der Polizei und wurden mir später von McDuff selbst bestätigt, als ich ihn im Todestrakt interviewte, nachdem er endlich aufgegeben und mir den Ort verraten hatte, an dem er Colleen Reed umgebracht hatte.

Alva Frank Worley wurde an jenem Tag nach eigener Aussage aus der Haft entlassen und »gegen sechs oder sieben« von McDuff mit dessen Thunderbird abgeholt.

»Wir fuhren zu ›Love's Truck Stop‹, in der Nähe von Temple, wo er getankt hat. Ich dachte, wir würden etwas Speed oder Koks besorgen, was immer wir eben kriegen konnten«, erzählte Worley der Polizei. »Danach hielten wir bei einem Conoco-Autohof an der Interstate 35 in nördlicher Richtung, kurz nach Jarrell. Ich kaufte ein Sixpack Budweiser. Wir hatten vorher schon mindestens ein Sixpack gesoffen.«

Anschließend fuhr »Big Mac« weiter nach Austin, auf die Sixth Street. In einem »Dairy Queen«-Restaurant kauften sie sich Hamburger. Dann sah McDuff Colleen Reed an der Autowaschanlage. Blitzschnell hielt er an und packte die junge Frau bei der Kehle. Laut Worley zerrte McDuff sie zu seinem Wagen. »Sie schrie wie am Spieß«, berichtete er später Tim Steglich vom Bell County Sheriff's Department. »Sie schrie: ›Nicht mich, nicht mich! Lasst mich gehen!‹«

Können Sie ihre Todesangst nachfühlen, wenn Sie die Worte lesen? Um ihr Leben flehend, wurde sie im wahrsten Sinne des Wortes zu einer Höllenfahrt entführt. Die drei fuhren die Interstate 35 nach Norden, in Richtung Round Rock, nahe des Old Chisholm Trail, wo sie anhielten. McDuff kletterte auf den Rücksitz zu Reed und befahl Worley weiterzufahren. Er vergewaltigte und quälte Reed, bevor er sie später tötete. Er verhöhnte sie, schlug sie, auch ins Gesicht und verlangte Oralsex. »Er zwang sie, ihm einen zu blasen. Dabei musste sie würgen«, erzählte Worley dem Ermittler Steglich.

Colleen Reed fand ihren grausamen Tod auf einem alten, kaum mehr befahrenen Weg an der Ecke 317 und Cedar Creek Road, in Hörweite von JA und Addie McDuffs Ranch. Der Weg war fast komplett von Büschen zugewachsen und Bäume standen auf beiden Seiten. Ich besuchte diesen Ort später mit Tim Steglich und einem Kamerateam. Als Steglich vor der Kamera noch einmal zusammenfasste, wie der Mord sich zugetragen hatte, sagte er: »Wissen Sie, Chris, ich fahre ziemlich oft hier vorbei. Dann muss ich immer an dieses arme Mädchen denken«, und dabei hatte er Tränen in den Augen. »Was für ein furchtbarer Ort zum Sterben.«

Mein Kamerateam und ich unterhielten uns einige Zeit mit Tim Steglich an diesem Ort, an dem Reed mehrfach vergewaltigt wurde, während Worley mutmaßlich auf dem Fahrersitz des Thunderbird saß und McDuff dabei zusah, wie er die junge Frau mit glimmenden Zigarettenstummeln quälte. »Zu dem Zeitpunkt wehrte sie sich schon gar nicht mehr«, gab Worley an. »Sie schluchzte nur noch, was Mac fuchsteufelswild machte, bis er ihr das Genick brach. Danach warf er sie wie einen Sack Kartoffeln in den Kofferraum.«

»Wenn du 'ne Leiche willst, die Leiche von Coleen – dann kostet dich das 500 Dollar.«

Kenneth McDuff in einem aufgezeichneten Gespräch mit dem Autor im Todestrakt von Ellis Unit in Texas

Worley wurde später wegen Vergewaltigung und Mord verurteilt, nachdem er die Tat gegenüber einem Verwandten gestanden hatte. Eine Fahndung nach McDuff wurde sofort eingeleitet. Bevor man ihn schnappte, tötete er jedoch noch zwei weitere Male. Die Leiche von Colleen Reed wurde kurz vor seiner Hinrichtung gefunden.

»Kay lebte auf der Straße, aber sie war eine herzensgute Frau und liebte Kinder.«

Richard Stroup, Deputy Sheriff im McLennan County,
über Valencia Kay Joshua

Die 22-jährige Valencia Kay Joshua, die immer mal wieder Geld als Prostituierte verdiente, hatte eine schwere Kindheit hinter sich, als Erwachsene ein langes Vorstrafenregister und war obendrein auf Bewährung aus der Haft entlassen. Die dünne, 1,70 Meter große dunkelhäutige Frau war wohl erst einige Wochen in Waco, bevor eine Zeugin sie am 24. Februar 1992 zum letzten Mal sah. Joshua suchte McDuff in seinem Zimmer im Wohnheim auf. Dabei trug sie einen dunklen Windbreaker, eine enge blaue Jeans und hatte eine kunstvoll verzierte Spange im Haar.

Am 15. März 1992 fanden Spaziergänger hinter einem Golfplatz in der Nähe von McDuffs College einen menschlichen Schädel, den Tiere aus dem Boden gewühlt hatten. Die Polizei wurde verständigt und barg an dem mückenverseuchten Fundort eine nackte Leiche, die mit Lehm bedeckt war und eine auffällige Spange mit einem orangen Schmetterling inmitten von grünen Blättern und roten Blumen trug. Diese Spange war Joshuas wertvollster Besitz gewesen. Ihre Leiche wurde anhand von Fingerabdrücken identifiziert. Die Autopsie ergab Strangulation als Todesursache.

McDuff hatte erstmals während eines Gesprächs mit ihm im Todestrakt angedeutet, dass er auch für diese Tat – seinen vorletzten Mord – verantwortlich war: »Ja, ich erinnere mich, dass die schwarze Schlampe zu der Zeit irgendwann bei mir vor der Tür stand. Mehr wirst du von mir aber nicht hören«, sagte er mit einem arroganten Grinsen.

So trieb er während der Zeit unseres kurzen Briefwechsels und unserer Gespräche seine Spielchen mit mir. Er war ein manipulativer Psychopath, wie er im Buche steht: arrogant, überheblich, über die Maßen selbstsicher und ständig am Jammern wegen seines schlechten Gesundheitszustands. Aber ich wusste natürlich, mit wem ich es zu tun hatte. Zu diesem Zeitpunkt wollte ich unbedingt wissen, wo er Regenia Moores Leiche versteckt hatte, also biss ich mir auf die Zunge. Moores Mutter Barbara hatte mich angefleht, McDuff zu fragen, wo ihre Tochter war. Sie wollte eine anständige Beerdigung für ihr Kind, so wie Addie McDuff sich das sicher auch für ihren Sohn wünschte. Erst wenn ich diese Information hatte – und nur dann – wollte ich mir Kenneth Allen McDuff so vorknöpfen, dass das arrogante Grinsen aus seinem Gesicht verschwand. Als es endlich so weit war, habe ich ihn so hart rangenommen, dass er durchgedreht ist und die Wärter ihn mit einem Elektroschocker außer Gefecht setzen mussten, bevor sie ihn zurück in seine Zelle zerrten.

> *»Wir ahnten schon, dass das nichts Gutes bedeutete. Das konnte nicht warten.«*
>
> Bill Johnston, US-Bundesstaatsanwalt
> zum Verschwinden von Melissa Northrop

Es war der 4. Juli 1995. Die Amerikaner feiern an diesem Datum ihren Unabhängigkeitstag. Die US-Marshals Mike und Parnell McNamara luden mich deshalb an diesem besonderen Tag zum Abendessen in Waco ein. Der stellvertretende Bundesstaatsanwalt Bill Johnston und ich entschieden uns für ein Rindersteak – das größte Stück Fleisch, das ich je gesehen hatte. Dazu gab es Pommes mit Ranch-Dressing und Bratensoße. Die McNamara-Brüder nahmen Krokodil. Ich sollte bald die gefürchtete Addie McDuff auf ihrer einsamen Ranch treffen, vorher wollten die Ermittler mir aber noch vom letzten Opfer ihres Sohns Kenneth berichten: der 22 Jahre alten Melissa Northrop, die von ihrem Arbeitsplatz in einem Quik-Pak-Laden an der Interstate 35 verschwunden war.

In den Morgenstunden des 1. März 1992 hatte die in der 10. Woche schwangere Melissa Frühschicht in dem Laden, als McDuff hereinspaziert kam. Seinen Thunderbird hatte er ganz in der Nähe geparkt. McDuff hatte selbst einmal in dem Laden gearbeitet und dabei sogar Northrops Mann Aaron kennengelernt. Er kannte sich also gut aus in dem Geschäft. McDuff wollte den Laden ausrauben und Melissa Northrop anschließend entführen, vergewaltigen und umbringen.

Die junge Frau war 1,50 Meter groß, wog 45 Kilo und lebte mit ihrem Mann in 3014 Pioneer Circle, Waco. Als sie nicht nach Hause kam und auf mehrere Anrufe nicht reagierte, sprang Aaron in den Ford Taurus seines Vaters und raste die 25 Kilometer zum Laden. Als er dort gegen 4:20 Uhr ankam, stieß er auf einen irritierten Kunden, der seine Einkäufe bezahlen wollte. Wo die Verkäuferin Melissa abgeblieben war, wusste er nicht. Aaron ging hinter den Verkaufstresen und öffnete die Kasse. Das ganze Geld war verschwunden. Doch die Geldbörse seiner Frau lag noch da, wo sie sie immer ablegte, dazu noch ein Notizbuch mit möglichen Namen für das Baby, das sie erwartete. Aaron stürmte nach draußen und suchte verzweifelt die ganze Gegend ab, doch ihr alter oranger Buick Regal mit dem weißen Dach und dem Kennzeichen TX LP287 XHV war nirgends zu sehen. Genau um 4:47 Uhr rief er die Polizei.

Die tauchte schon wenige Minuten später am Laden auf und überschlug anhand der Abrechnung, dass etwa 250 Dollar aus der Kasse verschwunden waren. Anschließend weckten die Polizisten mehrere LKW-Fahrer, die auf dem Parkplatz vor dem Laden in ihren Trucks geschlafen hatten. Niemand hatte etwas gehört oder gesehen. Es gab keinerlei Zeugen von Melissa Northrops Entführung – oder vielleicht doch?

Richard Bannister und seine Frau Ollie hatten im »The New Road Inn« übernachtet und bis um 2 Uhr in einer Bar namens »Misty's« gesessen. Nachdem er seine stark angetrunkene Frau ins Bett gebracht hatte, wollte Bannister noch ein wenig frische Luft schnappen. Also ging er mit seinem Cockerspaniel Gassi, der seit mehreren Stunden im Hotelzimmer eingesperrt gewesen war. Auf dem Parkplatz sah er einen Mann, auf den McDuffs Beschreibung passte, der versuchte, einem orangefarbenen Buick Regal mit einem Ford Thunderbird Starthilfe zu geben. Als er dem Mann seine Hilfe anbot, brüllte dieser nur: »Nee, ich hab's gleich!« In seiner Aussage bei der Polizei erinnerte der Zeuge sich daran, dass der Mann ein kurzärmeliges T-Shirt getragen habe und dass einer der Ärmel schmutzig gewesen sei. Außerdem hatte er eine Platzwunde unter dem rechten Auge. Eine Frau hatte Bannister nicht gesehen. Jemand anderes aber schon.

Louis Bailey lieferte die *Dallas Morning News* aus und war auf seiner üblichen Route unterwegs, als er beim Quik-Pak-Laden vorbeikam und einen

Wagen entdeckte, der quer in der Einfahrt geparkt hatte. Die Fahrertür stand offen und die Innenraumbeleuchtung war eingeschaltet. Er blickte zum Laden hinüber, sah dort aber niemanden.

Ein dritter Zeuge meldete sich, nachdem er all die Polizisten vor dem Quik-Pak-Laden hatte stehen sehen. Der Mann stammte aus dem Ort und kannte Melissa Northrop. Er hatte ihr Auto gegen 4:15 Uhr auf der Interstate 35 in Richtung Norden fahren sehen. Sie war auf dem Beifahrersitz gesessen und hatte verängstigt gewirkt.

Doch was war mit McDuffs Thunderbird? Die Polizei fand den Wagen kurz darauf abgeschlossen neben einem LKW auf demselben Parkplatz. Nachdem das Auto zum Schrottplatz »Big Boys Wrecker Service« in Robinson abgeschleppt worden war, untersuchte die örtliche Polizei es unter der Aufsicht von zwei FBI-Agenten. Sie fanden dabei zahlreiche Dokumente mit McDuffs Name darauf: eine Brieftasche mit Führerschein, eine Reifenversicherung von Goodyear, einen zerknäulten weißen Cowboyhut und eine Tankquittung von Quik-Pak vom 29. Februar 1992 – einem Tag, an dem McDuff selbst noch dort gearbeitet hatte.

Innerhalb weniger Stunden wurde McDuff auf die Liste der meistgesuchten Verbrecher der USA gesetzt und Details des Verbrechens, inklusive einer vollständigen Personenbeschreibung von ihm, an alle Zeitungen und TV-Sender verteilt.

Mark Davis, ein ehemaliger Studienkollege von McDuff, meldete sich daraufhin und sagte aus, dass »Big Mac« ihn vor längerer Zeit dazu hatte überreden wollen, den Quik-Pak-Laden zu überfallen. Ein anderer, Bray, gab an, dass »Big Mac« einmal damit geprahlt hätte, eine Leiche könne man am einfachsten verschwinden lassen, wenn man ihr den Bauch aufschlitzte und sie ins Wasser warf. Prostituierte, Trinker, Studenten und Kleinkriminelle, im Grunde jeder, der von McDuff schon einmal ausgeraubt, bedroht oder halb tot geschlagen worden war, meldete sich nun mit Informationen bei der Polizei. Und trotzdem behauptete Addie McDuff, sie wisse von all dem nichts, als die Polizisten an ihre Tür klopften. »Ihr seid nur hier, um meinem Jungen wehzutun. Da ist das Tor, macht es wieder zu, wenn ihr draußen seid!«

Doch was geschah mit Melissa Northrop? Genaue Details zu ihrem Martyrium werden wir niemals erfahren. Wir wissen aber, dass McDuff mit ihr auf dem Interstate Highway 35 gut 160 Kilometer nach Norden gefahren ist, in eine Gegend südöstlich von Dallas County, in die Nähe einer kleinen ländlichen Bauerngemeinschaft namens Combine. Am Morgen des 1. März 1992 bog er von der Bilingsday Road links auf einen unbefestigten Feldweg ab, der James Road genannt wurde. Dort blieb Northrops Wagen im Schlamm stecken. McDuff zwang die verängstigte Frau zu einem 2,5 Kilometer langen Marsch über Felder und Zäune, bis sie zu einer Kiesgrube nahe der Bois D'Arc Road kamen.

»Melissa hat McDuff mit Sicherheit angefleht, sie am Leben zu lassen«, erzählten mir die beiden US-Marshals Mike und Parnell McNamara. »Wie seine anderen Opfer konnte auch sie nicht wissen, dass dieses Flehen seine Brutalität und seine Freude an der Grausamkeit nur noch verstärkte. Er zog ihr die Socken aus und nahm die Schnürsenkel aus ihren Tennisschuhen, um ihr damit die Füße zusammenzubinden und die Hände hinter dem Rücken zu fesseln. Das Arschloch hat nicht nur das arme Mädchen, sondern auch das Baby umgebracht, das sie in sich trug.«

Außer seinen einzigen beiden männlichen Opfern, Robert Brand und Mark Dunnam (die er aus nächster Nähe erschoss), starben alle Opfer McDuffs einen langsamen und qualvollen Tod. Im Gegensatz zu den meisten seiner weiblichen Opfer begrub er Northrop aber nicht. »Nachdem ich fertig mit ihr war, warf ich sie in die geflutete Kiesgrube«, erzählte er mir. »Für mich war sie nur Müll.«

Am 6. März 1992 entdeckte die Streifenpolizistin Aletha Jesettes, vom Sheriff-Büro des Dallas County, Northrops verlassenes Auto. Sie meldete ihren Fund, und die Suche nach der Vermissten konzentrierte sich fortan auf die unmittelbare Umgebung des Fahrzeugs. Am 26. April um 18 Uhr wurde Melissa Northrops Leiche schließlich von Jeffery Heard gefunden. Dessen Onkel, Henry »Red« Heard, hatte die Kiesgrube von der Forge Gravel Company gepachtet, um darin zu angeln. Jeff hatte sein Boot zu Wasser gelassen und nach einer Weile etwas Seltsames an der Oberfläche treiben sehen: Es war Northrops Leiche, die dort schwamm, seitdem McDuff sie getötet hatte.

Zum Zeitpunkt des Funds trieb sie in etwa 1 Meter tiefem Wasser, etwa 1,5 Meter vom Ufer und etwa 2,5 Kilometer entfernt von dem Ort, an dem die Polizistin Aletha Jesettes ihren Wagen gefunden hatte. Die Leiche war bereits stark verwest. Zeit, Wasser und Tiere hatten sie übel zugerichtet. Wäre sie an diesem 26. April oder kurz darauf nicht entdeckt worden, wäre dies vermutlich nie mehr passiert. Ihre Hände waren mit Schnürsenkeln hinter dem Rücken gefesselt und ihre Jacke war über die Arme nach unten gezogen, um sie bewegungsunfähig zu machen. Auch ihre Füße waren zusammengebunden gewesen, man fand Überreste von schwarzen Schnürsenkeln an beiden Fußgelenken. Ein Teil ihres unteren Rumpfes fehlte.

Deputy Parker erinnerte sich: »Wahrscheinlich wurde sie eine Zeit lang durch Gewichte nach unten gezogen. Das Leichengas brachte sie vermutlich an die Oberfläche. Sie trug noch ihren BH, von der Hüfte an abwärts war sie aber nackt.«

Ganz in der Nähe fand jemand einen Tennisschuh im Wasser, Größe 36,5 und ohne Schnürsenkel. Er gehörte Melissa Northrop.

> *»Ach du heilige Scheiße! Der Kerl da ist doch Richie Fowler [Kenneth McDuff] und saß in meinem verdammten Truck!«*
>
> Gary Smithee, Angestellter des Entsorgungsunternehmens »Longview Trash Disposal Systems«

McDuffs Tage waren nun gezählt. Er hatte noch acht, um genau zu sein. Ein Müllwagenfahrer namens Gary Smithee sollte bald 5000 Dollar Belohnung kassieren für Informationen, die zur Ergreifung dieses Monsters führten. Am 1. Mai, einem Freitag, war Smithee gerade von der Arbeit heimgekommen und aß sein Abendbrot, als er im Fernsehen die Sendung *America's Most Wanted* (auf Deutsch etwa: Amerikas meistgesuchte Verbrecher) sah. »Big Mac« hatte einen Tag zuvor in seinem Müllwagen gesessen.

Der 36-Jährige stellte sofort sein Bier ab und schaute noch einmal genau hin. Und dann noch genauer, während er ganz nah an den Bildschirm herantrat. Den Mann, der ihn dort als einer der meistgesuchten Mörder der USA anstarrte, kannte er als Richard Dale Fowler, einen neuen Kollegen und Maulhelden, der erst vor Kurzem in seiner Firma angefangen und vom ersten Tag an mit seinen Sexabenteuern mit jungen Frauen angegeben hatte.

»Wir waren auf der Suche nach Abschaum und wussten nun, wo wir ihn finden würden – auf einer Müllkippe!«

US Marshal Parnell McNamara zum Autor
über die Verhaftung von Kenneth McDuff

Smithee überlegte lange hin und her, ob er McDuff anzeigen solle. Zunächst besprach er sich mit einem Kollegen, dann verständigte er die Polizei von Kansas City. Dort hatte er Sergeant Johnson am Apparat, der den Namen »Richard Fowler« sofort durch den Polizeicomputer jagte. Das System spuckte eine Beschreibung aus, die sowohl auf Fowler als auch auf McDuff zutraf. Ein Mann namens Richard Fowler war verhaftet worden, nachdem er eine vermeintliche Prostituierte angesprochen hatte, die in Wahrheit eine verdeckte Ermittlerin der Polizei gewesen war. Nach einer weiteren Suche fiel dem Polizisten auf, dass Fowlers Fingerabdrücke mit denen von McDuff identisch waren. Ermittler von der Bundespolizeibehörde ATF (Alkohol, Tabak, Feuerwaffen) verhörten später den echten Fowler, der aus Louisiana stammte. Der hatte seine zerfledderte Sozialversicherungskarte das letzte Mal gesehen, als er sie in einer Billardhalle als Pfand für das Ausleihen eines Queues hinterlegt hatte. Wie die Karte von einem Angestellten der Billardhalle in die Hände von McDuff gelangt war, blieb ein Rätsel, auch wenn die Ermittler da so eine Ahnung hatten.

Heute weiß man, dass McDuff am 10. März 1992 in einer Unterkunft der Heilsarmee in Tulsa, Oklahoma übernachtet hat. Angemeldet hat er sich dort mit Fowlers Personalausweis. Am 15. März betrat er gegen 18 Uhr die Kansas City Rescue Mission, eine kostenfreie Notunterkunft in Kansas City, Missouri, wo er bis zum 18. März blieb. Wer länger als fünf Nächte in der gemeinnützigen Einrichtung schlafen will, muss 1 Dollar pro Nacht bezahlen oder die Kosten für die Unterkunft mit kleineren Jobs abarbeiten.

Am 19. März meldete er sich bei der Arbeitsvermittlungsagentur Dixie Temporaries, die ihm eine Teilzeitstelle bei der Müllabfuhr für 190 Dollar die Woche besorgte. In den folgenden Wochen schwänzte McDuff keinen einzigen Arbeitstag und war stets pünktlich. Dann mietete er sich eine Wohnung in den Clyde Manor Apartments in Kansas City, die er sich mit einem Kollegen von der Müllabfuhr namens Francis teilte. Beide Männer, die etwa gleich groß und gleich schwer waren, kamen offenbar gut miteinander aus, »obwohl er eine Menge Müll erzählte«, wie Francis später gegenüber der Polizei angab.

Nachdem Gary Smithee der Polizei die Infomationen gegeben hatte, um die Belohnung von 5000 Dollar zu kassieren, lief McDuffs Zeit langsam ab. Vom Entsorgungsunternehmen Longview Trash Disposal Systems erfuhr Sergeant Johnson, mit welchem Fahrzeug McDuff auf welchen Routen unterwegs war. Am Montag, dem 4. Mai, sollte er zwischen 12 und 14 Uhr zu einer Mülldeponie Ecke 85th Street und Hickman Mills, im Süden von Kansas City, fahren. Die Polizei stellte daraufhin ein siebenköpfiges Observationsteam zusammen, das sich, als Kontrollpunkt für gewerbliche Fahrzeuge getarnt, an der Kreuzung 85th und Prospect positionierte.

»Wir wählten einen möglichst abgelegenen Ort für den Zugriff, falls etwas schiefgehen sollte«, erklärte mir Sergeant Johnson. »McDuff galt als bewaffnet und gefährlich. An der Stelle, die wir ausgewählt hatten, wurden Autos gerne kontrolliert und es gab weit und breit keine anderen Menschen.«

Um die Tarnung noch authentischer wirken zu lassen, liehen sich die Ermittler einen Wagen der städtischen Service-Techniker aus, den diese für ihre routinemäßigen Fahrzeuginspektionen verwendeten. Als der LKW, in dem McDuff unterwegs war (Nr. 103), gegen 13:32 Uhr auf sie zufuhr, winkte ein Beamter in Techniker-Kluft ihn in Richtung Kontrollpunkt. McDuff schöpfte sofort Verdacht und sprang aus dem Fahrzeug, um zu flüchten. Schnell waren mehrere Gewehrläufe auf ihn gerichtet und ein Polizist brüllte: »Noch eine Bewegung und du bist tot, Arschloch!« McDuff erstarrte und machte keinen Mucks mehr, wie ein gefangenes Krokodil, dem man das Maul zusammengebunden hat.

Mein Interesse an Kenneth Allen McDuff wurde ursprünglich von zwei FBI-Agenten geweckt, die ich einmal in Oregon traf. Sie hatten mir gesagt, dass ich in die Südstaaten fahren und dort mit den McNamara-Brüdern, zwei legendären US-Marshals aus Waco, reden müsse, wenn ich einen wirklich bestialischen, psychopathischen Mörder treffen wolle. Außerdem erzählten sie mir, dass McDuff der mit Abstand schlimmste Mörder in der Geschichte von Texas war. Sie wollten auch gern einen Kontakt für mich herstellen.

Ich flog also zum Flughafen Dallas Fort Worth, übernachtete dann in unterschiedlichen Motels in ganz Texas und baute mir mit der Zeit ein Netzwerk aus Ermittlern von städtischen, County-, Staats- und Bundesbehörden auf. Dabei lernte ich einige der härtesten, aber auch einige der dümmsten Polizisten kennen, die Sie sich vorstellen können. Dank dieses Netzwerks konnte ich noch einen weiteren abscheulichen Mörder interviewen: den berüchtigten Henry Lee Lucas, der damals ebenfalls im inzwischen geschlossenen Todestrakt der texanischen Haftanstalt Ellis Unit einsaß.

Einen Gesprächstermin mit Kenneth McDuff zu bekommen war nicht besonders schwierig. Ich wusste, dass dieser Psychopathein aufgeblasenes Ego hatte und nur zu gern mit dem Kerl aus England und seinem Kamerateam reden wollte, die extra über den »großen Teich« geflogen waren, um ihn zu treffen. Für ihn war ich ein weiterer »Trottel«, den er manipulieren konnte. Dies hätte sein großer Moment, sein Bad im Scheinwerferlicht werden können. Als die Kameras liefen, tat er jedoch nichts anderes, als sich darüber zu beschweren, zu Unrecht verurteilt worden zu sein und ungerecht behandelt zu werden. »Ich bin ernsthaft krank. Ich brauche Medizin, aber habe kein Geld dafür«, jammerte er. »Ich kann dir noch viel mehr erzählen. Mit 500 Dollar würde ich hier drin alle Medizin kriegen, die ich brauche.«

Ich ließ ihn reden und heuchelte Zustimmung, indem ich hin und wieder nickte. In Wirklichkeit hatte ich nur ein Ziel vor Augen: Ich wollte Regenia Moores Mutter Barbara helfen, endlich mit dem Tod ihrer Tochter abschließen und sie anständig begraben zu können.

Ich erklärte McDuff, dass ich das Geld vielleicht auftreiben könnte, als Gegenleistung dafür aber auch etwas haben wolle. »Weißt du, Ken«, sagte ich. »Ich suche nach Regenia Moore. Vielleicht können wir da ja was machen?«

Bei meinem zweiten Besuch in der Haftanstalt Ellis Unit war McDuff mir gegenüber etwas aggressiver. Inzwischen wusste ich aber genau, mit wem ich es zu tun hatte. Ich konnte direkt in seinen Kopf blicken und sehen, wie der Verstand dieses Kriminellen arbeitete – vielleicht sogar besser, als er das selbst konnte. »Ken, du bist ziemlich sicher verantwortlich für den Mord an Melissa Northrop. Ich habe die Akten gründlich studiert und mich mit vielen Polizisten unterhalten, die an den Ermittlungen beteiligt sind. Dieser Mord geht auf deine Kappe«, teilte ich ihm nüchtern mit. »Ich habe die

Beweise der Spurensicherung gesehen, Ken. Deine Haare wurden in Melissas Auto gefunden. Ich bin deine ganze Geschichte durchgegangen, und mal abgesehen von allen anderen Dingen, wenn du die 500 Dollar haben willst, ich hab sie hier und jetzt dabei.« Während ich das sagte, zog ich die Geldscheine hervor. Sie waren mein Köder.

Da verdüsterte sich McDuffs Gesichtsausdruck. Er starrte kalt durch mich hindurch. Allein die Bemerkung, dass ich mit mehreren Polizisten gesprochen hatte, darunter auch Sheriff Larry Pamplin, sowie mit Roy Dale Green und McDuffs willensschwachem Gehilfen Worley, machte ihn rasend, weil er nun erkannte, dass er nicht mehr die Kontrolle besaß.

Menschen wie McDuff sind Feiglinge. Das wusste ich, weil er jedes Mal, wenn er einem Mann gegenüberstand, der ihm größenmäßig ebenbürtig war, oder einer Gruppe Schwarzer, die er abgrundtief hasste, den Schwanz einzog. Er war ein sadistischer Tyrann, der sich nur zierliche, verletzliche Frauen als Opfer aussuchte. Ein Maulheld und pathologischer Lügner, der es gewohnt war, stets das zu bekommen, was er wollte. Ich wusste, dass er jemanden für eine Kiste Bier ans Messer liefern würde. Die 500 Dollar waren für ihn ausreichend, um mir den Ort von Regenia Moores Leiche zu verraten – denn mehr war sie ihm nicht wert.

> *»Ich kann dein Geld hier drin nicht annehmen. Besuch meine Mutter und gib es ihr. Wenn du mir eine Quittung zeigst, die sie unterschrieben hat, damit ich sicher sein kann, dass sie das Geld gekriegt hat, dann gebe ich dir die Moore-Schlampe. Mutter kann das Geld danach auf mein Konto hier einzahlen.«*
>
> Kenneth McDuff zum Autor in Ellis Unit

Diese Aussage war Kenneth McDuffs erstes Geständnis, dass er Regenia Moore entführt und ermordet hatte. Nun musste ich mich nur noch mit seiner gefürchteten Mutter auseinandersetzen, einer Frau, die zwei bösartige Rottweiler auf ihrer abgelegenen Ranch hielt, vor denen sich sogar die Polizei fürchtete. Und ich musste sie dazu bringen, mein Spielchen mitzuspielen. Eine Mutter, die einmal zur Polizei gesagt hatte: »Mein Junge hat in seinem ganzen Leben noch nie etwas verbrochen.«

Außerdem musste ich ihre lange Einfahrt ganz allein durchlaufen!

Die inzwischen verstorbene Addie McDuff hielt stets eine schützende Hand über ihre Söhne, trotz deren bösartiger Verbrechen. Sie gewährte mir eine Stunde ihrer Zeit, kramte in Kisten herum und holte alte Fotos und andere Dinge hervor, von denen sie glaubte, dass sie mich interessieren könnten. Ich erzählte ihr von Kenneths Forderung nach 500 Dollar und fragte sie, ob sie das Geld von mir annehmen und mir eine Quittung dafür ausstellen würde. Sie lehnte das Geld zwar ab, unterschrieb die Quittung aber trotzdem. Was für ein Glück! So führten wir McDuff beide an der Nase herum, er wusste es nur nicht – noch nicht.

Später fragte ich McDuff einmal, warum er sich nie irgendwo niedergelassen habe und eine ernste Beziehung mit einer Frau eingegangen sei. »Ich fühle mich alt und müde, Chris«, antwortete er und sah dabei extrem selbstmitleidig aus. »Ich wollte mal eine Frau und Familie, so wie andere Menschen auch. Jetzt bin ich wie ein Mann in der Wüste, der Tausende Kilometer vom nächsten Wasser entfernt ist, ohne Chance, dieses Wasser je zu erreichen, aber trotzdem weiterläuft. Ich weiß nicht, warum ich weiterlaufe. Ist das so was wie eine Art Inter-Instinkt [O-Ton], immer weiterzumachen?«

Dann wechselte er abrupt das Thema und meinte: »Jetzt lass uns über das Geld sprechen. Du hast mir die Quittung gezeigt und ich habe den Bullen gesagt, wo Regenia ist. Was das angeht, bin ich wieder der Kerl in der Wüste, der diesmal auf eine Goldader gestoßen ist und nur so viel mitnehmen kann, wie er tragen kann. Ich brauche nur ein paar Tausend Dollar für meine Beerdigungskosten und für meinen Lebensunterhalt, solange ich noch lebe. Ich berechne jedem 700 Dollar pro [noch nicht gefundener] Leiche. Eine internationale Postanweisung genügt. Überweis das Geld auf meinen Namen auf das Konto der Haftanstalt. So wird mir die Kohle nicht wieder abgenommen, verstehst du?«

McDuff blieb bis zum Schluss ein böser, manipulativer Psychopath. Er muss geglaubt haben, dass auch ich in seiner Welt lebte, in der Elefanten flogen und Bleikugeln hüpfen konnten und Feen herrschten. Er brauchte keinen Cent für sein Begräbnis, denn das ist für Männer und Frauen, die hingerichtet werden, im Bundesstaat Texas gratis. Nicht mal für die Grabstelle musste er etwas bezahlen. Der »Captain Joe Byrd«-Friedhof in Huntsville wird vom texanischen Justizministerium betrieben und ist die letzte Ruhestätte für Hunderte von Mördern.

McDuff hat weder von mir noch von irgendjemandem sonst je einen Dollar gesehen. Dennoch führte er die Polizei kurz vor seiner Hinrichtung noch zu mehreren Orten, an denen er Leichen entsorgt hatte und nun noch menschliche Überreste geborgen werden konnten.

Am 17. November 1998, um 17:44 Uhr, lehnte McDuff seine Henkersmahlzeit ab. Er sah verängstig aus, als die Vorhänge zum Zuschauerraum zurückgezogen wurden. Der Gefängnisdirektor Jim Willett fragte ihn, ob er noch irgendwelche letzten Worte in das Mikrofon über seinem Kopf sprechen wolle. McDuff sagte nur: »Ich bin bereit, erlöst zu werden. Erlösen Sie mich.«

US-Marshal Parnell McNamara legte sanft seine Hand auf die Schulter des 74-jährigen Jack Brand.

»31 Jahre habe ich auf diesen Tag gewartet«, gestand der Vater von Robert Brand, der 1966 von McDuff ermordet worden war.

»Ist alles in Ordnung?«, fragte Parnell leise.

»Ich fühle mich, als wäre das Gewicht dieser 32 Jahre von mir genommen worden«, antwortete der alte Mann, bevor er in Tränen ausbrach.

Ich möchte dieses Kapitel noch mit etwas Erfreulichem beenden. Und mit der Erkenntnis, dass man sich mit Texas niemals anlegen sollte. Mein TV-Produzent Frazer Ashford, den ich in diesem Buch bereits erwähnt habe, musste das schmerzhaft lernen, als er sich in der brütenden texanischen Hitze in Denton County in einen Feuerameisenhügel setzte – können Sie sich vorstellen, wie weh das getan hat? Ich würde sagen, das war die gerechte Strafe dafür, dass er ständig herumerzählte, ich würde ihm wahnsinnig auf die Nerven gehen!

In der staubigen Steppe von Wichita Falls zeigte mir Sheriff »Hound Dog« Conway das alte Gerichtsgebäude. Der Galgen war ebenso noch dort wie der Henkersbaum auf dem Marktplatz. Im Hinterhof gab es eine rostige Zelle. Wir setzten uns in ein Café, das sich in einer alten Bank befand, und tranken Kaffee. Noch immer waren Einschusslöcher an den Außenwänden des Gebäudes zu sehen, Andenken von Bonnie & Clyde.

Ebenso traf ich Phil Ryan und Weldon Lucas, die Sheriffs von Wise und Denton County. Letzterer war derjenige, der den Serienmörder Henry Lee Lucas verhaftet hatte, den ich ebenfalls interviewt habe. Und ich sah die »Chain Gangs« [aneinandergekettete Häftlinge] an den Highways und Nebenstraßen schuften.

Wenn ich so darüber nachdenke, liebe ich Texas wirklich von ganzem Herzen!

FALLSTUDIE BESTIE

John »JR« Robinson

»Robinson? Den würde ich nicht mal in meiner Einfahrt allein mein Auto waschen lassen. Der Dreckskerl würde den Wagen klauen, das Haus dazu, plus den Wasserhahn und so viel verdammtes Wasser mitnehmen, wie er könnte.«

Jeff Tietz, ehemaliger Beamter der Polizei
von Kansas City, zum Autor

Wenden wir uns nun dem Fall von Mr. JR Robinson zu. Können Sie sich vorstellen, dass keiner der Ärzte, erfolgreichen Geschäftsleute oder ehemaligen Angestellten erkannt hat, was wirklich hinter diesem Kerl steckte, der sie alle betrogen hat? Selbst Dr. Wallace Graham gehört zur Liste der Opfer, ein auf der renommierten Harvard Medical School ausgebildeter ehemaliger Brigadegeneral der US Air Force und der persönliche Leibarzt von niemand Geringerem als US-Präsident Harry S. Truman und dessen Frau Elizabeth.

Eigentlich sollte man doch meinen, dass unter all diesen ehrbaren Bürgern – zu denen auch Sie und ich hätten gehören können – jemand zumindest einen winzigen Verdacht hätte haben müssen, dass JR in Wahrheit ein durch und durch bösartiger Mensch war. Andererseits: Dr. Shipman hat man das auch nicht angesehen, oder?

Stellen Sie sich also wieder vor, dass Mr. Robinson regungslos auf einem Podest steht und Sie langsam um ihn herumgehen. Diesmal haben Sie Ihre Familie mit dabei. Auf dem Tischchen neben ihm liegt ein Notizblatt, auf dem steht, dass JR am 27. Dezember 1943 in Cicero, einem Arbeiter-Vorort von Chicago, im US-Bundesstaat Illinois geboren wurde. Er war eines von fünf Kindern strenggläubiger katholischer Eltern. Bei einem ersten Blick auf seinen Lebenslauf würden Sie vermutlich erstaunt ausrufen: »Sieh mal, Schatz, mit 13 war JR bereits ›Eagle Scout‹, der ranghöchste Pfadfinder. Später wurde er zum Anführer von 120 Pfadfindern gewählt und flog nach London, um dort vor Queen Elizabeth II und dem Herzog von Edinburgh bei einer königlichen Sondervorstellung im London Palladium aufzutreten. Toll! Das war am 18. November 1957. Damals plauderte er hinter den Kulissen mit Judy Garland und erzählte der Schauspielerin Gracie Fields, dass er später einmal Theologie studieren wolle.«

Wenn Sie ein paar Schritte zurücktreten, können Sie erkennen, dass JR wie ein typischer Geschäftsmann aussieht, sich also nicht von Tausenden anderen adretten Schlipsträgern unterscheidet, die morgens, mittags und abends durch die Drehkreuze von Londons U-Bahn-Stationen strömen. Durchschnitt eben. Er ist 1,75 Meter groß, wiegt 76 Kilo und hat grüne Augen und schütteres, grau meliertes Haar. Er trägt eine Brille mit Goldrand und ist in jeder Hinsicht so extrem normal, dass er Ihnen mit Sicherheit nicht auffallen würde, wenn er im Bus neben Ihnen säße.

Ah, ich sehe, Sie lesen weiter in JRs erstaunlichem Lebenslauf. Er besuchte die Quigley Preparatory Seminary – eine Schule des katholischen Erzbistums Chicago, die junge Männer auf das Priesteramt vorbereiten soll – und hat dort mit außergewöhnlichen Leistungen geglänzt. 1964 heiratete er Nancy Jo Lynch. »Wir waren 41 Jahre lang zusammen«, sagt er. »Mit ihr habe ich einige der besten Tage meines Lebens verbracht. Sie liebte mich und wir waren ein glückliches Paar.«

Sie blicken zurück auf seinen schulischen Werdegang und sehen, dass er die Berufschule in Kansas City, Missouri, besucht hat. Dort lernte er das Handwerk eines Radiologieassistenten und erhielt eine Vielzahl von Diplomen. Da war er gerade 21. Seine Frau Nancy brachte eine Tochter zur Welt [Name zum Schutz der Identität nicht genannt] und JR bewarb sich um einen Job als Labortechniker und Büroleiter. Der bereits erwähnte Dr. Graham erinnerte sich später, wie beeindruckt er von Robinsons Leistungen als Pfadfinder und der »Vielzahl an Diplomen« gewesen sei, nicht zuletzt, weil er selbst einen Universitätsabschluss in Radiologie besaß.

Um 1970 herum verrät JRs Lebenslauf, dass er den Job gewechselt hat und Geschäftsführer einer Firma wurde, die TV-Geräte verlieh. Das schien gut zu laufen, denn 1977 kaufte er sich ein großes Haus direkt am See, das in einem gut 1,5 Hektar großen Areal mit prachtvollen Grundstücken lag, eine teure und gute Wohngegend im Johnson County, im Bundesstaat Kansas. Nancy und er hatten inzwischen vier Kinder. Hier, in dieser pittoresken ländlichen Umgebung, gründete JR eine Firma namens Hydro-Gro Inc., die seiner Aussage nach im Hydrokulturbereich tätig war, einer neuartigen Methode zur Pflanzenaufzucht mithilfe von Mineralstofflösungen, Wärme und Wasser statt Erde.

Neben JRs Lebenslauf finden Sie eine 64-seitige Hochglanzbroschüre auf dem Tischchen, die seine Hydro-Gro Inc. bewirbt. Darin steht, er sei ein »gefragter Dozent, Autor und Pionier der Hydrokultur-Technologie«. Tatsächlich wurde er in die Leitung eines Workshops für Menschen mit Handicap berufen und für seine Arbeit mit Behinderten mit der Auszeichnung »Mann des Jahres« geehrt. Zeitungsausschnitte belegen zudem, dass die *Kansas City Times* Robinsons Tugenden hervorhob und er im Rahmen einer Abendveranstaltung mit Preisverleihung als Geste der Wertschätzung eine vom Bürgermeister und Senator des Bundesstaats Missouri unterschriebene Urkunde erhielt.

Aus Robinsons Lebenslauf erfahren wir außerdem, dass er 1980 Personaldirektor der Mobil Corporation wurde. Später wechselte er erneut den Job und gründete die Firma Equi-Plus, ein weiteres Unternehmen auf seiner beeindruckenden Liste. Er spezialisierte sich damit auf Unternehmensberatung und wurde schon bald von Back Care Systems Inc. engagiert, einer renommierten Firma, die Seminare für die Behandlung von Rückenschmerzen organisierte. Statt Rückenschmerzen zu heilen, dürfte JR dem Unternehmen aber wohl eher Kopfschmerzen verursacht haben.

JR war in Kansas City mittlerweile eine anerkannte Größe und hatte daher keinerlei Schwierigkeiten, Investoren für seine nächste Unternehmung zu gewinnen: Equi-Plus II in Overland Park. Er firmierte nun als »Berater für medizinische, landwirtschaftliche und wohltätige Projekte«. Lokale Unternehmen und Organisationen waren tatsächlich so angetan von ihm, dass sie um Termine bei ihm geradezu bettelten. Dann trat das Truman Medical Center in Independence an ihn heran, einem kleinen Städtchen im

Montgomery County. Ärzte und leitende Angestellte waren ebenfalls derart begeistert von Robinsons Arbeit, dass sie ihn baten, einen Vortrag vor ihren Sozialarbeitern zu halten, in dem er ihnen erzählte, dass er gemeinsam mit anderen Geschäftsleuten aus der Region die Wohltätigkeitsorganisation Kansas City Outreach gegründet habe. Diese, so erklärte er gönnerhaft über seine Brillenränder hinweg, würde Wohnungen, Ausbildungsmöglichkeiten und einen Babysitter-Service für junge, unverheiratete Mütter bereitstellen. Gleichzeitig versuchte JR mit Referenzen des Truman Medical Centers dasselbe Projekt einer anderen Hilfsorganisation für junge Schwangere namens Birthright schmackhaft zu machen. Die wiederum vermittelte ihn an Hope House, eine Notunterkunft für alleinerziehende Mütter.

In der lokalen Öffentlichkeit galt JR mittlerweile als eine Art Schutzheiliger der Benachteiligten. Er behauptete, dass die Wohltätigkeitsorganisation Kansas City Outreach wohl bald »Spendengelder von Xerox, IBM und anderen Großkonzernen« erhalten würde und belegte das mit einem entsprechenden Schriftverkehr.

Hier noch einmal die wichtigsten Stationen in John Robinsons Leben, die Sie zusammengefasst auf einer verzierten Tafel neben ihm auf seinem Podest vorfinden:

- Ranghöchster Pfadfinder, der vor der Königin von England auftrat und mit berühmten Stars plauderte.
- Hervorragend ausgebildet, mit Abschluss als Radiologieassistent.
- 41 Jahre lang glücklich verheiratet, vier bezaubernde Kinder.
- Labortechniker und Büroleiter bei einem angesehenen Brigadegeneral, der früher der Leibarzt von US-Präsident Harry Truman und dessen Frau gewesen ist.
- Geschäftsführer eines TV-Geräte-Verleihs.
- Gründer und CEO von Hydro-Gro Inc., »gefragter Dozent und Autor«.
- »Mann des Jahres« in Kansas City.
- Personaldirektor bei der Mobil Corporation.
- Gründer und CEO von Equi-Plus, Berater bei Back Care Systems Inc.

- Gründer und CEO von Equi-Plus II, »Berater für medizinische, landwirtschaftliche und wohltätige Projekte«.
- Berater des Truman Medical Center.
- Spendensammler für Birthright und Hope House, um junge Schwangere und alleinerziehende Mütter bei Unterkunft, Bildung, Arbeit und Kinderbetreuung zu unterstützen. Spenden von Xerox, IBM und anderen Großkonzernen.

In der Tat beeindruckend, oder? Das einzige Problem dabei ist: All das war vollkommen frei erfunden. Und niemand, NIEMAND, hat geahnt, dass JR von Beginn an in Wahrheit nur ein Perverser war, der bald zum bestialischen, sadosexuellen Serienmörder mutieren sollte.

Nachdem Sie nun JR und den Lebenslauf, den er anderen vorgegaukelt hat – und bis heute vorgaukeln will –, eingehend begutachtet haben, wollen wir die Maske der Normalität herunterreißen, um zu erkennen, was wirklich im Kopf dieses Wahnsinnigen vor sich geht.

DIE ANFÄNGE: ROBINSONS SCHULZEIT

JR war tatsächlich ein Eagle Scout, das war's aber auch schon. Unterlagen aus der Zeit am Quigley Prep Seminary belegen, dass seine »Leistungen mangelhaft« waren und es ihm an »Disziplin« gefehlt hat, was dazu führte, dass er nach nur einem Jahr auf der katholischen Priesterschule aufgrund »akademischer und verhaltensmäßiger Unzulänglichkeiten« zum zweiten Schuljahr nicht mehr zugelassen wurde.

ROBINSONS EHE

Nancy war so glücklich in ihrer Ehe, dass sie nach 41 Jahren häuslichen Martyriums – und nach Robinsons Verhaftung wegen mehrfachen Mordes nun auch in Kenntnis seiner Untreue (ein weiteres Defizit ihres Mannes) – aussagte, ihr Gatte hätte in seinem Leben noch keinen einzigen Tag ehrlich gearbeitet. Urplötzlich hatte sie erfahren, dass ihr Mann mindestens sieben Frauen ermordet und ihre Überreste in Stahlfässer verstaut hatte, wo sie verwesen sollten. Wenig erfreut war sie auch über die Tatsache, dass Robinson sogar das Baby eines seiner Opfer gestohlen und an seinen ahnungslosen Bruder Don und dessen Frau verkauft hatte, ein kinderloses Paar, das sich zur Adoption entschlossen hatte. JR hatte für diese »Dienstleistung« großzügig 3000 Dollar in bar verlangt – für die Adoptionsurkunde, die von einem Notar, zwei Anwälten und einem Richter unterschrieben (und natürlich komplett gefälscht) war.

Genau wie Sonia Sutcliffe und Primrose Shipman hat Nancy bis zu JRs Verhaftung wegen Mordes nicht geahnt, dass ihr Mann ein sadosexueller Mörder war.

DR. GRAHAM

Es stimmt, dass Robinson eine Stelle in der Praxis dieses respektablen Herren bekommen hat, allerdings nur dank erlogener Referenzen und von ihm selbst gefälschter Dokumente. Und um das klarzustellen: Dr. Graham war eigentlich niemand, der sich so schnell zum Narren halten ließ. Er war ein ehemaliger Boxer, interessierte sich für Botanik und hatte es 1964 sogar ins *New York Times Magazine* geschafft. Vor allem aber war er ein Kriegsheld. Im Frühjahr 1944 war er im Rang eines Captains als Teil der First Hospital Unit der First Army vier Tage nach dem D-Day am Abschnitt »Easy Red« von Omaha Beach an Land gewatet. Während wenige Kilometer entfernt noch der Krieg tobte, hatte er mitten in der Schlacht Verwundete behandelt. Bei Einbruch der Nacht hatte er in seinen Lazarettzelten mit 400 Betten fast 900 Verwundete und Sterbende aufgenommen. Seine Einheit zog über Frankreich und Belgien bis nach Deutschland und erlebte einige der schlimmsten Gefechte des Krieges, darunter die Ardennenoffensive, während der er verwundet wurde. Neben einer Vielzahl anderer Orden bekam er die Bronze Star Medal verliehen, eine Auszeichnung für herausragende Leistungen im Kampfeinsatz, plus weitere Medaillen aus Frankreich, Großbritannien, den Niederlanden und Belgien.

Dieser Mann hatte JR also eingestellt. Und wie dankte der es ihm? Indem er 33 000 Dollar des damals 75-Jährigen unterschlug und sexuelle Affären sowohl mit Büroangestellten als auch Patientinnen einging. Eine Patientin überredete er im Röntgenlabor dazu, Sex mit ihm zu haben, indem er ihr weismachte, seine Frau sei unheilbar krank und nicht mehr in der Lage, ihn sexuell zu befriedigen.

Nur sechs Monate nachdem er seine Stelle in Grahams Praxis angetreten hatte, konnte Robinson sich bereits ein neues Haus kaufen. Er hatte das Geschäftskonto der Praxis derart geschröpft, dass der verblüffte und fassungslose Dr. Graham nicht einmal mehr in der Lage war, seinen Angestellten ihr Weihnachtsgeld auszuzahlen.

1969 wurde Robinson wegen dieses Diebstahls verurteilt. Weil dies aber seine erste Straftat war und er gelobte, das Geld zurückzuzahlen, zeigte sich der Richter des Jackson County gnädig und verurteilte Robinson nur zu drei Jahren auf Bewährung. Dr. Graham sah natürlich nie auch nur einen Cent des Geldes wieder, das Robinson von ihm gestohlen hatte, und starb als enttäuschter und völlig desillusionierter Mann. Selbst ein Brigadegenaral (und späterer Generalmajor der US-Luftwaffe), der obendrein Arzt war und über enorme Intelligenz, Anstand, Ehre, herausragende Fähigkeiten und Erfahrung verfügte, war machtlos gegen Robinsons Durchtriebenheit.

TV-VERKÄUFER

Ebenfalls wahr ist, dass Robinson als Nächstes eine Anstellung bei einem TV-Verleih fand. Sein Gehalt dort besserte er schnell dadurch auf, dass er regelmäßig Geräte aus dem Lager mitgehen ließ. Als er dabei eines Tages erwischt wurde, erstattete die Firma zum Glück für ihn zwar keine Anzeige, entließ ihn aber fristlos. Sein Vorgesetzter sagte später: »Er hat einen wirklich guten Eindruck gemacht, war adrett gekleidet, gut aussehend, wortgewandt und schlagfertig und schien eine Menge zu wissen. Er hat von verschiedenen Firmen Zehntausende Dollar unterschlagen, mit denen er es sich gut gehen ließ.«

HYDRO-GRO INC.

Eines muss man ihm lassen: Robinson blieb seiner Linie treu und war bemerkenswert clever. In den kommenden 20 Jahren tingelte er von Job zu Job und schaffte es immer wieder, Haftstrafen zu vermeiden, indem er vor Gericht Besserung gelobte und anschließend die zuständigen Gerichtsbezirke wechselte. Gleichzeitig überzeugte er seine Arbeitgeber, keine rechtlichen Schritte einzuleiten, wenn sie ihn bei seinen Straftaten erwischten.

Seine Behauptung, er sei ein »gefragter Dozent, Autor und Pionier der Hydrokultur-Technologie« hätte zumindest Historikern seltsam vorkommen müssen, waren doch die Hängenden Gärten der Semiramis in Babylon, die Schwimmenden Gärten der Azteken in Mexiko und jene der Chinesen deutlich frühere Beispiele für Hydrokulturen, sodass Robinson mitnichten ein »Pionier« auf diesem Gebiet sein konnte. Es existieren sogar ägyptische Hieroglyphen, die mehrere Hundert Jahre vor Christus entstanden sind und beschreiben, wie Pflanzen in Wasser gezüchtet wurden. Hydrokultur ist also alles andere als eine neuartige Technologie.

In den 1970er-Jahren interessierten sich für die Vorteile diese Pflanzmethode nicht mehr nur Wissenschaftler und Analysten – größtenteils von der NASA –, sondern zunehmend auch konventionelle Bauern und Hobbygärtner. Doch John E. Robinson, der selbst ernannte »Pionier« auf diesem Gebiet, war – wenig überraschend – nicht darunter.

Hydro-Gro Inc. war natürlich nur eine betrügerische Scheinfirma, mit der JR unter anderem einem guten Freund 25 000 Dollar aus der Tasche zog. Der Mann hatte sich in der Hoffnung, mit der Rendite die medizinische Versorgung seiner todkranken Frau bezahlen zu können, zu einem Investment in das Unternehmen überreden lassen.

DIE *KANSAS CITY TIMES*

In diesem Abschnitt wird nicht nur die Gutgläubigkeit der Journalisten deutlich, die über Robinsons Auszeichnung als »Mann des Jahres« berichteten, sondern auch die fast grenzenlose Dummheit unzähliger vermeintlich kluger Geschäftsleute und Staatsbediensteter, bis hin zum Bürgermeister und Gouverneur des Bundesstaats, die JR mit seiner bemerkenswerten Fähigkeit zur Täuschung an der Nase herumgeführt hat. Man kann das eigentlich kaum glauben: Kein einziger dieser Menschen hat sich je die Mühe gemacht, Robinsons Fake-Referenzen auf ihre Richtigkeit hin zu überprüfen oder nachzuforschen, ob er jemals Ärger mit dem Gesetz gehabt hat – denn dann hätten sie ziemlich schnell gemerkt, wem sie da auf den Leim gingen.

Trotzdem scheiterte Robinson auch immer irgendwann. Kurz nachdem er seine Auszeichnung zum »Mann des Jahres« erhalten hatte, die nach eigener Aussage eine »echte Überraschung« für ihn gewesen war (in einem Brief erzählte er mir später, er hätte »keinerlei Ahnung« gehabt, dass die Stadt vorgehabt habe, ihn zu ehren), stellte sich heraus, dass er sich diese Auszeichnung in Wahrheit betrügerisch erschlichen hatte. Und zwar mit gefälschten Empfehlungsschreiben, die im Rathaus eingegangen waren und die sich der »Mann des Jahres« selbst ausgestellt hatte.

Ab da wurde es für Robinson richtig unangenehm. Die Honoratioren der Stadt, mit deren Namen er seine gefälschten Empfehlungsschreiben unterschrieben hatte, erfuhren aus der lokalen Presse davon. Einer war darüber ganz besonders erbost, denn Robinson hatte sogar seinen Namen falsch geschrieben. Die *Kansas City Times*, deren Reputation unter dem Skandal erheblich gelitten hatte, rächte sich an Robinson, indem sie ihn öffentlich als Betrüger entlarvte. In der Folge wurden seine Kinder in der Schule gemobbt und seine Frau traute sich kaum noch aus dem Haus. Und wie reagierte JR?

Wenn er etwas Anstand besessen hätte, dann hätte er sich wohl geschämt und wäre eine Zeit lang unauffällig geblieben und abgetaucht. Tatsächlich aber kümmerten all die Vorkommnisse den durch und durch verlogenen Robinson überhaupt nicht – er machte einfach weiter wie bisher.

PERSONALDIREKTOR DER MOBIL CORPORATION

»Er [Robinson] hat dort nicht wirklich gearbeitet. Es sei denn, man erachtet das Ausdenken neuer Betrügereien als echte Arbeit.«

Bezirksstaatsanwalt Paul Morrison in Robinsons Gerichtsverhandlung wegen Mordes 2002

Während JR für Mobil arbeitete, fand er, wie eine Rakete mit Infrarot-Zielsuche, seinen Weg schnurstracks zu den Scheckbüchern des Unternehmens und zweigte die nicht unerhebliche Summe von 40 000 Dollar ab, plus weitere 300 Dollar für Porto für die Korrespondenz mit PSA, einer Briefkastenfirma, die ihm gehörte. Als er erwischt wurde, bekam er erneut nur eine Strafe auf Bewährung. Diesmal fünf Jahre.

Zwischen 1969 und 1991 wurde Robinson viermal wegen Untreue und Diebstahl verurteilt, weshalb ihm die Börsenaufsichtsbehörde ein lebenslanges Geschäftsverbot auferlegte. Setzte das dem kriminellen Treiben dieses Mannes ein Ende? Natürlich nicht!

EQUI-PLUS

»Christopher, Sie haben mich gebeten, Mr. John Robinson zu beschreiben. Rückblickend muss man wohl sagen, dass wir unserer Sorgfaltspflicht nicht vollumfänglich nachgekommen sind, bevor wir die Zusammenarbeit mit Equi-Plus begonnen haben. Im Grunde hatten wir uns nur einige Male mit John Osborn [Robinsons Pseudonym] getroffen und waren äußerst zufrieden mit den Referenzen, die er hinsichtlich Equi-Plus vorgelegt hat. Wir wurden schlichtweg betrogen. Er hat uns um etwa 40 000 Dollar gebracht.«

Der ehemalige CEO von Back Care Systems zum Autor, 2012

Robinson konnte einen Privatbankrott mit knapper Not vermeiden und fuhr unter einer ganzen Reihe von Pseudonymen – darunter »John Osborne« – unbeirrt und ungehindert mit seinen Machenschaften fort. Unter diesem

Namen gründete er die Unternehmensberatung Equi-Plus, die kurz darauf von Back Care Systems engagiert wurde, einer angesehenen Firma, die Seminare zur Behandlung von Rückenschmerzen organisierte. Statt Rückenschmerzen zu behandeln, musste Back Care Systems sich fortan um die eigenen Kopfschmerzen kümmern, die Robinson verursacht hatte, der nun wieder voll in seinem Element war.

Um es kurz zu machen: Equi-Plus, die Firma von John Robinson alias »John Osbourne«, erhielt von Back Care Systems den lukrativen Auftrag, ein Marketingpaket zusammenzustellen, das unter anderem einen Marketing-Plan, gedruckte Werbemittel und Promo-Videos mit Ratschlägen zur Behandlung von Rückenschmerzen beinhalten sollte. Was Equi-Plus letztlich lieferte, war allerdings nur eine Reihe völlig überzogener Rechnungen, die in den meisten Fällen jeglicher Grundlage entbehrten.

Wieder einmal wurde ein strafrechtliches Ermittlungsverfahren zu den geschäftlichen Aktivitäten des umtriebigen JR eingeleitet, der als Reaktion darauf kurzerhand eine Reihe eidesstattlicher Versicherungen fälschte, in denen die Rechtmäßigkeit aller an Back Care Systems ausgestellten Rechnungen attestiert wurde.

EQUI-PLUS II

Noch während dieses Ermittlungsverfahrens lief, gründete Robinson Equi-Plus II und gerierte sich als »Berater für medizinische, landwirtschaftliche und wohltätige Projekte«. Mit einem Teil des veruntreuten Geldes von Back Care Systems hatte er eine Wohnung in Olathe erworben, einer Stadt im Süden von Kansas City.

Weit weg von seiner Ehefrau frönte er dort ganz bequem einer Vielzahl sexueller Affären mit anderen Frauen. Eine von ihnen sagte später: »John hat mein Herz regelrecht im Sturm erobert. [Klingt irgendwie ganz nach John Cannan, oder?] Er behandelte mich wie eine Königin und hatte stets genügend Geld, um mich in schicke Restaurants und Hotels auszuführen.«

Nicht schlecht, John – aber im Leben gibt es nichts umsonst und die Strafe für den unbelehrbaren diebischen Betrüger zeichnete sich bereits am

Horizont ab. Für den Betrug an Back Care Systems wurde er ein weiteres Mal verurteilt und unter Berücksichtigung seiner umfangreichen Vorstrafen drohten ihm diesmal sieben Jahre Haft. Doch nicht mit JR! Tatsächlich verbrachte er nur wenige Monate hinter Gittern, in denen er dem Gefängnisdirektor bei dessen Buchhaltung behilflich war, bis seine Strafe zu fünf Jahren Bewährung umgewandelt wurde und er wieder freikam.

DIE MORDE

Leider muss ich Ihnen mitteilen, dass ich meine mit dem Verlag vereinbarten 75 000 Wörter für dieses Buch exakt an dieser Stelle erreicht habe. Bitte haben Sie deshalb Verständnis, dass ich Robinsons Morde nicht im Detail schildern kann, zumal es in diesem Buch weniger um die Morde selbst als um einen Blick in die Psyche der Täter gehen soll, die sie begehen. Wie ich zu Anfang bereits erwähnt habe, besitze ich Kopien von Tausenden offiziellen Dokumenten, Tatortfotos und zahllosen Briefen von Psychopathen in meinem Archiv – Material, das noch nie veröffentlich wurde und keiner außer mir je gesehen hat. Manche dieser unbezahlbaren Dokumente habe ich kopiert und an das FBI oder andere Ermittlungsbehörden und Institutionen gesandt, die ein berufliches Interesse an der Beschäftigung mit Psychopathen haben.

Mein Buch *Dead Men Walking: True Stories of the Most Evil Men and Women on Death Row*« (auf Deutsch etwa: »Lebende Tote: Wahre Geschichten der bösartigsten Männer und Frauen im Todestrakt«), das ebenfalls bei John Blake erschienen ist, enthält ein ganzes Kapitel zu John Robinson, in dem dessen Morde detailliert geschildert werden. Er ermordete beispielsweise Lisa Stasi, nachdem er sie bei einem seiner Projekte in eine Falle gelockt hatte. Anschließend verkaufte er ihr Baby an seinen Bruder.

Während Robinson eine längere Haftstrafe wegen Betrugs in der Justizvollzugsanstalt von Western Missouri absaß, freundete er sich mit dem Gefängnisarzt William Bonner an, was ihn allerdings nicht davon abhielt, eine Beziehung mit dessen attraktiver 49-jähriger Frau Beverly einzugehen.

Auch das erinnert wieder an John Cannan und dessen Beziehung zu seiner Anwältin Annabel Rose. Beverly Bonner war die Gefängnisbibliothekarin und so von Robinson angetan, dass sie ihm einen Job in ihrem direkten Umfeld besorgte. Dadurch konnten beide sich regelmäßig sehen und JR sie sogar finanziell unterstützen. Nach seiner Haftentlassung stellte er die völlig liebestrunkene und inzwischen geschiedene Beverly als Geschäftsführerin von Hydro-Gro ein. Später tötete er sie und kassierte anschließend trotzdem weiter die Unterhaltszahlungen ihres Ex-Mannes, die an ein Postfach geschickt wurden, zu dem er exklusiven Zugang hatte.

Niemand kam offenbar auf die Idee, dass Beverly Jean Bonner in Wirklichkeit gar nicht nach Australien ausgewandert war, wie JR auf Nachfrage ihres Ex-Mannes behauptet hatte, sondern längst in einem Stahlfass in der Mietgarage E2 verrottete, direkt neben zwei weiteren 200-Liter-Fässern, in denen sich die Überreste von Sheila Dale Faith und ihrer behinderten Tochter Debbie befanden, mit deren staatlicher finanzieller Unterstützung Robinson sein Einkommen ebenfalls weiter aufbesserte.

Und niemand konnte sich wohl vorstellen, dass sich der einstige »Mann des Jahres« in Wahrheit als »Slave Master« auf BDSM-Websites in den dunkelsten Ecken des Internets herumtrieb, auf der Suche nach Opfern, die er in sein tödliches Netz locken konnte, um sie bestialisch zu vergewaltigen, zu misshandeln, wie Abfall zu behandeln, zu quälen, zu ermorden und am Ende ebenfalls in Fässer zu stecken. Ob eine dieser Frauen je daran gedacht hat, das zu tun, was ich Ihnen in diesem Buch geraten habe: in Gedanken einen Schritt zurückzutreten und die Person genau zu betrachten, die sie gerade verführt und in ihren Bann zieht? Den gesunden Menschenverstand einzuschalten, bevor sie sich voll und ganz auf diese Person einlässt? Vermutlich nicht.

In diesem Buch soll es darum gehen, wie Psychopathen und Bestien denken – so zumindest lautete die Vorgabe meines Verlegers John Blake. Professor Leigh (Name und Daten zum Schutz ihrer Identität geändert) und ich beschlossen nun, beide auf John Robinson zuzugehen und dabei jeweils unsere ganz eigenen, besonderen Stärken einzusetzen. Sie war eine attraktive Frau und köderte ihn mit ihren weiblichen Reizen und der BDSM-Thematik. Einige seiner Reaktionen ihr gegenüber finden sich exklusiv in *Dead Men Talking* (auf Deutsch etwa: Wenn Tote reden) – und glauben Sie mir,

Sie werden geschockt sein. Der Rest ist FBI-Material und deshalb natürlich nicht für die Öffentlichkeit bestimmt.

Während Leigh Sex als Köder nutzte, versuchte ich, den habgierigen Mr. Robinson mit Geld zu locken, was letztlich beides dazu führen sollte, seine übertriebene Eitelkeit anzukratzen und bloßzustellen. Um den selbst extrem manipulativen John Robinson erfolgreich dazu zu bewegen, den wahren Charakter hinter der Maske preiszugeben, beeinflussten Professor Leigh und ich gemeinsam seine Gedanken und zogen dann den Stecker, als wir hatten, was wir wollten.

Zunächst verlangte Robinson 500 Dollar von mir, damit er Details zu seinem Pfadfinder-Auftritt bei der königlichen Sondervorstellung 1957 vor Königin Elizabeth II erzählte. Obwohl diese Informationen im Internet bereits für jeden frei verfügbar waren, schrieb er:

> *»Ich habe darüber noch nie mit jemandem geredet und werde es auch jetzt mit Ihnen nicht tun. Dies sind äußerst wertvolle Informationen für mich. Ihre britischen Leser wären sicher sehr interessiert an meinem Auftritt vor der Königin. Wenn Sie mir 500 Dollar senden, bekommen Sie die Geschichte exklusiv. Die können Sie dann an die Medien verkaufen und eine Menge Geld damit verdienen.«*

Daraufhin schrieb ich ihm, dass ich einen fairen und ehrlichen Bericht verfassen wolle über sein Leben und die schwierige Situation, in der er nun steckte. Und dass die Medien vielleicht recht hätten und er tatsächlich süchtig sei nach sexueller Ausbeutung. Seine Antwort vom 4. März 2008 lautete wie folgt:

> *»Ihre ungerechtfertigten Anschuldigungen von versuchter Manipulation und Betrug sagen eigentlich alles. Machen Sie mir nichts vor, ich habe keine Zeit für sinnlose Verzögerungen. Um Spiele zu spielen, fehlt mir das Geld.«*

Gleichzeitig hatte er sich bereits ausgiebigen sexuellen BDSM-Fantasien mit Leigh hingegeben. Er verlangte, dass ich und eine TV-Produktionsfirma doch ein wenig »tiefer graben« und dabei jede seiner Charakterzüge dokumentieren sollten, schließlich sei er ein vollkommen unschuldiger Mann (obwohl er bereits auf schuldig plädiert hatte, um der Todesstrafe zu entgehen). Dann hatte er noch Folgendes zu sagen:

> *»Ich wurde von einem vom Gericht eingesetzten Anwalt vertreten, der KEINERLEI NACHFORSCHUNGEN angestellt, keine Experten engagiert, nichts überprüft und einen Tag vor meiner Verhandlung bei Gericht zugegeben hat, nicht einmal die Ermittlungsakten gelesen zu haben.«*
>
> John E. Robinson in einem Brief an den Autor vom 14. Januar 2008

Diese Aussage war gelogen, denn die Beweislast gegen Robinson war derart erdrückend, dass sein Anwalt ihm geraten hatte, auf schuldig zu plädieren, um eine lebenslange Haftstrafe zu erreichen, oder die Todesstrafe zu riskieren – ein Rat, dem er auch gefolgt ist. Da der internationale Ruhm, nach dem er sich schon immer gesehnt hatte, für ihn nun offenbar zum Greifen nah schien, hatte er trotzdem folgende Pläne:

> *»Als Nächstes steigen wir in die fachkundige Prüfung ein. Zunächst werden wir Dokumente, Fotos und Untersuchungen noch einmal checken und auswerten. Dann werden wir die nötigen Untersuchungen anstellen, die bislang versäumt wurden. Und nach jedem weiteren Schritt werden wir unsere Ermittlungen und Strategie entsprechend anpassen.*
>
> *Das nötige Budget ist für den Moment schnell erstellt, müsste unter Umständen später aber noch einmal angepasst werden, wenn die Situation es erfordert:*
>
> *Datenbank: $ 100 000,00*
> *Ermittler: $ 150,00*
> *Reisekosten: $ 20,00*
> *Experten: $ 60 000,00*
> *Anwalt: $ 50 000,00*
> *Kommunikation, Kopien, Materialien: ca. $ 10,00*
> *Ausrüstung: $ 8,00*
> *Sonstiges: $ 2000,00*

Alles unter der Bedingung, dass mein Anwalt vollständige Kontrolle über jedwede Information und die Verteilung der finanziellen Mittel behält. Es wird nichts angeordnet ohne vorherige schriftliche Vereinbarung.«

Mit folgenden Worten legte Robinson nach:

»In meinem letzten Brief habe ich die Möglichkeiten, die Ihnen offenstehen, klar dargelegt. Und dennoch antworten Sie mit einer Bitte um Informationen zu meinen prägenden Jahren, offenbar in der Annahme, dass diese meinen aktuellen und zukünftigen rechtlichen Status nicht berühren. Leider ist dies aber der Fall. Sollte ich meinen Fall wirklich noch einmal aufrollen können, müssten wir Gründe für strafmildernde Umstände zusammenstellen, wobei genau jene Informationen, um die Sie mich bitten, von großer Bedeutung wären. In meiner ersten Mordverhandlung hatten meine Anwälte keinerlei solche strafmildernden Beweise angeführt.

Ich hatte Ihnen aber Informationen zu meiner Zeit bei Ihnen in England angeboten. Im November 1957 reiste ich als 13-jähriger Pfadfinder nach London, um in einer Sonderveranstaltung vor der Queen aufzutreten. Die Zeitungsartikel zu dieser Reise hat bisher noch niemand aufgetrieben. [Oh doch, John. Das haben wir!] Wie Sie sehen, hängt alles miteinander zusammen.«

Und weiter schrieb Robinson:

»Christopher, ich hatte Ihnen angeboten, ein True-Crime-Buch und eine dazugehörige Dokumentation über mein Leben zu produzieren, in denen die schweren Fehler in den polizeilichen Ermittlungen und in meinem Prozess enthüllt, echte Beweise und vollständige Details zum Leben der Opfer präsentiert werden und vielleicht sogar der echte Mörder gefunden wird. Sie können sich stattdessen aber auch auf das aufgebauschte Material beziehen, das bereits von anderen veröffentlicht wurde und gänzlich auf Fiktion basiert. Diese Entscheidung liegt selbstverständlich ganz bei Ihnen.«

Robinson schwadronierte immer und immer weiter in seinen Briefen an mich. Und das, obwohl er parallel dazu in den Briefen an meine Kollegin

Annabel Leigh von extremen S&M-Praktiken fantasierte, darunter »Sklavenverträge«, Bondage, Schläge, Vergewaltigung im gegenseitigen Einvernehmen, den Einsatz von Bananen, »SKAT« und »Golden Shower« genannte »Spezialpraktiken« und die vollkommene und totale Unterwerfung der »Sklavin«. Mir schrieb er dagegen:

»Fest entschlossen, meine Unschuld zu beweisen – koste es, was es wolle –, begann ich, Briefe an jeden zu schreiben, der mir in den Sinn kam, sowohl in Großbritannien als auch auf dieser Seite des großen Teichs. Im März 2007 schrieb ich Alan Hayling, der bei der BBC für Dokumentarfilme zuständig ist, und erhielt unhöflicherweise nicht einmal eine Antwort. Erst kürzlich kontaktierte ich Mr. Felix Dennis, den Besitzer der Zeitschrift Maxim, *der in Stratford-upon-Avon lebt, doch auch von ihm habe ich bislang nichts gehört.*

Mein Angebot war ganz einfach: Wenn sie die nötigen finanziellen Mittel für weitere Untersuchungen und das benötigte Equipment bereitstellen würden [die bereits genannten $ 400 000], bekämen sie Zugang zu allen bisher erzielten Ergebnissen– unter der Bedingung, dass nichts davon öffentlich gemacht werden darf, bevor mein Anwalt eine Veröffentlichung autorisiert hat.«

Irgendwann begann Robinson dann, einen Gang hochzuschalten, und schrieb wütend, praktisch ohne Punkt und Komma:

»Die Kosten, um alle Informationen aus der Voruntersuchung in eine nutzbare interaktive Datenbank einzupflegen, für Ermittlungen, Tests, Reisen und Ausrüstung werden etwa 400 000 Dollar betragen. All das wird außerdem mindestens zwölf Monate dauern. Der Ermittler wird Spezialausrüstung benötigen, Video- und Digitalrekorder mit Simultanaufnahmefunktion. Alle Finanzmittel müssten an meinen Anwalt überwiesen werden. Ich bekäme davon nur einen gewissen Betrag zugeteilt, für Material und Porto. Als kleiner Bonus für Sie: Es gibt viele Studenten der Kriminalwissenschaft, die mir regelmäßig schreiben und unser Ermittlerteam sicher gern für wenig Geld unterstützen würden.«

Dann ergänzte er:

> *»Wir beginnen bei null, indem wir alles gründlich und methodisch untersuchen. Ich habe mir die zahlreichen Bucheinbände angesehen, die Sie mir geschickt haben. Eines Ihrer Bücher wurde von Virgin veröffentlicht. Ich habe dem Besitzer von Virgin, Richard Branson, bereits geschrieben und erwarte zeitnah eine wohlwollende Antwort. Vielleicht können Sie und Mr. Branson in dieser Sache also zusammenarbeiten. Sie bekommen jedes Dokument, jedes Foto, jedes Video, jeden Zeugen, alle Untersuchungsergebnisse und die Einlassungen aller renommierten Experten, die die relevanten Personen und Gegenstände untersuchen. Wie ich Ihnen bereits geschrieben hatte.«*

Wie Sie sich sicher vorstellen können, verging mir ziemlich schnell die Lust, weiterhin mit dieser nie endenden Flut unsinniger Briefe in meinem Briefkasten zu leben. Selbst mein Postbote Pat – sonst eher der diskrete Typ, der seine kurzen Diensthosen selbst beim unfreundlichsten Wetter trägt – sagte irgendwann: »Hier bitte, Sir. Heute habe ich wieder einen weiteren Haufen Blödsinn von Mr. Robinson für Sie!«

> *»Wir begannen, die Teile aus dem vorderen Bereich [von Mietgarage E2] wegzuräumen. Nach nicht einmal zehn Minuten stieg uns ein starker Verwesungsgeruch in die Nase. Aufgrund meiner Berufserfahrung wusste ich gleich, dass es sich dabei um eine Leiche handeln musste.«*
>
> Douglas Borchering, Polizist aus Overland, Missouri,
> kurz nach Robinsons Verhaftung am 2. Juni 2000

»Okay, John«, antwortete ich. »Das klingt alles nicht schlecht. Aber was ist mit den fünf verwesenden Leichen, die in Fässern auf Ihrem Grundstück und in Ihrer angemieteten Garage gefunden wurden? Wenn Sie mir Namen und Anschrift Ihres Anwalts mitteilen, kann ich ihn gerne kontaktieren.«

Robinson ignorierte meine Fragen komplett und antwortete:

> *»Um diese Ermittlung zu unterstützen, haben wir [er und sein nicht existenter Anwalt] alle Dokumente besorgt, die mit meinem Fall zu tun*

haben – insgesamt rund 300 000 Seiten. Folgende weitere Schritte haben wir vorgesehen:

A) Eine Datenbank mit unbegrenzter Suchfunktion wird erstellt. Alle Dokumente werden gescannt, eingepflegt und mit Querverweisen versehen. Neue Dokumente werden später ergänzt.

B) Ein Vollzeitermittler wird engagiert und unter Aufsicht meines Anwalts arbeiten. Er/sie wird Akten und Dokumente aufstöbern, die bislang ignoriert worden sind, und Video-Interviews mit allen Zeugen führen. Mein Anwalt hat bereits eine äußerst fähige Ermittlerin namens … [Name liegt vor] beauftragt. Ihr Honorar ist noch verhandelbar und alle finanziellen Transaktionen mit Miss … erfolgen durch mich persönlich. Ich denke, 5000 Dollar pro Woche wären für sie und meinen Anwalt ein akzeptabler Betrag.

John …

Vielleicht kann ich sogar noch etwas für Sie tun. Ich hatte mehrere Jahre lang Kontakt zu einer Person, die mit Dennis Rader befreundet war, dem verurteilten ›BTK-Killer‹, der zehn Menschen getötet hat. Diese Person besuchte Rader im Gefängnis und hatte regelmäßig Kontakt zu ihm. Sie behauptet, an einem Buch zu arbeiten und Details und Informationen zu besitzen, die bisher noch niemand kennt. Diese Person hat also Informationen, will ein Buch schreiben, hat aber in der Buchindustrie noch keinen so großen Namen wie Sie. Sie beide wären sicher in der Lage, ein tolles True-Crime-Buch und eine Insider-Dokumentation über BTK zu produzieren. Sie und Ihr Verleger könnten so zwei Fliegen mit einer Klappe schlagen. Ich warte auf Ihre Antwort.«*

Verdammt noch mal, JR – was ist mit den fünf Leichen [in den Fässern]?

»Fürs Protokoll: Ich will Ihnen erklären, wie das Postsystem der Strafvollzugsbehörde von Kansas funktioniert. Eingehende Briefe werden automatisch mit einem Datumsstempel auf dem Umschlag versehen. Danach wird der Umschlag von den Zensoren geöffnet, der Brief mit einem Datum- und Zeitstempel versehen, gelesen und alle Briefe an Häftlinge in Isolationshaft kopiert.«

* Die Abkürzung BTK steht für bind, torture, kill – fesseln, foltern, töten.

Und so machte er immer und immer weiter auf zehn Seiten unerträglichen Gefasels, weshalb ich an dieser Stelle beschloss, JR den Stecker zu ziehen.

Ich hatte inzwischen eine Kopie des »Sklavenvertrags« erhalten, den Annabel Leigh aus dem Internet heruntergeladen und unterschrieben hatte, wie von Robinson aufgetragen. (Falls Sie sich für so etwas interessieren, finden Sie derartige Verträge online.) Im Grunde beinhaltet ein solcher Vertrag, dass der »Herr« (in diesem Fall JR) seinen Sklaven (in diesem Fall Annabel Leigh) für immer und ewig komplett kontrolliert und dominiert. Der Sklave unterwirft sich jeder Art von extremen BDSM-Praktiken, darunter: den Herren von vorne bis hinten bedienen, Bondage, Peitschenhiebe, Prügel und andere Formen der Erniedrigung, auf die ich nach striktem Verbot meines Verlegers an dieser Stelle nicht näher eingehen werde, um Leser mit einem empfindlichen Gemüt nicht zu verschrecken. Als wäre all das noch nicht genug, verlangt der »Herr« oftmals auch vollständige Kontrolle über die Finanzen seines Sklaven.

Wirklich geschockt hat mich die Tatsache, dass mehrere Mordopfer von Robinson solche Sklavenverträge tatsächlich unterschrieben haben, bevor sie in Fässern endeten.

Als Robinson von Annabel Leigh und mir erfuhr, dass er von uns nur an der Nase herumgeführt worden war, schrieb er mir aus seiner Isolationszelle im Spezialtrakt (wo er, wie Kenneth Bianchi, abgeschnitten vom Rest der Häftlinge lebt, weil diese ihn sonst umbringen würden) einen bitterbösen Brief: »Sie, Berry-Dee, haben meine wertvolle Zeit vergeudet! Ich habe Sie nie um 400 000 Dollar gebeten. Ich habe nicht gesagt, dass ich Studenten engagieren würde, und wenn Sie das schreiben sollten, werde ich Sie verklagen. Ich habe Ihnen, verdammt noch mal, gesagt, dass ich niemals das Internet benutze. Ich stand noch nie auf BDSM und auch nicht auf perversen Sex. LECKEN SIE MICH!«

»Das alles ist typisch John Robinson. Der Kerl war und bleibt bis zum Ende ein gerissener Manipulator.«

Bezirksstaatsanwalt gegenüber dem Kansas City Star,
nach Robinsons Prozess

»JR liebte Spiegel. Er verbrachte sein halbes Leben damit, sich selbst zu bewundern und sein Auftreten vor dem Spiegel zu üben. Und was konnte dieser Kerl reden! Er hörte nie auf zu plappern. Aber das musste er wohl auch, Chris. Er war nicht gerade ein stattlicher Mann und hatte einen watschelnden Gang. Noch heute sage ich zu meinen Kollegen im Scherz: ›Wenn es läuft wie eine Ente, seine Federn putzt wie eine Ente und kreischt wie eine Ente, dann muss es ein Robinson sein.‹«

Stephen Haymes, John Robinsons ehemaliger Bewährungshelfer, in einem Gespräch mit dem Autor, 2012

Und das war's. Ende der Geschichte. Ich habe Robinson auf jeden Fall richtig wütend gemacht. Wäre er kein so extrem gefährlicher Mörder, hätte man beim Lesen seiner Briefe herzhaft lachen können.

Doch ist dies wirklich das Ende meiner Arbeit mit ihm? Immerhin hat er bis heute nicht offenbart, wo er die sterblichen Überreste von drei seiner Opfer versteckt hat, für deren Morde er verurteilt worden ist: Paula Godfrey, Lisa Stasi und Catherine Clampitt. Deren Familien können deshalb bis heute nicht wirklich mit den Todesfällen abschließen. Deshalb haben Professor Leigh und ich eine List verwendet, Ms. Leigh ihre clever konzipierte »Sex-Falle« und ich nicht wenig Geld als Köder. Nachdem dieser Mann jahrzehntelang alle Menschen, mit denen er in Kontakt kam, manipuliert hat, haben wir den Spieß umgedreht. Die Folgen waren verstörend, und wenn er dieses Buch hier liest, wird er sicher erneut ausrasten.

Für mich und Professor Leigh – die seit Jahrzehnten im Geheimen mit Serienmördern arbeitet, wobei sie viele bemerkenswerte Erfolge verzeichnen und ungemein zur Täteranalysedatenbank des FBI beitragen konnte –, war dies kein wirklicher Sieg. Denn John Robinson behält hinsichtlich der drei fehlenden Leichen weiterhin die Kontrolle und bleibt bis zum Schluss der »Herr« und meisterhafte Manipulator.

Schlusswort: Hätten Sie sie erkannt?

PÄDOPHILE

Jahrzehntelang wurde der inzwischen verstorbene psychopathische und ichbesessene Pädophile Sir James Wilson Vincent »Jimmy« Savile (31. Oktober 1926–29. Oktober 2011), Offizier des Ordens des Britischen Königreichs und Mitglied des Gregoriusordens, von den britischen Medien gefeiert. Er moderierte die BBC-Serie *Jim'll Fix It* (1975–94) und war das Gesicht der erfolgreichen BBC-Musik-Chart-Show *Top of the Pops*. Laut seinem Wikipedia-Eintrag hat er etwa 40 Millionen Dollar Spenden für wohltätige Zwecke gesammelt.

Niemand hat lange Zeit geahnt, dass dieser Mann ein psychopathisches Raubtier gewesen ist. Keiner der vielen Psychiater (die mit Sicherheit den *Diagnostischen und statistischen Leitfaden psychischer Störungen* oder Professor Hares Checkliste kannten), Kinderfürsorger oder Entscheider des staatlichen Gesundheitsdienstes NHS, die Mr. Savile uneingeschränkten Zugang zu den Kinderstationen des Stoke-Mandeville-Krankenhauses in Aylesbury, der General Infirmary in Leeds sowie des Broadmoor-Krankenhauses in Berkshire (und vielen weiteren) gewährt hatten.

Schon zu seinen Lebzeiten gab es Gerüchte, Savile hätte sich an Kindern vergangen. Jedoch wurden diese Vorwürfe immer wieder fallen gelassen, weil man den Anklägern entweder nicht glaubte oder sie schlicht ignorierte. Einige wurden sogar juristisch belangt. 14 Polizeidienststellen in ganz

Großbritannien nehmen inzwischen an, dass Savile mit über 300 Opfern einer der schlimmsten Sexualstraftäter gewesen ist. Zu seinen Opfern zählten über mehrere Jahrzehnte hinweg Angestellte und Patienten verschiedener Institutionen im Alter zwischen fünf und 75 Jahren.

KEINE PSYCHOPATHEN ODER BESTIEN, SONDERN MONSTER

Der ehemalige BBC-Radio- und Fernsehmoderator James Stuart Hall (geb. 25. Dezember 1929) verbrachte den Großteil seiner Karriere damit, sich auf unseren TV-Schirmen selbst zu feiern. Zu seinen bekannten Formaten gehörten *It's a Knockout* und *Jeux Sans Frontières* (1965–99). Im Dezember 2012 und Januar 2013 wurde der inzwischen 83-Jährige wegen mehrerer Sexualdelikte angeklagt, verurteilt und ins Gefängnis gesteckt, das er 2015 auf Bewährung wieder verlassen durfte. Weder die Millionen TV-Zuschauer, für die dieses Monster Fußballspiele kommentiert hat, noch seine Frau, mit der er 57 Jahre verheiratet war, haben je etwas von seinen Perversionen mitbekommen.

In meiner früheren Tätigkeit als freiberuflicher investigativer Journalist habe ich einmal den Londoner Publizisten Maxwell Frank »Max« Clifford (geb. 6. April 1943, gest. 10. Dezember 2017) kennengelernt. Wir trafen uns in seinem Büro, das schlicht war, kein pompöser Palast. Nie im Leben hätte ich geglaubt, dass dieser glücklich verheirate Mann eine sexuelle Bestie war! Genauso wenig wie offenbar all die Redaktionsmitarbeiter und Millionen Leser, die seine oft kontroversen Boulevard-Zeitschriften mit ihren intimen Enthüllungen regelmäßig kauften.

Ich lernte auch seine schwerkranke Frau kennen, die 2003 verstarb. Sie liebte Clifford abgöttisch, genau wie er sie. Nach ihrem Tod 2010 heiratete er Jo Westwood, die sich 2014 aber schnell wieder von ihm scheiden ließ, nachdem er wegen acht sittenwidriger Übergriffe auf vier Mädchen und junge Frauen im Alter zwischen 14 und 19 Jahren für schuldig befunden und zu acht Jahren Haft verurteilt worden war. Weder Elizabeth noch seine zweite Frau Jo hatten während seiner langen und erfolgreichen Karriere bemerkt, was für ein Soziopath ihr Mann gewesen ist.

Dann gab es da noch den verurteilten Pädophilen Rolf Harris, ebenfalls ein Offizier des Ordens des Britischen Königreichs (geb. 30. März 1930), ein Maler und berühmter Star aus dem Kinderfernsehen, der von Millionen jungen Zuschauern verehrt wurde und mit den Royals und sogar dem Papst verkehrte. Heute wissen wir, dass Harris nicht nur der fröhliche Didgeridoospieler im Fernsehen war, sondern sich an mehreren Kindern vergangen hat. Sein größter Hit war das Lied »Tie Me Kangaroo Down, Sport« (auf Deutsch etwa: »Bind mein Känguru an, Sportsfreund«). Aus meiner Sicht hätte dieses Ekel für seine Verbrechen eher die Peitsche verdient gehabt.

Vor allem Menschen in meinem Alter werden sich noch erinnern, dass Harris Sendungen wie *Rolfs Cartoon Club* und *Animal Hospital* moderiert hat. 2005 wurde er beauftragt, ein offizielles Porträt von Königin Elizabeth I anzufertigen. Meines Wissens wird jeder, der auch nur in die Nähe von »Ihrer Majestät« kommen will, gründlich überprüft. Das dürfte insbesondere dann gelten, wenn derjenige mit ihr gemeinsam in einem Raum sitzt, um ein Bild von ihr anzufertigen (das in Harris' Fall kein sonderlich schmeichelhaftes geworden ist). Selbstverständlich hatte damals weder jemand im Buckingham Palace noch Harris' Frau Alwen Hughes oder sonst jemand, der in dieses Arrangement involviert war, vorhergesehen, dass der manipulative, skrupellose Australier aus Bassendean, Perth, 2014 im Alter von 84 Jahren wegen 12 Fällen sittenwidriger Übergriffe auf vier weibliche Opfer im Alter zwischen 18 und 19 Jahren ins Gefängnis kommen würde. Weil er die Königin damit verärgert hatte, wurden ihm alle Ehren aberkannt, die ihm einstmals von ihr verliehen worden sind. Meine Quellen sagen mir, dass das von Mr. Harris angefertigte Porträt inzwischen zerstört worden ist.

Harris wurde zu einer Haftstrafe von fünf Jahren und neun Monaten im Gefängnis von Stafford verurteilt, wo er seinen Mithäftlingen das Zeichnen beibringen durfte. Im Mai 2017 wurde er vorzeitig aus dem Gefängnis entlassen.

Fazit

> *»Christopher, ich möchte Ihnen mitteilen, dass ich nach dem Lesen Ihres Buchs* Wie Serienmörder denken *beschlossen habe, Kriminalwissenschaft zu studieren. Von ganzem Herzen vielen Dank!*
>
> Jake, der inzwischen Kriminalwissenschaft in Hampshire, England, studiert, 2016

Nun sind wir am Ende unserer gemeinsamen Reise in den unvorstellbaren Geist von Psychopathen und Bestien angelangt und ich bereite mich schon einmal auf den Zorn zahlreicher Psychiater vor, der mir nach Veröffentlichung dieses Buchs entgegenschlagen wird. Dabei ist dieses Buch gar nicht für eine so elitäre und professionelle Leserschaft gedacht. Ich bin mir sicher, dass sich die Experten auf diesem Gebiet alle besser auskennen als ich (oder vielleicht auch nicht), doch wie so oft zwischen den Fronten stehen. Dennoch ist dies mein Buch und ich stelle mich deshalb bereitwillig jeder Kritik.

Ich bewundere jeden, der versucht, den Geist eines Psychopathen zu enträtseln. Nach dem Lesen von Professor Hares weltberühmter PCL-R-Checkliste, auf die sich Jon Ronson in seinem Buch *Die Psychopathen sind unter uns* bezieht, wird klar, dass sie für Profis, also Psychiater, Justizvollzugsbeamte, Sozialarbeiter und dergleichen gedacht ist. Ich möchte allerdings meinen, dass ein qualifizierter Psychiater, der den *Diagnostischen und statistischen Leitfaden psychischer Störungen* eingehend studiert hat, ohnehin wissen sollte oder gar müsste, was eine psychopathische Persönlichkeit kennzeichnet.

Ich habe mit vielen Strafvollzugsbeamten gesprochen, die sich um das Wohlergehen verurteilter psychopathischer Mörder und anderer Bestien kümmern müssen. Und ob ein Häftling ein Psychopath ist oder nicht, spielt für die täglichen Aufgaben ihrer Aufseher kaum eine Rolle. Egal ob ein Häftling ein unverbesserlicher Ladendieb, ein soziopathischer und korrupter Anwalt, Richter, Entertainer, Sportler, gieriger Banker oder verlogener Abgeordneter ist, sie alle werden innerhalb des Justizvollzugssystems gleich behandelt – und das ist auch gut so. Der Serienmörder Michael Ross hat während seiner Zeit im Todestrakt Blindenschrift erst selbst gelernt und später anderen beigebracht. Rolf Harris zeigte seinen Knastbrüdern, wie man zeichnet und malt. Sobald das Gefängnistor sich hinter diesen Leuten schließt, sind sie nur noch »Nummern« innerhalb des Justizvollzugsapparats.

Und was ist mit Sozialarbeitern? Sollten die Professor Hares Checkliste studieren? Nun, Sozialarbeiter kommen häufig ja erst dann in Kontakt mit psychopathischen Tätern, wenn diese ihre Verbrechen bereits begangen haben. Wie der Professor selbst beschreibt, ist Psychopathie außerdem unheilbar – was soll das Ganze dann also bringen?

Im englischen Untertitel zu seinem Buch spielt Jon Ronson auf das Phänomen des »Wahnsinns« an und damit trifft er den Nagel voll auf den Kopf. Sie können alle Psychopathie-Tests nutzen, die je erfunden wurden, dennoch werden Sie damit einen Psychopathen nicht erkennen können – insbesondere keinen psychopathischen Mörder –, bevor es viel zu spät ist.

Ich könnte Hunderte tragische Fälle aufzählen, die diese Aussage belegen. Sie müssen nur die Tausenden Fälle ansehen, die teils Jahrzehnte zurückliegen (wie der des Mörders Neville Heath, siehe Seiten 66–67), in denen Männer, Frauen und oft Kinder Opfer solcher Mörder geworden sind, ohne zuvor geahnt zu haben, dass ihre Leben in Gefahr waren. Wir gehen einfach nicht davon aus, mit dem Bösen konfrontiert zu werden, weil wir in einer »heilen Welt« leben. Wenn wir uns mit jemandem verabreden, jemanden einstellen oder uns von einem Hausarzt behandeln lassen, wie Dr. Harold Shipman einer war, dann haken wir vorher nicht in Gedanken irgendwelche Psychopathie-Checklisten ab – auch ich tue das nicht! Doch es begehen eben auch Ärzte wie Shipman, Psychiater, Krankenschwestern und Chirurgen immer wieder Morde.

Tausende naive Männer und Frauen fallen auf solche Monster herein, die in den dunkelsten Ecken des Internets oder auf Dating-Portalen lauern, und bieten sich förmlich auf einem Silbertablett an, um betrogen, ausgeraubt, vergewaltigt oder gar ermordet zu werden, so wie es bei John Robinson der Fall gewesen ist. Robinson hatte mehrere seiner weiblichen Opfer über das Internet mit vermeintlich lukrativen Jobangeboten in seine tödliche Falle gelockt. Diese Masche nutzen Täter seit Jahrzehnten, früher waren es Suchanzeigen und Partnervermittlungen, heute sind es vor allem Online-Portale und Dating-Apps. Ich könnte ein ganzes Buch allein über solche Fälle schreiben, die teils 100 Jahre zurückliegen.

Die Geschichte hat uns gelehrt, dass man Psychopathen nicht heilen und Bestien nicht zähmen kann. Eine narzisstische Persönlichkeit lässt sich in einer zwischenmenschlichen Beziehung leichter entdecken. Sobald immer wieder Anzeichen auftreten, dass hinter dem Narzissmus eine sich wandelnde Form von psychopathischer Störung existiert (Androhung von Gewalt, Kontrollzwang, unbegründete Eifersucht, unverhohlenes Lügen), sollten Sie eine solche Beziehung unter allen Umständen sofort beenden! Wir gehen stets davon aus, dass das Gute, das wir anderen entgegenbringen, erwidert wird. Doch nicht alle Menschen ticken so. Nehmen Sie sich in Acht vor Menschen, die ihre wahren Absichten hinter freundlichen Masken verbergen.

Psychopathen und narzisstische Tyrannen sind in Wirklichkeit immer schwach und einsam, weil sie nur um sich selbst kreisen. Können Sie sich vorstellen, einen so kaputten und verdorbenen Charakter zu haben? Nur redegewandt und oberflächlich charmant zu sein? Ein aufgeblasenes Selbstwertgefühl zu besitzen und das ständige Bedürfnis nach Stimulation zu haben, immer am Rand der Langeweile zu stehen? Ein pathologischer Lügner zu sein, hinterlistig und manipulativ, ohne die Fähigkeit, Schuld oder Reue zu empfinden? Ein Mensch zu sein, der herzlos ist, dem es an Empathie fehlt, der Tag für Tag wie ein Parasit nur auf Kosten anderer lebt? Unfähig zu sein, das eigene Verhalten zu kontrollieren oder gesunde Beziehungen zu einem Partner, Kollegen und echten Freunden aufzubauen (die sie nicht haben)? Und noch dazu keinerlei realistische und langfristige Ziele zu besitzen? Dies ist die Welt, in der Psychopathen leben – seien Sie vorsichtig, denn Bestien können überall lauern.

»Ein Unverständiger glaubt noch alles; aber ein Kluger gibt acht auf seinen Gang. Ein Weiser scheut sich und meidet das Böse; ein Tor aber fährt trotzig hindurch.«

Sprüche 14: 15–16

Auch wenn ich damit etwas biblisch erscheinen mag, diese düstere Welt ist wahrhaftig kein schöner Ort. Trost spendet nur die Tatsache, dass Psychopathen eine kleine Minderheit ausmachen und der Großteil von uns Menschen ein gesundes, anständiges und rechtschaffenes Leben führt. Mein Buch *Murder.com* war ein Weckruf für all jene, die im Internet die große Liebe suchen, denn im Netz gibt es unzählige menschliche Bestien, die nur darauf warten, ihre Opfer in ihre Fänge zu bekommen, sie auszurauben, zu vergewaltigen und vielleicht sogar zu töten, so wie es JR Robinson mit seinen Opfern getan hat. Mit diesem Buch möchte ich daher Ihre Sinne schärfen und Sie für mehr Achtsamkeit sensibilisieren.

Wenn Sie auch nur den leisesten Verdacht haben, Ihr Gegenüber könnte ein Narzisst sein, wenn die Person eigennützige, egoistische Züge eines Psychopathen zeigt oder hin und wieder ihre wahre bestialische Natur hinter der friedlichen Maske hervorscheint, dann machen Sie einen großen Bogen um diesen Menschen. So wird Ihr Leben und das Ihrer Angehörigen sicherer und deutlich angenehmer.

Ich habe zu Beginn dieses Buches geschrieben, dass die Welt von Psychopathen und Bestien kein schöner Ort ist. Ich möchte mich aber mit etwas Positivem von Ihnen verabschieden. Mit einer Geschichte, von der ich hoffe, dass Sie Ihnen ein Lächeln ins Gesicht zaubert. Die folgende Anekdote ist tatsächlich so passiert.

Ich habe vor Kurzem einen Freund von mir besucht, der einen Nervenzusammenbruch erlitten hat und auf Grundlage von Paragraf 3 des Mental Health Act in die geschlossene Abteilung des St.-James-Krankenhauses in Portsmouth eingeliefert wurde.

Beim Verlassen des Krankenhauses wurde ich von einem Arzt angesprochen, worauf sich die folgende, etwas beunruhigende Konversation entwickelt hat:

ARZT: *»Wohin wollen Sie?«*

CBD: *»Nach Hause.«*

ARZT: *»Wie ist Ihr Name?«*

CBD: *»Chris Berry-Dee. Ich bin Autor von True-Crime-Geschichten und produziere TV-Dokumentationen.«*

ARZT: *»Ach, tatsächlich?«*

CBD: *»Ja. Ich habe einen Patienten hier besucht und mich gerade mit einem Psychiater unterhalten.«*

ARZT: *»Hier drin unterhält sich jeder mit einem Psychiater. Sie gehen nirgendwohin.«*

Ich war einerseits verärgert, andererseits aber auch ein wenig beunruhigt und musste plötzlich an den Film *Einer flog über das Kuckucksnest* aus dem Jahr 1975 denken.

CBD: *»Hören Sie, ich bin nicht in der Stimmung für solche Scherze. Ich berate zahlreiche Strafverfolgungsbehörden im Fall von Serienmorden. Ich bin nicht Napoleon …«*

ARZT: *»Das sehe ich. Sie haben nämlich nicht seinen Hut auf.«*

In dieses Krankenhaus gehe ich nie wieder!
Süße Träume.

Über den Autor

Christopher Berry-Dee wurde 1948 in Winchester, in der englischen Grafschaft Hampshire, geboren und ist ein direkter Nachfahre von Dr. John Dee, dem Hofastronomen Elisabeths I. Das einstige Mitglied der »Green Berets«, einer Spezialeinheit der britischen Royal Marines, ist Gründer und ehemaliger Leiter des Criminology Research Institute (CRI) und war Herausgeber und lange Zeit auch Chefredakteur des Fachblatts *The Criminologist* – einer der weltweit ältesten und renommiertesten Fachzeitschriften zu den Themen Strafverfolgung, Strafrecht, forensische Psychiatrie/Psychologie, Strafrechtsreformen, Gerichtswesen und Kriminologie.

Berry-Dee interviewte und verhörte mehr als 30 der weltweit berüchtigtsten Serien- und Massenmörder. Er trat als Experte im Fernsehen auf, wenn es um Serienmorde ging, und war Co-Produzent und Interviewer in der von Kritikern hochgelobten zwölfteiligen Dokumentationsreihe *The Serial Killers* (auf Deutsch etwa: Die Serienkiller). In der britischen TV-Serie *Born to Kill* (auf Deutsch etwa: Geboren, um zu töten) fungierte er zudem als Berater in den Fällen von Fred und Rose West, Ian Brady und Myra Hindley sowie Dr. Harold Shipman.

Zu seinen erfolgreichen Buchveröffentlichungen gehören: *Monster*, die Buchvorlage zum gleichnamigen Film über die US-Serienmörderin Aileen »Lee« Carol Wuornos. *Dad Help Me Please* (auf Deutsch etwa: Papa hilf mir), das sich dem tragischen Fall von Derek Bentley widmet, der für einen Mord hingerichtet wurde, den er nicht begangen hatte, und dessen Geschichte später mit Christopher Ecclestone verfilmt wurde (*Gib's ihm, Chris!*). Außerdem *Wie Serienmörder denken*, sein 2003 erschienener True-Crime-Bestseller.